Elfriede Brinker-Meyendriesch
Anke Erdmann

Demenz: Leben und Lernen im Modellheim Haus Schwansen

Forschungsergebnisse aus dem
Leuchtturmprojekt „TransAltern"

Hrsg. vom Institut für Bildung und wissenschaftliche
Dienstleistungen im Sozial- und Gesundheitswesen
(IBW) Münster/Elfriede Brinker-Meyendriesch

Unter Mitarbeit von Marcus Kober

W0192324

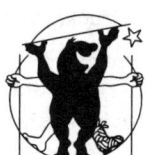

Mabuse-Verlag
Frankfurt am Main

Bibliografische Information der Deutschen Nationalbibliothek

Die Deutsche Nationalbibliothek verzeichnet diese Publikation in der
Deutschen Nationalbibliografie; detaillierte bibliografische Angaben
sind im Internet unter http://dnb.d-nb.de abrufbar.

Informationen zu unserem gesamten Programm, unseren AutorInnen und zum
Verlag finden Sie unter: www.mabuse-verlag.de.

Wenn Sie unseren Newsletter zu aktuellen Neuerscheinungen und anderen
Neuigkeiten abonnieren möchten, schicken Sie einfach eine E-Mail mit dem
Vermerk „Newsletter" an: online@mabuse-verlag.de.

© 2011 Mabuse-Verlag GmbH
Kasseler Str. 1 a
60486 Frankfurt am Main
Tel.:   069 – 70 79 96-13
Fax: 069 – 70 41 52
verlag@mabuse-verlag.de
www.mabuse-verlag.de

Umschlaggestaltung: Caro Druck GmbH, Frankfurt am Main
Umschlagabbildung: © Claudia Thoelen, Hamburg

Druck: Prisma Verlagsdruckerei, Saarbrücken
ISBN: 978-3-940529-63-3
Printed in Germany
Alle Rechte vorbehalten

Inhaltsverzeichnis

Abbildungsverzeichnis

Tabellenverzeichnis

Vorwort der Herausgeberin

In der hier vorliegenden Publikation wird das Projekt TransAltern aus Sicht der wissenschaftlichen Begleitung durch das IBW Münster abgebildet. Das Institut für Bildung und Wissenschaftliche Dienstleistungen im Sozial- und Gesundheitswesen IBW Münster ist mit Beratungen, Konzept- und Curricula-Entwicklungen, Seminaren und speziell mit Forschung und Evaluation im Sozial- und Gesundheitswesen tätig und in Münster ansässig.

Das Bundesgesundheitsministerium (BMG) hat mit dem „Leuchtturmprojektes Demenz" eine Verbesserung der Versorgung demenziell erkrankter Menschen initiiert und dazu mehrere Projekte gefördert. TransAltern: Transfer Arbeiten Lernen ist eines dieser ausgewählten Projekte[1].

Aus den Ergebnissen ist das übergeordnete *„Bildungskonzept Demenz®"* entwickelt worden, welches das IBW Münster für Berufs- und Hochschulbildung nunmehr anbieten kann.

Die Adressaten dieses Buches sind Menschen, die sich für die Versorgung Demenzkranker interessieren, sowohl hinsichtlich einer Praxishilfe für entsprechende Einrichtungen als auch für Hochschulen und Schulen als Wissenssubstanz. Diese Wissenssubstanz ist empirisch aus einer stellvertretenden Versorgungsrealität gewonnen worden. Somit sollen Erkenntnisse unserer Praxiserforschung einen Beitrag zur weiteren Theorieentwicklung in der Pflegewissenschaft liefern. Interviewausschnitte in diesem Buch sind bewusst sehr umfänglich als zusammengehörige Sinneinheiten wiedergegeben, um Gelegenheit zum Nachzuvollziehen und zum Verstehen zu geben, aber auch, um die Weiterverarbeitung in der Berufs-/Hochschulbildung zu ermöglichen.

Der erste Teil des Buches ist der Darstellung der Exploration des Modellhauses gewidmet. Danach geht es im zweiten Teil um den Kompetenztransfer von dem Modellhaus auf zwei Transferheime.

---

[1] Bundesministerium für Gesundheit: Öffentliche Bekanntmachung im Rahmen der Ressortforschung zum „Leuchtturmprojekt Demenz". Vom 27. November 2007. Bundesanzeiger Ausgabe Nr. 225, 2007, 8172.

Ich verweise auf die projekteigene Website www.transaltern.de, auf der sich weitere Dokumente befinden. Hier sind vor allem eine ausführliche Bibliografie nationaler Publikationen zur Versorgung von Menschen mit Demenz samt Recherchestrategie, Exzerpte sowie Auswertungen im Stile einer kommentierten Bibliografie und eine zusammenfassende Auswertung einzusehen.

Frau Anke Erdmann als wissenschaftliche Mitarbeiterin des IBW Münster ist Mitautorin dieses Buches. Sie hat Untersuchungen im Modellhaus durchgeführt und wird auf dieser Grundlage an der Universität Witten-Herdecke promovieren. Ich bin dankbar für ihr hohes Interesse an unserem Thema.

Ferner bedanke ich mich bei Frau Stefanie Haarz für ihre verlässliche Mitarbeit. Ebenso Dank auch an Frau Rosemarie Bohrer, Frau Regina Drabinski, Frau Eva Herrmann, Frau Sandra Kätker, Frau Andrea Wille, Frau Professorin Dr. Andrea Zielke-Nadkarni. Alle haben das Ihrige beigetragen. Frau Leimbach hat als wissenschaftliche Mitarbeiterin vor allem wichtige Aufbauarbeiten zu Beginn des Projektes mitgestaltet. Herrn Kober danke ich für seinen Beitrag zu diesem Buch. Ganz besonders danke ich der Brücke Rendsburg-Eckernförde e.V. für ihr Vertrauen und den Leiterinnen und Leitern sowie Mitarbeiterinnen und Mitarbeitern der drei Heime und ebenso der Seminarleiterin, dass sie uns Einblick in ihre Einrichtungen gegeben haben.

Den beiden Transferheimen insbesondere ist zu danken für die lobenswerte Bereitschaft und für ihre Courage sich ihrer Weiterentwicklung unter den Augen der Fachöffentlichkeit zu stellen.

Elfriede Brinker-Meyendriesch   Münster/Rendsburg im Juni 2010

Institut für Bildung und Wissenschaftliche Dienstleistungen im Sozial- und Gesundheitswesen IBW Münster

Einleitung

TransAltern ist ein Kunstwort. Es setzt sich aus den Wortteilen *Trans* und *Altern* zusammen. *Trans* weist auf Transfer hin und *Altern* auf das Altern, aber auch auf Alternative im Sinne von Alternative zu herkömmlichen Versorgungsformen und -praktiken, die bei Menschen mit Demenz zum Einsatz kommen. TransAltern ist der Titel eines der Leuchtturmprojekte Demenz des Themenfeldes zwei „Evaluation von Versorgungsstrukturen" des Bundesministeriums für Gesundheit[2], das von Anfang April 2008 bis Ende Februar 2010 – ein relativ kurzer Zeitraum – durchgeführt wurde. Hauptpartner des Instituts für Bildung und Wissenschaftliche Dienstleistungen im Sozial- und Gesundheitswesen (IBW Münster) als unabhängige Evaluations- und Forschungsinstanz ist der förmliche Antragsteller des Projektes und der Träger der beteiligten Einrichtungen Brücke Rendsburg-Eckernförde e.V. Eine Modelleinrichtung wird untersucht – Haus Schwansen in Rieseby, Schleswig-Holstein. Die Brücke Rendsburg-Eckernförde e.V. geht davon aus, dass dieses in Fachkreisen anerkannte Heim erstens eine hohe Versorgungsqualität aufweist, die mit einer anspruchsvollen institutionalisierten Lern- und Entwicklungskultur für Mitarbeiter in Zusammenhang steht, und dass zweitens zwei andere Heime von wesentlichen Merkmalen einer solchen Versorgungsqualität und Lern- und Entwicklungskultur lernen können. Daher werden von den Heimen Transfers durchgeführt.

Eine der beiden Hauptsäulen der wissenschaftlichen Evaluation durch das IBW Münster ist somit das explorierende Erfassen und Bewerten des Zusammenhangs von der bestehenden Versorgungs- und der Lernkultur im Modellhaus, eine weitere die Prozessbegleitung einer Intervention, nämlich der Transferaktivitäten von dem Modellheim auf die beiden anderen Heime. Nach Kordes hat Evaluationsforschung, neben dem unmittelbaren partikula-

---

[2] Bundesministerium für Gesundheit: Öffentliche Bekanntmachung im Rahmen der Ressortforschung zum „Leuchtturmprojekt Demenz" vom 27. November 2007. Bundesanzeiger Ausgabe Nr. 225, 2007, 8172

ren Gebrauchswert eines Projektes, vor dem Hintergrund sozialer Interessenlagen und gesellschaftlicher Verhältnisse „den Wert der mit diesem Projekt verknüpften Ziele und Normen so weit als möglich kritisch-rational zu überprüfen" (1998, 569). Hauptziel des Projektes war, einen Beitrag zur Verbreitung der Ergebnisse und Erkenntnisse einer angemessenen Versorgung von Menschen mit Demenz zu leisten und somit ein Beispiel für die Möglichkeiten aufzuzeigen, die unter gewissen Vorrausetzungen im Rahmen unseres Gesundheitssystems zu realisieren sind. Andere Interessierte werden nun nach Abschluss des Projektes zweierlei in Händen haben: einen Praxisbericht der Brücke Rendsburg-Eckernförde e.V. mit reflektiertem Know-how aus Erfahrung und Wissen (erscheint im Selbstverlag der Brücke e.V.) sowie dieses Buch des evaluierenden IBW Münster.

1. TransAltern: Hintergründe – Überblicke

Im Folgenden werden theoretische Hintergründe skizziert: Menschen mit Demenz und das Heim als ihr Lebensort, ferner das Heim als Arbeits- und als Lernort für Mitarbeiter. Kurz werden relevante theoretische Grundorientierungen zum Lernen am Arbeitsort expliziert, und es wird ein Überblick über das Untersuchungsfeld und die Untersuchungen gegeben.

1.1 Das Heim als Arbeitsort und Lebensort

Wichtigste Herausforderung an das Gesundheitssystem ist, eine Verknappung von finanziellen Möglichkeiten *nicht* mit einer Dequalifizierung der betreuenden und behandelnden Personen zu parieren, sondern Effizienz und Humanität gleichermaßen Genüge zu tun, das heißt, neben wirtschaftlichen Zielen Humanität als Maßstab zu setzen. Knappe Zeiten erfordern kluges Handeln. Es gibt durchdachte und erprobte pädagogisch-organisationale Konzepte, die dies befördern können. Für die anspruchsvolle Aufgabe einer Versorgung von Menschen mit Demenz unter den schwierigen gesundheitssystemischen Voraussetzungen sind – neben anderem – Personalentwicklungskonzepte durch integrierte Weiterbildung maßgebend. Erpenbeck und Heyse (1999) haben auf der Grundlage umfangreicher Untersuchungen definiert, dass Wille und Werte wichtige Variablen sind, die Mitarbeiter dazu bewegen, ihre Fähigkeiten, ihre Kreativität und ihr Interesse in das Unternehmen einzubringen. Dies ist aber nicht nur unter Verwertungsgesichtspunkten zu sehen. Das Unternehmen respektive das Heim muss dazu die Mitarbeiter als wichtigste Ressource anerkennen und sie das auch spüren lassen. Die Führungspersonen fordern Kreativität, Durchsetzungsvermögen, Verantwortungsübernahme heraus, wertschätzen Entscheidungs- und Urteilskraft. Dies alles ist Teil einer Kultur des Lernens. An dem Modell der „Kasseler Teampyramide" ist abzulesen, „dass in einem Team erst auf Grundlage einer gemeinsamen Vorstellung über die Ziele und Aufgaben Zusammenhalt entstehen kann. Dieser äußert sich durch eine offene Kommunikation, gegenseitiges Vertrauen, Unterstützung, Respekt und einem. Wir-Gefühl'" (Gomez 2009, 385). Erst wenn Bedingungen erfüllt und Stufen der Teamentwicklung durchlaufen sind, ist Verantwortungsübernahme möglich (ebd., 383-384). „Eine lernende Organisation ist ein Ort, an dem die Menschen kontinuierlich entdecken, dass sie ihre Realität selbst erschaffen. Und dass sie sie verändern können", folgert Senge aus systemtheoretischen Überlegungen (2001, 22-23). Und das bedingt den an Selbstbestimmung und Mitbestimmung interessierten Mitarbeiter als Mit-Gestalter *und* Mit-Unternehmer.

In einem Heim für Menschen mit Demenz ist der Arbeitsort der Mitarbeiter zugleich der Lebensort, meistens auch wohl der letzte, der Bewohner. Das ist in nur wenigen anderen sozial-gesundheitlichen Bereichen in dieser Ausschließlichkeit der Fall: Dort, wo Dienstleistungen empfangen werden, handelt es sich zumeist um temporäre Zustände von gesundheitlicher Hilfenahme. Damit kommt diesem Arbeits- und Lebensort eine besondere Bedeutung und Tragweite zu. Wird ein Heim gegenüber einer privaten Versorgung oder einer Wohngemeinschaft (Brinker-Meyendriesch 2006a, 240-246) favorisiert, besteht die Wahl, ob eine integrative oder segregative Versorgung zu bevorzugen ist. Hintergrund der segregativen Versorgung (Waselewski 2004) ist hauptsächlich die Annahme, dass Menschen mit Demenz sanktionsfrei von Reaktionen anderer Menschen und reglementierenden Strukturen leben sollen. Eine solche spezielle Versorgung hat für sie den Vorteil, dass die soziale und materiale Umgebung gezielt auf sie eingestellt werden kann und sie als Personen im Mittelpunkt des Interesses stehen (Pörtner 2001). Nachgewiesen ist, dass Menschen mit Demenz von einer Einrichtung im Vergleich zu einem „normalen" Heim profitieren (Heeg et al. 2004), wenn diese sich auf sie spezialisiert hat. Dazu gehören vor allem auch pflegerische Konzepte (Kirchen-Peters 2003). Die meisten Konzepte betreffen das Verstehen der Menschen mit Demenz und die Einfühlung in sie, körperliche Berührung und Bewegung, Kognitionsunterstützung sowie die Anpassung der Umgebung an ihre besonderen Bedarfe. Entsprechend der zunehmenden Bedeutung der Versorgung dieser Menschengruppe sind die Forschungsaktivitäten der Pflegewissenschaft in den letzten Jahren enorm angestiegen. Dennoch ist das Handeln nur bedingt auf evidenter Basis möglich (Bundesministerium für Gesundheit 2006). Bei auf Verstehen

13

und Einfühlung ausgerichteten Konzepten wird davon ausgegangen, dass jedes Verhalten von Menschen mit Demenz eine Bedeutung hat, die seitens der versorgenden Personen be- und geachtet werden soll. Haltungen und Fertigkeiten, etwa der Integrativen Validation nach Richard (Richard 2004, 13-16), werden von Pflegenden als nutzbringend beschrieben (Bundesministerium für Gesundheit 2006, 89). Auch Basale Stimulation® in der Pflege ist hierzulande und im Ausland als wichtige pflegerische Intervention anerkannt, wenngleich auch hier, wie bei den anderen Konzepten, die pflegewissenschaftliche Befundlage nicht sehr breit ist (ebd., 105). Basale Stimulation® strebt die Kontaktaufnahme über alle Sinne zu dem Menschen und eine Stärkung seiner Selbstwahrnehmung an. Kinaesthetics® (Hatch et al. 1992; Asmussen 2006) beinhaltet neben der Selbstwahrnehmung verschiedene Aspekte von Bewegung, die in der Versorgung von Menschen mit Demenz eine hohe Bedeutung haben (Bundesministerium für Gesundheit 2006, 102 ff.). Mit Kinästhetik ist es möglich, die Wahrnehmung der Bewegungsmuster des Menschen mit Demenz zu analysieren und zu unterstützen. Elemente von Musik können die Durchführung von Bewegungsübungen und das Ausdrücken von Gefühlen unterstützen (Oster et al. 2005). Mit dem Konzept Milieutherapie (Klauder 2004) sollen umfassend die soziale und materiale Umgebung sowie die gesamte Gestaltung des Lebens – inklusive der Arbeitsorganisation – auf den Menschen mit Demenz ausgerichtet sein. Weitere Konzepte sollen kognitiven Einbußen möglichst weit vorbeugen und helfen, das Gedächtnis zu trainieren: Reminiszenz-Therapie, Erinnerungsarbeit, Realitätsorientierungstraining, Selbst-Erhaltungs-Training (Medizinisches Wissensnetzwerk der Universität Witten/Herdecke 2005).

In dem Forschungsprojekt des Bundesministeriums für Gesundheit (2006), das zu Rahmenempfehlungen zum Umgang mit herausforderndem Verhalten bei Menschen mit Demenz in der stationären Altenpflege geführt hat, wird der Zusammenhang von Fachkompetenz und speziellen sozialen beziehungsweise personalen Kompetenzen der Mitarbeiter und des Managements (ebd., 58) mit deren Lern- und Entwicklungsmöglichkeiten in der Institution Heim festgestellt (ebd., 50-51). Die auf Entwicklung ausgerichtete Arbeits- beziehungsweise Lernkultur, die die Verständigung aller Mitarbeiter auf eine Philosophie sowie auf Konsens beruhende und von allen getragene Konzepte einschließt, wirkt sich – folgt man den Ergebnissen –

positiv auf die Versorgungsstrukturen der Menschen mit Demenz in der Institution aus. Ferner haben die Forscherinnen und Forscher festgestellt, dass es notwendig ist, das Gelernte im Arbeitsprozess situieren zu können, also Hilfe zu bekommen beim „Einsatz des Gelernten in Form von regelmäßiger Wiederholung und Vertiefung des Wissens und durch nachhaltige Supervision/Begleitung/Feedback und Motivation" (ebd., 60), damit Schulungen von Mitarbeitern Einfluss auf das Arbeitsverhalten und die Qualität der pflegerischen Versorgung nehmen. Von Seiten der Organisationsentwicklung ist es günstig, wenn die Arbeits- und Entwicklungsweise eines Heims der einer *lernenden* Organisation nahekommt (Piber 2005). Eine solche zeichnet sich wesentlich dadurch aus, dass ausgehend von Problemen und Herausforderungen auf der Basis von Leitbild und Visionen gemeinsam mit den Mitarbeitern und Mitarbeiterinnen Lösungen gesucht und verfolgt werden (Reinhardt/Schweicker 1995).

1.2 Der Arbeitsort als Lernort

Moderne Unternehmen zeichnen sich dadurch aus, dass sie keine starren Leistungserwartungen an ihre Mitarbeiter mit einem fest umrissenen Weiterbildungsprogramm pflegen. Die Gestaltung der Zukunft wird vielmehr als eine schöpferische Aufgabe betrachtet, als Suche nach dem Neuen und als Nutzung von Verbesserungsmöglichkeiten (Arnold, Schüßler 1998, 4; Senge, 1996, 24; Geißler, 2006, 210 ff.). Eingeschlossen in eine solche Lernkultur ist Persönlichkeitsbildung als ein wertegeleitetes Denken und Reflektieren, als Kritikfähigkeit und Selbstaufklärung. Von Seiten der Führung sind dazu vertrauensbildende Maßnahmen (Geißler 2006, 210 ff.) und entsprechende Organisationsstrukturen unabdingbar.

In Vorgesprächen im Modellhaus wurde betont, dass in Haus Schwansen ein solcher lern- und entwicklungsfördernder Stil gepflegt wird, was sich auch an der integrierten Weiterbildung zeige. Punktuelle und rein fachliche Weiterbildungen von Mitarbeitern greifen allerdings zu kurz, wenn Unternehmen weiterbestehen und sich weiterentwickeln wollen. Es wird schon lange unter den Labels Lernendes Unternehmen, Wissensmanagement oder Qualitätsmanagement diskutiert, dass Weiterbildung als unternehmerischer Bestandteil in den Betrieb integriert sein muss. Auch in der Berufs- und Erwachsenenpädagogik herrscht Einvernehmen, dass berufliches Lernen sich nicht auf die Ausbildungszeit und gelegentliche Fortbildungen beschränken lässt (Bohlinger/Heidecke 2009, 4/455), und dass lebenslanges Lernen vielmehr die Schaffung von Möglichkeit und den Anreiz meint, sich persönlich und fachlich weiter entwickeln zu können. Dazu gehört auch die Fähigkeit zur Selbstorganisation, das heißt Wachheit für das eigene Wachstum und Suchen und Einfordern von passenden Lernmöglichkeiten. Arnold versteht unter betrieblicher Weiterbildung „die Gesamtheit der Maßnahmen und Aktivitäten, die die Unternehmen zur kontinuierlichen Qualifizierung ihrer Mitarbeiter im Anschluss an ihre Erstausbildung vorsehen" (Arnold 2006, 176).

Als Lern*orte* gelten in der Pädagogik alle Orte, an denen Lernen intendiert ist und stattfinden kann. Lern*formen* in Unternehmen und Organisationen können neben den üblichen Seminaren arbeitsplatznahes Lernen, Lernen am Modell, aber auch Qualitätszirkel, Besuche von Tagungen, Lesen oder Schreiben von Fachlektüre sein. Wird ein Arbeitsort bewusst auch zu einem Lernort, hat das für die Mitarbeiter und das Unternehmen vielerlei Vorzüge. Es erfordert aber auch ein tiefgreifendes Umdenken, insbesondere von einem hierarchischen zu einem partizipativen Führungsstil. Vor allem ist für eine seriöse betriebliche Weiterbildung die Verbindung von theoretischer Unterweisung, praktischer Durchführung und Reflexion ein wichtiger Nährboden und zugleich eine beträchtliche Herausforderung. Gelingt diese Verbindung vom Lernort Seminar zum Lernort Arbeitsplatz sinnvoll, dann können mancherlei Synergieeffekte genutzt werden, die letztlich dem Unternehmen zugute kommen. Ideen werden aufgegriffen und umgesetzt, die Arbeit wird effektiver und der Erfolg des Unternehmens sicherer (Bohlinger/Heidecke 2009, 452-459). Neben dem Fachwissen sind personale und soziale Kompetenzen der Mitarbeiter elementar, weil etwa Kommunikations- und Teamfähigkeit (Gomez 2009, 378-405) wichtige Parameter eines lernenden Unternehmens sind. Gomez führt an, dass für Gruppenprozesse neben personalen und interaktionalen Bedingungen sachliche Bedingungen wie verfügbare Zeit und Ressourcen bereitgestellt werden müssen (2009, 381).

1.3 Lernen am Arbeitsort

Ansätze des pädagogischen Konstruktivismus, der Lehr-Lern- und der Kompetenzforschung (Erpenbeck/Heyse 1999; Neuweg 2004; Gruber/Mandl/Renkl 2000; Gerstenmaier/Mandl 1994; Brater/Bauer 1990; Bremer 2005; Keppler 2005; Kirchhöfer 2001) besagen, dass

- die personale Seite des lernenden Mitarbeiters berücksichtigt werden muss,
- die Arbeitsumgebung ein Lernen zulassen und anregen soll,
- aufeinander bezogenes Lernen und Arbeiten besondere Lernchancen enthält,
- kompetentes berufliches Handeln neben dem Fachwissen Handlungswissen benötigt.

Lernen ist ein höchst persönlicher und individueller Veränderungsvorgang, der anzuregen, jedoch nicht zu erzwingen ist. Dies hat ein personales System mit einem sozialen gemeinsam (vgl. Kapitel 3.1). Es wirken Persönlichkeitsfaktoren wie das Selbstkonzept und die Selbstreflexivität, biografische Faktoren und der aktuelle psychische Zustand ein (Kirchhöfer 2001; Keppler 2005). Brater und Bauer (1990, 51-69) betonen, dass die Selbsttätigkeit des Individuums nicht eingefordert werden könne, sondern an Bereitschaft, Eigeninitiative und Freiwilligkeit gebunden sei. Kompetenz ist die individuelle, situativ sich zeigende Selbstorganisationsfähigkeit des lernenden Mitarbeiters.

Die zu Beginn des Projektes ausgewertete Fachliteratur über Versorgungskonzepte im Stile des Modellhauses legen nahe, dass das Wissen zwar durch Schulung vermittelbar ist, die Konzepte aber in ihrem Anspruch scheitern, wenn sie lediglich als Rezepte und Schemata verwendet werden. Personen, Umstände und Bedingungen in der Arbeitsrealität sind sehr unterschiedlich und erfordern ein Einstellen darauf. Daher reicht es nicht, allein die Handhabung oder Technik zu beherrschen, sondern es ist fall- und situationsangemessen zu entscheiden und zu handeln. Diese sehr anspruchsvolle Handlungskompetenz entwickelt sich ganz allmählich, langsam „entsteht [.] die Wendigkeit, mit der ein Meister jede neue und noch nie da gewesene Situation bewältigt" (Polanyi 1969, 129, zit. in Neuweg 2004, 240). Die Faktoren, die einen Experten zu seinem Urteil gebracht haben, sind nur schwer verbalisierbar. Selbst wenn es gelänge, Entscheidungsfaktoren einer komplexen Handlung zu isolieren und ihre Bedeutung und Beziehung zueinander zu beschreiben, müsste der Lernende doch noch in einer Synthese (Neuweg 2004, 238) Einzelteile (in seinem Kopf) selbst imaginieren, damit sie sein Eigen werden können, denn „wenn der Lernende die Beschreibung dessen, was er tun soll, erhalten hat, steht ihm die Hauptaufgabe des Lernens noch bevor" (Miller/Galanter/Pribram 1960, 82, zit. in Neuweg 2004, 238). „Immer bedarf es einer imaginativen Anstrengung, die nicht mehr verbalisierbar ist, um Verstehen auszulösen" (Neuweg 2004, 239). Wer kompetent handelt, der ist nicht mehr nur in einer einfachen Handhabung verhaftet, sondern kann sich davon lösen und vermag es, sich auf die Pflegesituation und den Bewohner einzustellen.

Reflexionsmöglichkeiten am Lern- und Arbeitsort wirken lernverstärkend: Es können Verbindungen zu bereits vorhandenem Wissen gefunden (Gruber/Mandl/Renkl 2000, 151), es können aus Erlebtem Schlüsse für zukünftiges Handeln gezogen und Vorsätze für die Zukunft aufgestellt werden und Erlebtes kann mit neuen Bedeutungen belegt werden (Wertvorstellungen verändern sich). Anregend ist das Lernen in echten und lebendigen Bezügen (Gerstenmaier/Mandl 1994, 868), also einer eigenen realen Arbeitswelt. Eine Steigerung der Lernmöglichkeiten kann durch Reflexionen mit anderen (Kollegen und erfahrenen Experten) erreicht werden, weil es das Nachdenken über sich selbst anregt und weil die kommunizierenden Personen gegenseitig von ihrem gesamten Wissen profitieren können (Gruber/Mandl/Renkl 2000, 145). Andere Vorgehensweisen, andere Lösungswege, andere Meinungen zu erweitern und zu bereichern, kann Korrekturen einleiten. Gedanken und Handlungen werden durch Verbalisierungen und Reflexionen diskutabel und bewusst. Durch derartige Verarbeitungsprozesse stehen Wissen und Erfahrung zur Bewältigung anderer vergleichbarer Situationen zur Verfügung.

Handlungswissen sollte in unterschiedlichen Kontexten gewonnen werden, damit es die notwendige Komplexität erreicht. Es können Erkenntnisse aus dem einen Pflegekontext für andere Kontexte genutzt werden. So gelingt durch die Verschiedenheit der Situationen der Transfer des Wissens immer besser. Je öfter also Lösungsmöglichkeiten in verschiedenen Anforderungssituationen erworben werden, desto leichter ist es möglich, Transfers zu leisten. Es entsteht ein komplexes Wissen, das flexibles Handeln ermöglicht (Gerstenmeier/Mandl 1994, 876).

In Arbeitszusammenhängen können erfahrene Kollegen ein Modell für Lösungen (oder Teillösungen) von Aufgabenstellungen bieten. Die Modellperson artikuliert ihre Strategien und Heuristiken durch lautes Denken, beispielsweise bei der Bestimmung des Pflegebedarfs. Der lernende Mitarbeiter übernimmt ähnlich gelagerte Aufgabenstellungen, wobei diese in Begleitung des erfahrenen Kollegen mit langsamer Zunahme immer größerer Selbstständigkeit einhergehen. Sind die Anforderungen sehr komplex, dann sind Anleitungen wichtig, damit keine Überforderung eintritt und der Mitarbeiter nicht entmutigt wird. Indem Lösungsmöglichkeiten durch erfahrene Personen artikuliert und vorgelebt werden und der lernende Mitarbeiter zudem weitgehend selbstständig Probleme zu lösen versucht, ist die Lösungsfähigkeit komplexer Aufgaben generalisierbar (Gruber/Mandl/Renkl 2000, 144).

Es wird deutlich, dass Wissen und Handeln sich ergänzen. Die Ausführungen legen auch nahe, dass die innerhalb des Transfers praktizierten Bildungsangebote derartigen Ansprüchen nachkommen müssen. Es ist zumindest ansatzweise eine Handlungsorientierung mit Blick auf die erlebte beziehungsweise antizipierte Arbeitsrealität zu sichern. Eine so verstandene Handlungskompetenz im Beruf hat auch für die Heimleitungen Konsequenzen. Sie erfordert die Partizipation des Mitarbeiters an Entscheidungen über Arbeitsprozesse und das Anerkennen und Geltenlassen seiner situativen Urteilskraft. Insofern bedeutet Transfer im Sinne und Kontext des Projektes viel mehr als isolierte Schulung nach einem oder mehreren Konzepten, nämlich auch ein Überdenken der Führungs- und Lernkultur sowie ein Nachjustieren der Ziele und der Organisation der Arbeit. Veränderung erfasst das ganze soziale System.

1.4 Überblick über das Untersuchungsfeld, den Projektverlauf und die einzelnen Untersuchungen

1.4.1 Untersuchungsfeld

Das Haus Schwansen in Rieseby besteht seit 1993 und hat sich mit 61 Bewohnerplätzen auf die Pflege und Versorgung von Menschen mit Demenz spezialisiert. In das Heim integriert ist eine Weiterbildungsinstitution, die sich ebenfalls mit der Versorgung von demenziell Erkrankten befasst, Haus-Schwansen-Seminar genannt. Träger ist der Verein zur Förderung der Altenhilfe in Rieseby e.V. Die angebotenen Seminare leiten sich aus den Erfahrungen im Haus Schwansen ab und haben das Ziel, eine gemeinsame Arbeitsbasis in Haus Schwansen zu schaffen und zu behalten. Einige grundlegende Seminare sind verbindlich für *alle* Mitarbeiter festgelegt, andere werden auf freiwilliger Basis angeboten. Neben den seminaristischen Inputs werden auch Praxisbegleitungen durchgeführt. Im Rahmen des Projektes tritt Haus-Schwansen-Seminar als Kooperationspartner auf, der die Mitarbeiter fortbildet und im Transfer-prozess beratend zur Seite steht.

Die Brücke Rendsburg-Eckernförde e.V. ist seit der Übernahme von Haus Schwansen am 01.01.2007 zu 100 Prozent Trägerin der Einrichtung. Gründerin und Besitzerin von Haus Schwansen war bis dato Mechthild Lärm, die das Heim als Leiterin zusammen mit dem Pflegedienstleiter Alfred Borgers aufgebaut hat.

Die so genannten Transferheime befinden sich ebenfalls in Schleswig-Holstein, zusammen mit Haus Schwansen in einem Umkreis von etwa 20 bis 40 Kilometern.Träger eines der Heime – fortan *Transferheim A*[3] genannt – ist ein kommunale Zweckverband, der mit der Brücke Rendsburg-Eckernförde e.V. einen Managementvertrag abgeschlossen hat. Die Trägerin des anderen Heimes, mit *Transferheim B* bezeichnet, ist eine gGmbH. Als Eigentümerin ist die Brücke Rendsburg-Eckernförde e.V. mit 60 Prozent beteiligt.

---

[3] Aus Gründen der Pseudonomisierung werden die Heime mit Transferheim A und Transferheim B bezeichnet

Eine Ermittlung von Strukurdaten zu Beginn des Projektes zeigte, dass die drei Heime sehr unterschiedlich und kaum vergleichbar sind: Während sich Haus Schwansen auf die Versorgung von Menschen mit Demenz spezialisert hat, betreuen beide Transferheime zwar auch demenziell Erkrankte, sie hatten sich bis dato aber nicht darauf konzentriert. Beide Transferheime gaben an, dass etwa zwei Drittel der Bewohner an Demenz erkrankt sind. *Transferheim B* betreut etwa 20 Bewohner mit Demenz segregativ, die weiteren integrativ. *Transferheim A* hatte zu diesem Zeitpunkt gar keinen speziellen Bereich für Demenzkranke. Zu dem Zeitpunkt hatte *Transferheim A* auch noch kein Verfahren zur Einteilung des Schweregrades der Demenz eingeführt. Das andere Heim nahm dagegen eine Schweregradeinstufung mittels des MMST (Mini-Mental-Status-Test) vor. In Haus Schwansen muss eine fachärztliche Diagnose „Demenz" gestellt sein, auch wird der MMST, ggf. die Cohen-Mansfield-Skala verwendet.

Weiter zeigte sich: Haus Schwansen hat – soweit ein Vergleich statthaft ist – die intensivste Betreuung und Pflege zu leisten und die beste personelle Ausstattung. In Haus Schwansen mit 61 Bewohnern und dem höchsten Pflegebedarf liegt der allgemeine Stellenschlüssel bei 51 Stellen, davon 31 für Pflegekräfte. Der Stellenschlüssel bei *Transferheim B* liegt bei 41 Stellen, davon, wie in Haus Schwansen, 31 für Pflegekräfte, allerdings bei 104 Bewohnerplätzen (wiederum mit geringerem Pflegebedarf als bei Haus Schwansen). In *Transferheim A* sind sowohl die 69 Bewohnerplätze als auch der Stellenschlüssel von 34 Stellen, wovon 20 Pflegekräfte sind, niedriger. Im Vergleich arbeiten die meisten Mitarbeiter in Teilzeitarbeit in Haus Schwansen. In *Transferheim B* wiederum sind erheblich mehr ehrenamtliche Mitarbeiter tätig (37) als in Haus Schwansen (vier) und *Transferheim A* (zwei).

Transferheim B hatte vor Beginn des Projektes bereits Kontakt mit Haus Schwansen, einige Mitarbeiter hatten Weiterbildungen absolviert, und das Heim hatte sich beraten lassen. *Transferheim A* stand diesbezüglich noch ganz am Anfang.

1.4.2 Projektverlauf

Im Projektverlauf sollten folgende Ziele erreicht werden:

1. Identifikation der Pflegeeinrichtung Haus Schwansen als Demenz-Leuchtturm für wegweisende, bewährte und evaluierte Versorgungsstrukturen und systematische, bundesweite Verbreitung des Versorgungskonzeptes,
2. Analyse des angenommenen Zusammenhanges der Qualität der Versorgungsstrukturen mit den Lern- und Entwicklungsmöglichkeiten durch eine institutionalisierte Lernkultur,
3. Analyse und ggf. Verbesserung des Transfers der Versorgungskonzeption von Haus Schwansen auf zwei andere Einrichtungen für demenziell Erkrankte.

Zu den Zielen eins und zwei sind, wie Abbildung 1 illustriert, die folgenden Methoden zum Einsatz gekommen:

- Voruntersuchung im Modellhaus mithilfe der Moderationsmethode und eines Mindmaps,
- nationale Literaturanalyse zu Versorgungskonzepten im Modellhaus und angrenzenden Themen,
- Beobachtungen und Befragungen im Modellhaus.

Beim dritten Ziel, das den Transfer der Konzeption betrifft, wurden folgende Methoden eingesetzt:

- mehrperspektivische Fragebogenerhebungen der Hauptakteure der beteiligten Heime über fünf Turnusse,
- abschließende Befragung der Mitarbeiter der beiden Transferheime.

Zusätzlich wurde gegen Ende des Projektes im Rahmen der Projektsteuerungsgruppe ein Workshop zur gemeinsamen Reflexion und zur Erarbeitung einer Publikation durch die beteiligten Heime durchgeführt.

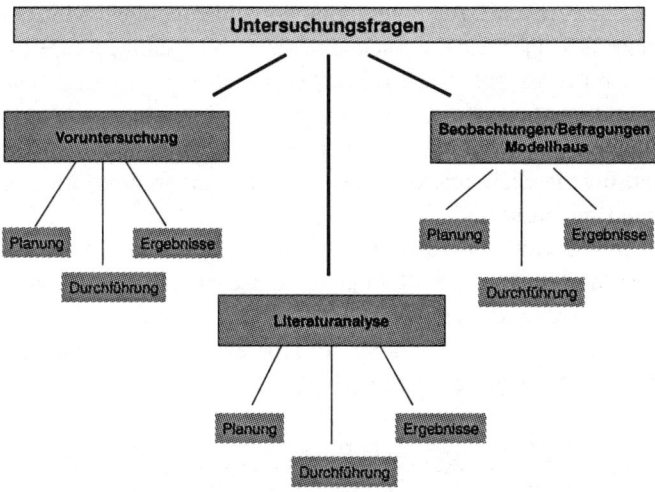

Abbildung 1: Methoden bei der Erforschung

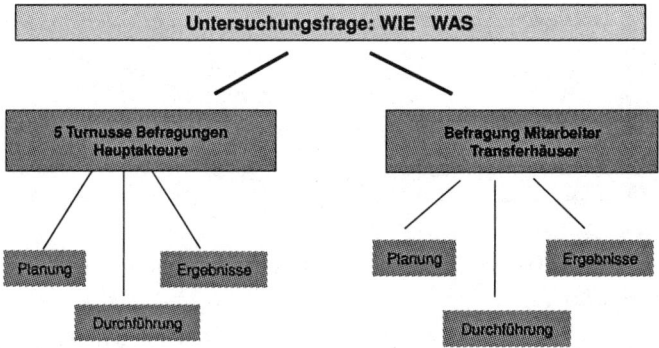

Abbildung 2: Methoden bei der Evaluation des Transfers

Die ausgewerteten Daten wurden in Abständen von drei Monaten an die Beteiligten des Projektes zurückgemeldet und kommunikativ validiert. Durch die regelmäßigen Rückmeldungen ist allen Probanden Gelegenheit gegeben, ggf. widerstreitende Meinungen und Wahrnehmungen zu erfahren, zu diskutieren und zu überlegen, welche Bedeutungen diese Unterschiedlichkeiten für die Zielerreichung des Projektes haben. Insofern dienten die jeweiligen Ergebnisse

- einer Selbstreflexion über die Fremdwahrnehmung eigenen Handelns,
- der Wahrnehmung der Meinungen, Einschätzungen der Anderen,
- einer daraus entstehenden Interaktion und
- ggf. Änderung des Handelns im Kontext der „gemeinsamen Sache" (Brinker-Meyendriesch 2002, 103).

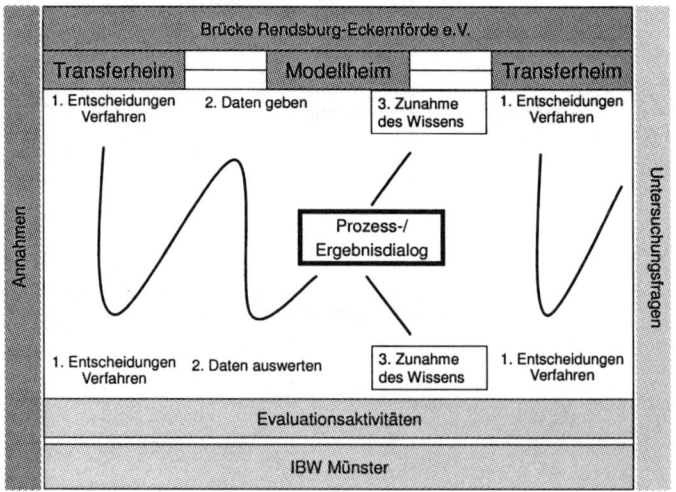

Abbildung 3: Parallele Arbeitsschritte der Brücke Rendsburg-Eckernförde e.V. und des IBW Münster

Die Abbildung 3 zeigt die parallelen Arbeitsschritte der Brücke Rendsburg-Eckernförde e.V. sowie des IBW Münster als Struktur: Die Brücke Rendsburg-Eckernförde e.V. mit den Heimen und dem angegliederten Seminar treffen – Phase Eins – Entscheidungen hinsichtlich des Transfers. Sie geben ihre Daten – Phase Zwei – an das IBW Münster, das seinerseits Entscheidungen hinsichtlich seiner Verfahren trifft. Das IBW Münster wertet nunmehr die Daten aus. Beide Projektpartner verfügen über eine Zunahme des Wissens – Phase Drei –, auf dessen Basis die Arbeitsschritte erneut verfolgt werden – Phasen Eins bis Drei.

1.4.3 Untersuchungen

Die *Voruntersuchung* im Modellhaus sollte dazu dienen, den Untersuchungsgegenstand überblicksmäßig zu erfassen und das weitere geplante forschungsmethodische Vorgehen abzusichern.

Eine *Literaturrecherche und -analyse* im Themenkreis des Projektes sollte vor allem hinsichtlich der praktizierten Versorgungskonzepte in Haus Schwansen sowie seiner lern- und entwicklungsunterstützenden Elemente sowohl eine wissenschaftliche Erweisbarkeit feststellen als auch den allgemeinen Wissensstand wiedergeben.

Ein Großteil der Projektressourcen floss in die *Exploration des Modellhauses* selbst. Mit einem offenen Verfahren mittels Beobachtungen von verschiedenen Versorgungssituationen und Befragungen unterschiedlicher relevanter Personen sollte das Heim unter den gegeben Fragestellungen erforscht werden. Um in Erfahrung zu bringen, wie die Weiterbildungen durch das Haus-Schwansen-Seminar durchgeführt werden, wurde auch eine der Weiterbildungen „Basale Stimulation®" beobachtet.

Die in Abständen von drei Monaten über fünf Turnusse hinweg durchgeführten *Fragebogenerhebungen der Leitungen* des Modellhauses, der Seminarleitung und der Transferheime sollten Transparenz herstellen, Sicherheit geben und möglichste Erkenntnisse liefern, die auch für andere Personenkreise interessant und wertvoll sein könnten. Ein Fragebogen ist auf der projekteigenen Website www.transaltern.de einzusehen.

Die Abbildung 4 illustriert auf der einen Achse die drei Heime sowie das Haus-Schwansen-Seminar und auf der anderen Achse die fünf Turnusse. So konnten Vergleiche und Entwicklungen der Einrichtungen über die Turnusse hinweg vorgenommen werden. Die diagonale Achse verdeutlicht die fachöffentliche Validierung durch drei Projekttagungen, Vorträge und Veröffentlichungen sowie die interne Kommunikation in den Projektsteuerungssitzungen. Jeweils gab es Rückmeldungen der Ergebnisse, daraus sich ergebende Besprechungen mit ihren Konsequenzen. (Mayring 2007)

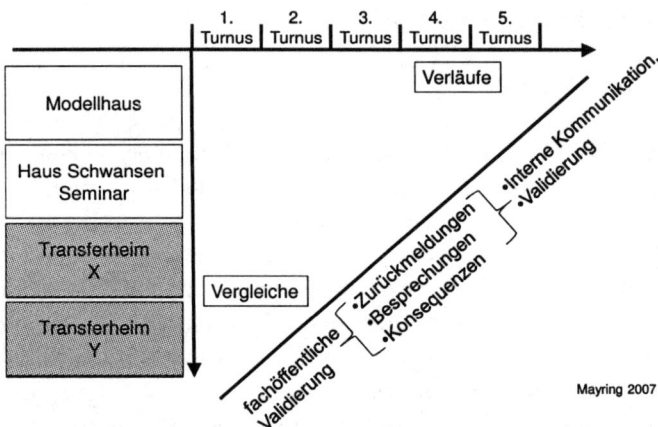

Abbildung 4: Transfer: Einrichtungen und Turnusse

Gegen Ende des Projektes sollten mit einer abschließenden *Fragebogenerhebung betroffene Mitarbeiter* der Transferheime ihre Meinungen und Eindrücke angegeben. Die Sichtweise der Führungspersonen der beteiligten Einrichtungen würde damit um die der Mitarbeiter erweitert. Es sollte aus einer weiteren Perspektive ermittelt werden, welche Wirkungen die Transferaktivitäten konkret in den Heimen gehabt haben.

2. Haus Schwansen – ein Modellhaus?

Inwieweit für Haus Schwansen die Bezeichnung *Modellhaus* gerechtfertigt ist, soll in dem nun folgenden Teil des Buches durch ausführliche Untersuchungen gezeigt werden. Zu diesem Zweck werden die Methoden und Ergebnisse der verschiedenen Erhebungen im Modellhaus dargestellt:

2.1 Voruntersuchung: Selbstreflexion der Führungskräfte und Entwicklung eines Konzeptbaumes

Als eines der Untersuchungsziele im Leuchtturmprojekt „TransAltern" wurde die „Analyse des angenommenen Zusammenhanges von der Qualität der Versorgungsstrukturen mit den Lern- und Entwicklungsmöglichkeiten durch eine institutionalisierte Lernkultur sowie deren Weiterentwicklungen" (IBW Münster/Brücke Rendsburg-Eckernförde e.V. 2008; Brinker-Meyendriesch 2009) formuliert. Diese Analyse wurde in Haus Schwansen zunächst mit einer Voruntersuchung in den Monaten April bis Juni 2008 durchgeführt, in der mit Unterstützung und unter Moderation des IBW Münster, die Führungskräfte des Hauses die Vielfalt ihrer Arbeit in Form eines Konzeptbaumes[4] abbildeten. Es konnte ein weit verzweigtes organisationales Geflecht von Versorgung und Struktur im Modellhaus erfasst und visualisiert werden. Die Ergebnisse bestätigten das Team des IBW Münster darin, den beabsichtigten erkundenden Forschungsstil für das Modellhaus beizubehalten. Neben diesem Informationswert für die Forscherinnen, hat die Voruntersuchung eine Auseinandersetzung und Selbstvergewisserung der Leitungen des Modellhauses erreicht. Die Probanden äußerten sich sehr positiv über

---

[4] Dieser Baum hatte in der Folge für die Mitarbeiter eine symbolische Wirkung, die öfters in Gesprächen deutlich wurde, woraus man schließen kann, dass ein solches durch unabhängige Begleitung moderiertes Verfahren sehr günstig für Unternehmen ist, die sich weiterentwickeln wollen, um den Ist-Stand zu erfassen, miteinander ins Gespräch zu kommen und sich strukturiert und in sachlicher Atmosphäre zu verständigen und die Zukunft zu planen.

die persönlichen Effekte dieses Vorgehens wie Klarheit verschaffen, Unterschiedlichkeiten und Gemeinsamkeiten erkennen, miteinander sprechen.

Die Hauptstrukturen und Schwerpunkte des Modellhauses lassen sich in der folgenden Grafik zusammenfassen:

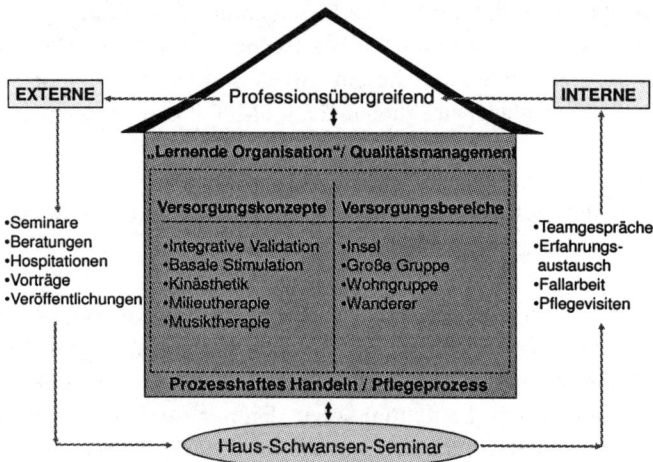

Abbildung 5: Strukturen des Untersuchungsfeldes Haus Schwansen

Die Versorgungsbereiche in Haus Schwansen spiegeln die besonderen Bedarfe der Menschen mit Demenz wider: Die so genannte Insel ist konzipiert als besonderer Schutzraum für Menschen mit einer hochgradigen Pflegeintensität. Die Betreuung in der „Großen Gruppe" lebt von einem einerseits gleichmäßigen, andererseits abwechslungsreichen Programm, die Wohngruppen umfassen Menschen mit Demenz mit ausgeprägten Sekundärsymptomen und „schwierigem" Verhalten. Die „Wanderer", eine weitere Gruppe, haben oft einen großen Bewegungsdrang und entwickeln relativ früh ausgeprägte Handlungs- und Sprachstörungen.

Die Versorgungskonzepte – Integrative Validation, Basale Stimulation®, Kinaesthetic®, Milieutherapie, Musiktherapie – betreffen das Verstehen von Menschen mit Demenz, die Akzeptanz ihrer Realität und die Einfühlung in ihre Gefühlswelt, Berührung und Bewegung, die Selbstwahrnehmung, die

Stimulation der Sinne und des Denkens und die Gestaltung der Umgebung, in der die Menschen mit Demenz versorgt werden, spielen eine große Rolle.

Im Haus-Schwansen-Seminar, welches in das Unternehmen integriert ist, gibt es für alle Mitarbeiter des Hauses ein vielfältiges Weiterbildungsangebot. Sofort mit der Gründung des Heimes wurde diese hausinterne Weiterbildung installiert. Alle Mitarbeiter, aller Funktionsbereiche – inklusive Servicekräfte wie zum Beispiel Reinigungspersonal – sollen zumindest in den beiden wichtigsten Versorgungskonzepten kompetent sein: Basale Stimulation®, Integrative Validation, möglichst auch Kinaesthetics®. Außerdem werden die Weiterbildungen „Theoretische Grundlagen zur Demenzerkrankung" und „Spezifische Aspekte der Ernährung demenzerkrankter Menschen" angeraten. Zu den Weiterbildungen zählen jeweils auch gezielte Praxisbegleitungen. Weitere Angebote können, je nach Einsatzgebiet und Interesse, optional besucht werden. Das Haus-Schwansen-Seminar hat seine Angebote aber auch für Interessierte aus anderen Einrichtungen geöffnet. Zum Beispiel können so genannte Arbeitsseminare[5] absolviert werden.

Das Modellhaus betont seine mitarbeiterförderliche Arbeitskultur unter anderem durch Pflegevisiten[6], Fallarbeit, Erfahrungsaustausch und Teamge-

---

[5] „Aus der Beobachterrolle haben die Teilnehmer eine Woche lang die Gelegenheit, die Arbeit mit den demenzkranken Menschen in ihrer Vielfalt (unterschiedliche Wohnbereiche) zu erfassen und die organisatorischen Abläufe kennen zu lernen. Vertiefend finden Gespräche mit der Heimleiterin und dem Pflegedienstleiter, den Bereichsleiterinnen oder auch der Beschäftigungstherapeutin statt. Das Arbeitsseminar beginnt immer mit einer Heimkonzeptvorstellung." (Haus Schwansen, Glossar 2009)

[6] „Bei der Pflegevisite findet eine Überprüfung der Pflegequalität statt. Geplante und praktizierte Pflege werden dabei verglichen. Es wird der geäußerte oder vermutete Wille des Bewohners respektiert (vertretungsweise Angehörige oder Betreuer). Sie dient dem phantasievollen und experimentierfreudigen Umgang mit dem Bewohner und seinem Umfeld im kollegialen Austausch. Die Priorität richtet sich nach dem Aufnahmeverfahren, nach der Dringlichkeit und der letzten Überprüfung. Am Tag der Auswertung begleitet die Leitungskraft den Mitarbeiter, der morgens die Grundpflege durchführt. Das Ergebnis der Auswertung wird verschriftlicht und der Bezugspflegekraft zur Bearbeitung ausgehändigt. Ein Auswertungsgespräch kann mit der jeweiligen Bezugspflegekraft nach Absprache vereinbart werden für die Punkte, die noch bearbeitet werden müssen. Es wird eine Terminvereinbarung für die Rückgabe getroffen. Gleichzeitig werden die Angehörigen / Betreuer über ein Anschreiben mit in den Prozess einbezogen." (Haus Schwansen, Glossar 2009)

spräche, aber auch durch Rituale und Feste. Haus Schwansen stellt sich als „lernende Organisation" dar, was auch das dort mitentwickelte und implementierte Qualitätsmanagementsystem (IQM Demenz) bezeugt. IQM Demenz beruht auf der Selbsteinschätzung der Mitarbeiter und zugleich der Fremdeinschätzung der Peers des Qualitätsmanagementsystems und ist auf die Weiterentwicklung des Unternehmens gerichtet. Dementsprechend bezeichnen die Verantwortlichen ihr Handeln als prozesshaft. Das bedeutet für sie, dass Entscheidungen bezüglich der Versorgungskonzepte und Versorgungsbereiche bewusst und partizipativ unter Beteiligung der Mitarbeiter getroffen und verfolgt werden, Ideen erwünscht sind und aufgegriffen werden.

2.2 Ausgewählte Ergebnisse der Literaturanalyse

Um die wissenschaftliche Befundlage darzustellen wurde aufbauend auf die Voruntersuchung eine Literaturanalyse (April 2008 bis März 2009) in das Projekt integriert, die wegen des Umfangs größtenteils national fokussiert blieb. Es wurde ein achtjähriger Zeitraum festgelegt, d.h. die jeweiligen Publikationen sollten nicht länger als bis zum Jahr 2000 zurückreichen. Die Suche wurde auf wissenschaftliche Beiträge eingeschränkt, wie z.B. Metaanalysen und wissenschaftliche Aufsätze in Fachzeitschriften und Fachliteratur über demenzspezifische Ergebnisse von Studien, Projekten und Evaluationen. Auch Dissertationen und Diplomarbeiten wurden in die Literaturanalyse eingeschlossen. Darüber hinaus sollten Titel mit Inhalten zum Zusammenhang von Bildung und Versorgungsqualität verstärkt über Querrecherchen in die Analyse aufgenommen werden. Die Orientierung am Haus Schwansen gab dabei eine wesentliche Richtung vor. Bei den Suchbegriffen konnten zwei Schwerpunkte unterschieden werden: Zum einen wurde nach den im Haus Schwansen etablierten Versorgungskonzepten und Versorgungsformen und ihrer Relevanz für Menschen mit Demenz gesucht. Ergänzt wurden diese Suchbegriffe durch weitere bekannte Versorgungskonzepte, die nach unserer Schätzung häufig angewendet werden bzw. eine hohe Wertschätzung bei Pflegenden finden und bereits in Metaanalysen eine wesentliche Rolle spielen. Zum anderen lag ein Fokus auf lern- und ent-

wicklungsunterstützenden Elemente, die innerhalb einer lernenden Organisation zum Tragen kommen können.

Es wurden auf Grundlage der Literaturrecherche und- analyse Exzerpte
angefertigt, Auswertungen aller Exzerpte als kommentierte Bibliographie
vorgenommen sowie eine Zusammenfassung erstellt. Alle diese Dokumente
sind auf der Website www.transaltern.de einzusehen und werden thematisch
hier nur kurz gestreift.

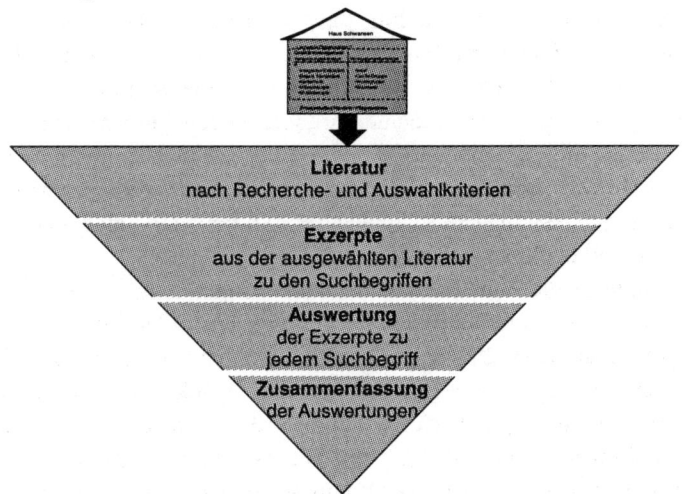

Abbildung 6: Von der Literatursuche bis zur zusammenfassenden Auswertung

Die Analyse macht deutlich, dass es nicht *das* Pflegekonzept oder *die* Ver-
sorgungsform gibt. Die aktuellen Forschungsergebnisse, Expertenmeinun-
gen und Erfahrungen aus der Praxis legen nahe, dass eine zentrale Aufgabe
von Pflegeeinrichtungen in der Entwicklung eines ineinandergreifenden
Gesamtkonzeptes liegt. Dieses Gesamtkonzept sollte neben pflegerischen
Konzepten, Interventionen und milieugestalterischen Aspekten immer auch
die Bereiche Personal- und Organisationsentwicklung fokussieren (Bundesministerium für Familie, Senioren, Frauen und Jungend 2006, 114). Zusammenfassend kann die Frage nach den wesentlichsten Pflegekonzepten/-
interventionen in der Pflege und Betreuung von Menschen mit Demenz und
ihren Effekten auf ihre Verhaltensweisen nicht eindeutig beantwortet wer-

den. Es ist festzustellen, dass die in Haus Schwansen verwendeten Ansätze zu den vielgenannten, weitestgehend anerkannten und in der Praxis mit positiven Erfahrungen verbundenen gehören, es jedoch eine auch Vielzahl weiterer Ansätze gibt. Lediglich zum Thema Kinästhetik wurden keine Resultate für den speziellen Bereich der Pflege von Menschen mit Demenz gefunden. Jedoch weisen Ergebnisse zur Bedeutung der Bewegungsförderung bei demenziell Erkrankten sowie zur Interaktion zwischen Pflegeperson und Menschen mit Demenz darauf hin, dass Kinästhetik[7] ebenfalls zu den bedeutenden unterstützenden Interventionen zählt. Durch die Kombination verschiedener, sich ergänzender Konzepte und Interventionen scheinen in Haus Schwansen die oben genannten grundlegenden Anforderungen an eine ganzheitliche, individuelle und flexible Pflege und Betreuung von Menschen mit Demenz erfüllt. Es bleibt der weiteren Evaluation der praktischen Versorgungsqualität im Haus Schwansen vorbehalten, eine detailliertere Bewertung vorzunehmen.

Als weitere wichtige Erkenntnis kann festgehalten werden, dass die Qualifikation der Mitarbeiter ein zentrales Element der Pflege- und Betreuungsqualität darstellt. Diese Qualifikation bzw. Kompetenz wird aber nicht allein durch Schulungen erzeugt. Die Effekte von Schulungsprogrammen sind ungenügend erforscht und werden zum Teil kontrovers diskutiert. Schulungen können das Wissen verbessern, aber als reine Wissensvermittlung keine nachhaltige Veränderung der Arbeitsweise garantieren. Es ist davon auszugehen, dass es neben einem theoretischen Input insbesondere auch der praktischen Anleitung, wiederholender Übung und Reflexion des Gelernten bedarf (Dürmann 2001, 92ff; Bundesministerium für Gesundheit 2006, 58 ff.). Als begleitende Instrumente der Personalqualifikation werden insbesondere Supervision, Begleitung, Fallbesprechungen, Feedback und Motivation genannt (Bundesministerium für Gesundheit 2006, 58ff; Hörmann n.d., 63). „Die Kombination von emotionaler Unterstützung, Supervision, begleitender Implementierung, individueller Planung und Gestaltung der Pflege zeigt positive Effekte für die Pflegenden sowie für die Qualität der pflegerischen Versorgung" (Bundesministerium für Ge-

---

[7] Engl. Kinaesthetics®. Im Weiteren wird der in Haus Schwansen übliche englische Begriff gebraucht.

sundheit 2006, 60, in Anlehnung an Edberg/Hallberg, 2001, 38/3, 271-285). Viele Anzeichen weisen auf die besondere Bedeutung der Organisationskultur und des Führungsstils für eine gelungene Verknüpfung von Arbeiten und Lernen hin. Demnach tragen z.B. ein kooperativer Führungsstil, ein geringes hierarchisches Gefälle und offene Kommunikationsstrukturen dazu bei, einen förderlichen Rahmen für nachhaltige Lern- und Entwicklungsprozesse der Mitarbeiterinnen und Mitarbeiter zu schaffen (Henning/Riesner et al. 2006, 187 ff.).

2.3. Exploration der Bildungsarbeit im Haus-Schwansen-Seminar am Beispiel des Grundlagenseminars Basale Stimulation®

Die direkte, nichtteilnehmende, teilstrukturierte Beobachtung des internen Seminars Basale Stimulation®, welches das Modellhaus üblicherweise für die eigenen Mitarbeiter anbietet, sollte stellvertretend Hinweise geben und erklären, wie die integrale Lernkultur sich im Hinblick auf die standardmäßigen Weiterbildungen zeigt.

Problem
Als ein wichtiger Baustein der angenommenen hohen Versorgungsqualität des Modellheimes Haus Schwansen gilt die Lern- und Entwicklungskultur, die unter anderem durch eine hausinterne Weiterbildungseinrichtung gesichert werden soll.

In einer Voruntersuchung wurde von den leitenden Personen von Haus Schwansen erklärt, dass die pflegerischen Konzepte in der hausinternen Weiterbildung zuerst seminaristisch erarbeitet und dann bewusst in den Arbeitsalltag integriert werden. Es gibt sowohl Basis- als auch Aufbauseminare für Basale Stimulation®. Diese werden für die Mitarbeiter angeboten, aber auch für externe Interessenten. Die Integration in den Arbeitsalltag wird kontinuierlich im Abstand von acht Wochen mit entsprechenden Arbeitsgruppen zur Basalen Stimulation® unterstützt. Eine mitarbeiterzentrierte Führungskultur soll diese Integration ebenso begünstigen.

Wenn externe Teilnehmer das Aufbauseminar wünschen, wird vom Haus-Schwansen-Seminar eine innerbetriebliche Weiterbildung von dreimal zwei Tagen innerhalb eines Jahres angeboten, wobei jeweils der erste Tag seminaristisch ausgerichtet und der zweite Tag der Praxis der Basalen Stimulation® in der betreffenden Institution vorbehalten ist. Diese innerbetriebliche Weiterbildung ist aus Sicht der Dozentin gegenüber einer Einzelschulung notwendig, damit das gesamte Team dieses Konzept erlernt und anwendet. Dazu gehören Protokolle der Teilnehmer zu den Erfahrungen mit der Basalen Stimulation®, die von der Dozentin ausgewertet und mit den Teilnehmern später besprochen werden. Zuletzt erarbeiten die Teilnehmer zusammen mit der Dozentin einen Standard für Basale Stimulation® in ihrer Einrichtung.

Die vorliegende Untersuchung sollte Aufschluss geben, ob in dem Basiskurs geeigneten pädagogischen Grundorientierungen gefolgt wird, um ggf. Verbesserungen vorschlagen oder konstruktiv Kritik üben zu können und damit an der produktiven Weiterentwicklung einer Verschränkung von Arbeiten und Lernen in Haus Schwansen und darüber hinaus mitzuwirken. Außerdem sollte eruiert werden, ob eine wissenschaftliche Erweisbarkeit vorliegt, was Basale Stimulation® in Bezug auf die Versorgung von Menschen mit Demenz anbetrifft. Insofern stand die Frage im Raum, ob einer der Erwachsenenbildung zuzurechnenden Situationsorientierung und einer Wissenschaftsorientierung (Kaiser 1985) entsprochen wird.

Wissensstand zur Basalen Stimulation® bei der Versorgung von Menschen mit Demenz

Ausgangspunkt der Literaturrecherche und –analyse für eine wissenschaftliche Erweisbarkeit waren die Konzepte und Interventionen, die in der Modelleinrichtung Haus Schwansen praktiziert werden. In den Ergebnissen der Analyse der Publikationen zur Basalen Stimulation® werden als notwendige Kompetenzen neben gerontopsychiatrischem Fachwissen und methodischem Wissen ausgeprägte soziale und persönliche Kompetenzen, z.B. gute Beobachtungsgabe, Empathie, Verhaltensflexibilität, assoziatives Denken, hohe Frustrationstoleranz, (Techtmann 2007, 69 f.) hervorgehoben. Neben den hohen Anforderungen werden auch große Entwicklungsmöglichkeiten für die Pflegeberufe allgemein und für die einzelne Pflegekraft gesehen. Die

Internalisierung der Basalen Stimulation® als pflegerisches Konzept trägt demnach zur Professionalisierung der Pflege bei (Werner 2001, 76, in Anlehnung an Nydahl/Bartoszek 1997). Sie führt zu einer veränderten beruflichen Sichtweise, individuellem und fundiertem Pflegehandeln, höherer Reflexionsfähigkeit, mehr beruflichem Selbstbewusstsein und erweitertem Handlungsrepertoire (ebd., 67 ff.).

Obschon Basale Stimulation® Eingang in die Pflegeausbildung gefunden hat, zeigte die Analyse, dass eine fundierte wissenschaftliche Überprüfung des Konzeptes in der Pflege noch aussteht (Werner 2001, 69 f. und 77 f.; Techtmann 2007, 69 f.; Bundesministerium für Gesundheit 2006, 105). Gleichwohl herrscht in der Fachliteratur weitestgehend Konsens darüber, dass Basale Stimulation® in Kombination mit anderen demenzspezifischen Konzepten einen wichtigen Beitrag zur Versorgungsqualität von Menschen mit Demenz erbringen kann. Diese Ansicht wird durch zahlreiche positive Erfahrungen aus der Pflegepraxis bestärkt.

2.3.1 Untersuchungsdesign

Beobachtungsansatz
Die Beobachtungskriterien bei einer teilstrukturierten Beobachtung sind zuerst aus den Zielstellungen des Projektes abzuleiten. Da es sich um eine betriebliche Weiterbildung mit Erwachsenen handelt, deren Erfolg unmittelbar wirksam sein sollte für die Arbeit, müssen die Beobachtungskriterien fernerhin Grundorientierungen einer betrieblichen Bildungsarbeit und Erwachsenenbildung enthalten (Pätzold 2001, 115-134; Kaiser 2003, 23). Diese Kriterien sind als Beobachtungs- und Auswertungsraster auf das zu beobachtende Verhalten anzulegen (Lamnek 1993, 254). Den Grundorientierungen betrieblicher Bildungsarbeit und der Erwachsenenbildung zufolge ist festzustellen, ob die Teilnehmer als passiv-aufnehmende, oder als aktivaneignende Lernsubjekte verstanden werden. Auch ist zu beobachten, ob das Konzept nur eine Technik vermittelt oder im Ansatz auch eine Fallbezogenheit bzw. Situationsorientiertheit berücksichtigt. Zu den mechanistischpraktischen Fähigkeiten muss also die Fähigkeit kommen, sich auf Personen und ihre Situationen einstellen zu können, also urteilsfähig personen- und situationsadäquate Entscheidungen zu treffen und danach zu handeln

(Brinker-Meyendriesch 2009, 30-33). Von daher war zu erwarten, dass zumindest im Ansatz metakognitive Verfahren angewendet würden, z. B. kooperatives Problemlösen mit einem Wechsel der Rollen zwischen den Partnern, um einerseits eine Reflexion des eigenen Denkens und Handelns zu erfahren und andererseits eine Differenzierung und Anreicherung des Wissens zu erreichen (Kaiser 2003, 23). Insgesamt war davon auszugehen, dass

- der Erwerb neuen Wissens nur unter aktiver Beteiligung des Lernenden Sinn macht,
- Metakognition durch sprachliche Artikulationen und Reflexionen unterstützt wird,
- Fallbezogenheit bzw. Situationsorientiertheit berücksichtigt wird, da es sich um eine personenbezogene Tätigkeit handelt,
- in Kooperation mit anderen gelernt wird, um voneinander zu profitieren,
- die Problemstellungen der Praxis aufgegriffen werden, da Basale Stimulation® Aufgaben und Probleme der Praxis in der Versorgung von Menschen mit Demenz lösen soll,
- authentisch gelernt wird, da Authentizität schon durch die berufstätigen Teilnehmer gegeben ist, und weil Authentizität als besonders lernhaltige Strategie gilt, besonders wenn es um berufliches Lernen und Handeln geht.

Die Beobachtung wurde direkt während des Seminars, aber nichtteilnehmend durchgeführt, um einen möglichst geringen Einfluss auf das Geschehen auszuüben. Eine teilnehmende Beobachtung versprach keine Vorteile, da es nicht um Selbsterfahrung zur Basalen Stimulation® gehen sollte, sondern um das pädagogische Vorgehen bzw. um ein Lehr-Lernarrangement, das sich letztlich auf die Arbeit mit Menschen mit Demenz positiv/negativ auswirkt.

Beobachtung als Forschungsmethode ist allgemein eigen, dass Einstellungen der Probanden nicht erfasst werden können, Beobachtungsergebnisse also keine Abklärung erlauben, inwieweit Verhalten und Einstellung miteinander verknüpft sind (Lamnek 1993, 246). Insofern erlaubte die Beobachtung keinen Aufschluss darüber, was das Seminar bei den Teilnehmern wirklich auslöst. Auch war zu berücksichtigen, dass mit zunehmender

Vertrautheit der Beobachterin mit dem Geschehen (going native) die Aufmerksamkeit tendenziell abnehmen kann (ebd., 248) und Voreingenommenheiten und Erwartungen seitens der Beobachterin auftreten können.

Untersuchungsfeld
Das dreitägige Seminar vom 21.-23.05.2008 wurde wie üblich in dem Seminarraum von Haus Schwansen durchgeführt. Der Beginn der Beobachtung war für Mitte des ersten Tages geplant, um den Teilnehmern die Möglichkeit zu geben, sich zuerst ungestört kennen zu lernen.

Beobachterin
Die Untersuchung wurde von einer Erziehungswissenschaftlerin mit dem Schwerpunkt Gesundheits- und Pflegewissenschaft durchgeführt und per Notebook aufgezeichnet. Die Daten und Kommentare der Beobachterin sollten direkt in das vorbereitete Schema „Verhalten der Dozentin/Verhalten der Teilnehmer/Kommentar" eingetragen werden.

Störungen/Bias
Die Beobachterin war schon länger mit der Seminarleiterin persönlich bekannt. Sie hatte sich daher bewusst auf die Konstanz ihrer Aufmerksamkeit zu konzentrieren und eventuelle Voreingenommenheiten zu berücksichtigen. Da die Beobachtung nicht offen, sondern teilstrukturiert nach Beobachtungskriterien durchgeführt wurde und außerdem zu dem Zeitpunkt noch keine andere geeignete Mitarbeiterin die Beobachtungen durchführen konnte, waren diese Gegebenheiten als möglicher Bias zu akzeptieren.

Auswertung
Die Auswertung der Daten sollte nach den ausgewählten *Grundorientierungen betrieblicher Bildungsarbeit und Erwachsenenbildung* vorgenommen werden. Mit Hilfe des Beobachtungsbogens waren das Verhalten der Dozentin und das Verhalten der Teilnehmer immer dann zu dokumentieren, wenn es Hinweise auf diese Grundorientierungen enthielt. Danach würde eine Zuordnung und Klassifizierung vorgenommen werden (Mayring 2007, 22).

Einverständnis

Die Teilnehmer waren über die Beobachtungen beziehungsweise das Gesamtprojekt frühzeitig zu informieren und ihr Einverständnis einzuholen, die Pseudonymisierung der Personen war zuzusichern. Die Dozentin als Leiterin des Haus-Schwansen-Seminars war bereits vor der Beobachtung grundsätzlich mit solcherart Untersuchungen einverstanden gewesen und hatte großes Interesse an den Ergebnissen zur eventuellen Verbesserung ihrer Arbeit verbalisiert.

2.3.2 Durchführung

Setting

Die Teilnehmer waren informiert und einverstanden mit der Beobachtung. Es nahmen elf ausschließlich weibliche Personen im Alter zwischen etwa 20 und 50 Jahren an dem Seminar teil. Es handelte sich dabei nicht um Mitarbeiterinnen von Haus Schwansen, sondern um sogenannte Externe, die alle beruflich mit der Versorgung von Menschen mit Demenz zu tun hatten.

Der großzügige Raum ließ viel Platz für Übungen. Alle wichtigen medialen Mittel waren vorhanden. Die Sitzordnung war eine Kreisform.

Die Dozentin, Leiterin des Haus-Schwansen-Seminars, wies sich als ausgebildete Praxisbegleiterin für Basale Stimulation® aus, die auch weiterhin in der Praxis in Haus Schwansen tätig ist. Sie verfügt über keine pädagogische Ausbildung.

Es hat keine feststellbaren Störungen durch die Anwesenheit der Beobachterin gegeben. Es zeigten sich keine Vorbehalte oder Befürchtungen seitens der Teilnehmer und der Dozentin. Nach der Vorstellung der Beobachterin und der nochmaligen Erklärung, um was es bei der Beobachtung geht, nahmen die Teilnehmerinnen und die Dozentin keine weitere erkennbare Notiz von der Beobachterin.

Auswertung

Die Auswertung wurde wie geplant durchgeführt. Da die Kriterien der Beobachtung bereits feststanden, konnten schon während der Beobachtungen neben den Aufzeichnungen des Verhaltens der Dozentin und der Teilnehmer erste Gedanken der Beobachterin in der Kommentarspalte festgehalten werden. Danach wurden die Aufzeichnungen noch einmal auf Grundlage der Grundorientierungen systematisch ausgewertet und klassifiziert. In der Tabelle sind den *Grundorientierungen betrieblicher Bildungsarbeit und Erwachsenenbildung* Klassifizierungen zugeordnet, die aus dem Beobachtungsmaterial gewonnen wurden. Mit Klassifizierungen sind theoretisch beziehungsweise empirisch sinnvolle Ordnungen des Datenmaterials gemeint (Mayring 2007, 22). Diese Beobachtungsklassifizierungen wurden teilweise schon während der Beobachtung aufgestellt und im Anschluss noch einmal überprüft und vervollständigt. Die Ergebnisse sind als Hinweise zu werten, inwieweit und inwiefern solcherart Grundorientierungen in dem Seminargeschehen wiederzufinden waren.

2.3.3 Ergebnisse

Den Grundorientierungen betrieblicher Bildungsarbeit in der linken Spalte sind die aus dem Material herausgearbeiteten Klassifizierungen – rechte Spalte – zugeordnet. Die Tabelle gibt den Überblick:

Tabelle 1: Tabelle Ergebnisse aus der Beobachtung des Seminars

Grundorientierungen betrieblicher Bildungsarbeit und Erwachsenenbildung	Gewonnene Klassifizierungen aus dem Beobachtungsmaterial
Aktiv aneignendes Lernsubjekt	Erfahrungsbezug durch eigenes Erleben während der Übung mit anderen, Modeling durch Teilnahme der Dozentin während Übungen
	Vormachen der Dozentin und Nachmachen durch die Teilnehmer
	Übungen zum Behalten und zur Festigung für Übertragung
	Dreifacher Lerneffekt: der Dozentin zuschauen bei einer gestellten Basalen Stimulation®, Rol-

Grundorientierungen betrieblicher Bildungsarbeit und Erwachsenenbildung	Gewonnene Klassifizierungen aus dem Beobachtungsmaterial
	lentausch: anderen Teilnehmern zuschauen bei der Basalen Stimulation® und Empfänger der Basalen Stimulation® sein
	Transfer auf mögliche Pflegesituationen und Festigung: Reflexion, Besprechung, Klärung von Fragen
Metakognitive Verfahren	Sprachliche Artikulationen: Reflexion nach Eigenerfahrungen des Tuns und des Empfangens von Basaler Stimulation®
Fallbezogenheit bzw. Situationsorientiertheit	Transfer auf mögliche Pflegesituationen und Festigung: Reflexion, Besprechung, Klärung von Fragen
Lernen in Kooperation mit anderen	Eigene Erfahrungen, Selbstübungen und Übungen an/mit anderen Teilnehmern
	Dreifacher Lerneffekt: der Dozentin zuschauen bei einer gestellten Basalen Stimulation®, Rollentausch: anderen Teilnehmern zuschauen bei der Basalen Stimulation® und Empfänger der Basalen Stimulation® sein
	Sprachliche Artikulationen: Reflexion nach Eigenerfahrungen des Tuns und des Empfangens von Basaler Stimulation®
Problemstellungen der Praxis	Übungen zum Behalten und zur Festigung für Übertragung
	Transfer auf mögliche Pflegesituationen und Festigung: Reflexion, Besprechung, Klärung von Fragen

Grundorientierungen betrieblicher Bildungsarbeit und Erwachsenenbildung	Gewonnene Klassifizierungen aus dem Beobachtungsmaterial
Authentizität	Eigene Erfahrungen, Selbstübungen und Übungen an/mit anderen Teilnehmern

Erfahrung der Dozentin als Pflegende in der Praxis

Erlebtes Erfordernis aus der eigenen Arbeit mit Menschen mit Demenz |

In der folgenden Abbildung sind die Kategorien und ihre Erfüllung durch ein Kreuz gekennzeichnet. Das Kreuz soll Zustimmung ausdrücken, das heißt, dass es hinreichend Hinweise gibt, die diese Kategorie bestätigen.

Beobachtung Seminar

Kategorien	Erfüllung
Aktive Beteiligung des Lernenden	+
Lernen in Gegenseitigkeit	+
Besprechen, reflektieren	+
Problemstellungen der Praxis aufgreifen	+
An und mit der Berufsrealität lernen (authentisch)	+
Tiefgehende Fallarbeit	

Abbildung 7: Ergebnisse der Beobachtung einer Weiterbildung

2.3.4 Diskussion

Das Seminar versteht sich als Weiterbildung für Pflegende und andere an der Versorgung von Menschen mit Demenz Beteiligte und hat das grundständige Erlernen des Konzeptes Basale Stimulation® zum Zweck. Eine solche Schulung durch Praxisbegleiter für Basale Stimulation® gehört bekanntermaßen (noch) nicht obligatorisch zum Ausbildungs- und auch Weiterbildungskanon der Pflegeberufe.

An der beobachteten Weiterbildung haben Berufstätige teilgenommen, die hauptsächlich erfahrungsorientiert und erwachsenengerecht ein Konzept praktisch erproben wollten (oder sollten). Der lerneraktive Anteil war dementsprechend hoch, d.h. es wurde von der Leiterin wenig monologisch darbietend, sondern überwiegend vorzeigend und vorführend (Pätzold 2001, 121-125) gearbeitet. Auch wurden reproduzierende bzw. reorganisierende Dialoge mit und innerhalb der Gruppe geführt. Metakognitive Prozesse wurden damit und auch durch die Aufforderung zu Reflexionen unterstützt. Die Teilnehmerinnen haben als Gruppe gearbeitet und sich aufeinander bezogen. Die Authentizität des Lernangebotes beziehungsweise Problemstellungen der Berufspraxis waren als wichtige Elemente schon durch den konkreten Bedarf in der täglichen Arbeit der Teilnehmer gegeben. So konnten die neuen Inhalte sich mit den Erfahrungen aus dem eigenen Arbeitsalltag verbinden. Außerdem handelte es sich bei der Dozentin um eine Praxisbegleiterin mit Berufserfahrung auf dem Gebiet der Basalen Stimulation®. Auch dieses Praxiswissen kann ein authentisches Lernerleben der Teilnehmer unterstützen. Erkennbar war eine Akzeptanz der Dozentin.

Das Seminar vermittelte deutlich, dass die in der Literatur (Techtmann 2007, 69 f., Werner 2001, 76 in Anlehnung an Nydahl/Bartoszek 1997) angesprochene Beobachtungsgabe, Empathie- und Reflexionsfähigkeit neben anderen Fähigkeiten als unabdingbare Voraussetzungen für ein individuelles, auf den jeweiligen Patienten gerichtetes Pflegehandeln im Sinne der Basalen Stimulation® angesehen werden müssen. Der Basalen Stimulation® ist eine Personenorientierung inne, sie als bloße Technik anzuwenden, würde dieses Konzept verkürzen und ihm sogar entgegenwirken. Eine sich daraus ergebende Fall- beziehungsweise Situationsorientierung konnte in diesem Grundlagenseminar nur im Ansatz beobachtet werden. Um dies zu realisieren, reichen drei Seminartage wahrscheinlich nicht aus. Die Hinweise der Dozentin auf ein Aufbauseminar beziehungsweise mögliche Praxisbegleitungen konnten jedenfalls eine derartige Vertiefung in Aussicht stellen.

Neben den Ergebnissen der Literaturanalyse lassen auch die weiteren Beobachtungen und Befragungen im Haus Schwansen im Projekt TransAltern vermuten, dass Basale Stimulation® ein wichtiger Baustein bei der Versorgung von Menschen mit Demenz ist.

Eine Weiterbildung mit dem Zeitumfang und in dem Handlungsstil, wie hier beschrieben, erlaubt den Teilnehmern kaum Handlungssicherheit zu üben, sich in vielfachen Zusammenhängen auszuprobieren und damit flexibel in unterschiedlichsten Situationen adäquat entscheiden und handeln zu können (Brinker-Meyendriesch 2009, 30-33). Auch ist sie nur bedingt zum kritisch reflexiven Umgehen mit fachlichen Entscheidungen (Czycholl 2001, 173) gedacht. Ob mit Basaler Stimulation® in der Versorgung von Menschen mit Demenz grundsätzlich gute Erfahrungen gemacht werden, welche Vorteile und Nachteile das Konzept ggf. gegenüber anderen Konzepten haben könnte, seine wissenschaftliche Absicherung und dergleichen werden in derartigen Weiterbildungen, die den Zweck verfolgen, ein als praxiswirksam bewertetes Konzept zu vermitteln, selbstredend nicht thematisiert.

Eine weitere Untermauerung und Spezialisierung von Basale Stimulation® bezogen auf die Versorgung von Menschen mit Demenz steht also in pflegewissenschaftlicher und pädagogischer Hinsicht noch weitgehend aus und ist zu fördern. In diesem Sinne handelt es sich (noch) um eine arbeitsplatzbezogene Teilmenge einer noch nicht allgemein umgesetzten und verbindlichen Berufskompetenz für die Versorgung von Menschen mit Demenz. Die Wirksamkeit des Konzeptes für den bezeichneten Personenkreis müsste noch weiter eruiert und beschrieben werden und bildungsmäßig für die Berufsaus- oder aber Weiterbildungen der Pflegeberufe curricular erfasst und evaluiert werden.

2.4 Exploration der Pflege- und Organisationskultur in Haus Schwansen – Methodische Aspekte

Die Ergebnisse der Voruntersuchung sowie erste Sichtungen von hausinternen Dokumenten hatten gezeigt, dass in Haus Schwansen eine außerordentliche Vielfalt unterschiedlicher Pflege- und Therapiekonzepte zur Anwendung kommen und die Chance zur Weiterentwicklung und zum Lernen in vielfacher Art und Weise angeboten und genutzt wird. Um dieser Vielfalt gerecht zu werden, erwies sich zum Zwecke der Exploration des Modellhauses ein qualitativer Forschungsansatz als die richtige Entscheidung. Ein solcher Forschungsansatz gewährt eine gewisse Offenheit für unerwartete Ergebnisse und lässt die Möglichkeit für Erhebungen in zuvor unerwartete Richtungen zu.

Ethisches Clearing
Alle Teilnehmer an diesem Projekt wurden zuvor über die Zielsetzung des Projektes schriftlich und, wenn es erforderlich war, auch mündlich aufgeklärt und um ihr Einverständnis zur Teilnahme gebeten. Dieses Einverständnis wurde schriftlich erklärt. Zur Teilnahme der Bewohner wurden die gesetzlichen Betreuer informiert und ebenfalls um ihr Einverständnis gebeten. Bewohner, deren Betreuer nicht eingewilligt hatten, blieben bei der Aufzeichnung von Beobachtungsnotizen unberücksichtigt, bzw. auf die Einsicht in ihre Pflegedokumentation wurde verzichtet. Die Informationsmaterialien und Einverständniserklärungen wurden gemäß den Vorgaben der Ethikkommission der Deutschen Gesellschaft für Pflegewissenschaft (DGP) erstellt, dieser vorgelegt und ein ethisches Clearing wurde von dort aus erteilt.

Weitere methodische Aspekte
Die Methode der offenen, unstrukturierten, teilnehmenden Beobachtung (Lamneck 1993, 250 ff.) schien geeignet, um erste Einblicke in das Forschungsfeld zu erhalten und einen Kontakt zu den Mitarbeitern aufzubauen. Diese Beobachtungen hatten eine Dauer zwischen 30 Minuten und vier Stunden und wurden mit einem zuvor entwickelten groben Leitfaden durchgeführt, der den Zweck hatte, die Aufmerksamkeit der Forscherin auf wich-

tige Punkte zu lenken, aber dennoch die Verwirklichung des Prinzips der Offenheit qualitativer Sozialforschung (ebd., 17) ermöglichte. Der Partizipationsgrad der Forscherin am Geschehen war bei den einzelnen Beobachtungen sehr unterschiedlich und vom Untersuchungsgegenstand abhängig; er reichte von vollständiger Teilnahme, z.B. beim Tanzcafé, bis zu vollständiger Zurückhaltung, z.B. bei der Teilnahme an einer Abschiedszeremonie für eine verstorbene Bewohnerin. Die Beobachtungen wurden unmittelbar nach dem Ereignis durch die Forscherin in einem Protokoll schriftlich aufgezeichnet. Um Verzerrungen weitgehend zu vermeiden, wurde bei einer Beobachtung eine unabhängige Pflegewissenschaftlerin einbezogen, unter deren Supervision die Auswertung eines Teils der Daten erfolgte.[8]

Tabelle 2: Dauer der durchgeführten Beobachtungen

Nr.	Beobachtungssituation/-ort	Dauer (Std.)
1	Kaffee trinken in der Großen Gruppe/Tanzcafé	1,5
2	Ergotherapie in der Großen Gruppe	1,5
3	Gemütliche Gesprächsrunde	1,0
4	Musiktherapie in allen Wohngruppen	2,25
5	Mittagessen in der Großen Gruppe	0,75
6	Pflege in der Insel	3,0
7	Taizé-Gebetsstunde	1,0
8	Musik-Arbeitsgruppe	2,5
9	Pflegevisite und Auswertungsgespräch	2,0
10	Große Gruppe während/nach dem Frühstück	0,5
11	Abschiedszeremonie	0,5
12	Obere Wohngruppe vormittags	4,0
13	Untere Wohngruppe vormittags	4,0

Die Methode der teilnehmenden Beobachtung wurde durch 16 qualitative, teilweise problemzentrierte Interviews (ebd., 65 ff.) mit Mitarbeitern und Angehörigen ergänzt, um die den jeweiligen Handlungen der beteiligten Akteure zugrunde liegenden Sinnstrukturen zu erfassen. Die Interviews hat-

---

[8] Danke an Frau Prof. Andrea Zielke-Nadkarni von der Fachhochschule Münster für diese konstruktive Unterstützung.

ten eine Dauer von etwa ein bis zwei Stunden und wurden in vertrauter und ruhiger Atmosphäre in Haus Schwansen durchgeführt. Die Interviews wurden mit einem Aufnahmegerät aufgezeichnet und anschließend wörtlich nach zuvor festgelegten Transkriptionsregeln transkribiert.[9]

Tabelle 3: Dauer der Interviews

Nr.	Interviewpartner	Dauer (Std.: Min.)
1	Examinierte Pflegekraft	1:39
2	Examinierte Pflegekraft	1:50
3	Examinierte Pflegekraft	1:38
4	Examinierte Pflegekraft	0:53
5	Therapeutin	0:42
6	Therapeutin	0:33
7	2 Therapeutinnen	2:10
8	Führungskraft	1:05
9	Führungskraft	0:50
10	Pflegehilfskraft	1:06
11	Führungskraft	1:27
12	2 Pflegehilfskräfte	0:56
13	Führungskraft	0:47
14	Pflegehilfskraft	1:45
15	Angehörige	0:26
16	Angehörige	0:37

Als weitere Methode wurden im Anschluss an die Beobachtung von Pflegesituationen in der Insel (einem speziellen Versorgungsbereich für Menschen mit einer weit fortgeschrittenen Demenz) zwei Pflegedokumentationen eingesehen, um aufgrund der Analyse von Einzelfällen zu weiteren Erkenntnissen über die Versorgungs- und Pflegequalität in Haus Schwansen zu gelangen. Die Beschränkung der Analyse auf zwei Pflegedokumentationen ergab sich aus dem Umstand, dass für die Inselbewohner lediglich zwei Einverständniserklärungen der Angehörigen bzw. der gesetzlichen Betreuer vorla-

---

[9] Dank an Frau Regina Drabinski für Transkription der teilweise sehr ausführlichen Interviews.

gen. Für die Beurteilung der Ernährungssituation der Bewohner stellte der Pflegedienstleiter des Hauses außerdem Daten zum Body-Mass-Index einer Bewohnergruppe in anonymisierter Form dem IBW zur Verfügung. Das IBW-Team hatte außerdem die Möglichkeit, alle verfügbaren Dokumente zur Konzeption des Hauses zu analysieren, so z.B. das Heimkonzept und die verwendeten Pflegestandards.

Die zu Beginn des Projektes formulierte Absicht (Erdmann 2009), die Versorgungs- und Pflegequalität in allen Aktivitäten und existenziellen Erfahrungen des täglichen Lebens (AEDL) der Bewohner zu beschreiben, konnte sich aufgrund des praktizierten offenen Forschungsstils einerseits, und der knappen Projektlaufzeit andererseits, nicht einlösen lassen. Es zeigte sich im Verlauf des Projektes, dass die Führungs-, Lern- und Entwicklungskultur in Haus Schwansen eine Komplexität aufwies, die einer genaueren Erforschung bedurfte, sodass der Großteil der Forschungsaktivitäten sich weiterhin auf dieses Thema konzentrierte. Dadurch blieben viele wichtige Aspekte der Versorgungs- und Pflegequalität unberücksichtigt und es konnte nicht allen Aspekten in der gewünschten Tiefe nachgegangen werden.

Zur Auswertung der erhobenen qualitativen Daten sowie zur Erreichung des Projektzieles der „Analyse des angenommenen Zusammenhanges von der Qualität der Versorgungsstrukturen mit den Lern- und Entwicklungsmöglichkeiten durch eine institutionalisierte Lernkultur" (IBW Münster/Brücke e.V. 2008, 4) wurde mit dem Forschungsstil der Grounded Theory nach Glaser und Strauss (2005) gearbeitet. Dieser Forschungsstil stellt nicht nur eine Methode zur Auswertung qualitativer Daten zur Verfügung, sondern verfolgt ausdrücklich das Ziel der Theoriebildung durch qualitative Forschung im Feld. Um die Bedingungen und Konsequenzen der Versorgungs- und Pflegekultur in Haus Schwansen zu beschreiben und zu erklären sowie die Strategien und Interaktionen der Akteure aufzuzeigen, schien dieser Forschungsstil besonders geeignet. Durch offenes, axiales und selektives Kodieren (Strauss 1998, 56 f.) wurden aus den erhobenen Daten bedeutsame Kategorien entwickelt, die die soziale Wirklichkeit in Haus Schwansen widerspiegeln und die dortige Versorgungs- und Pflegequalität verständlich machen. Die entwickelten Kategorien zeigen notwendige Bedingungen für die Entstehung einer Kultur auf, in der Mitarbeiter motiviert sind, eine qualitativ hoch stehende Versorgung der Bewohner zu leisten und die ihnen Freiräume für ihre eigene Entwicklung und die des Hauses gibt.

Zum Forschungsstil der Grounded Theory

Mit der Forschungsstrategie der Grounded Theory haben Glaser und Strauss (2005) bereits 1967 „einen ganz bestimmten Stil qualitativer Datenanalyse" (Strauss 1998, 19) geschaffen, der „zu einem tieferen Verständnis von sozialen Phänomenen" (ebd.,) beitragen soll. Hildenbrand (1998) beschreibt im Vorwort von Strauss` Lehrbuch *Grundlagen qualitativer Sozialforschung* die zentralen Merkmale dieses Forschungsstils: Diese sind „der Fall als eigenständige Untersuchungseinheit; soziologische Interpretation als Kunstlehre; Kontinuität von alltagsweltlichem und wissenschaftlichem Denken; Offenheit sozialwissenschaftlicher Begriffsbildung" (Hildenbrand 1998, 11). Die Kombination dieser vier Merkmale grenzt diesen Stil qualitativer Datenanalyse von anderen qualitativen Analysemöglichkeiten ab (ebd.). Doch was ist mit diesen Merkmalen im Kontext unserer Forschungsarbeit gemeint? Hildenbrand versteht den Fall als eine autonome Handlungseinheit mit einer eigenen Geschichte. Dies kann ein Krankenhaus sein[10] oder eben, wie in dieser Arbeit, ein Pflegeheim wie das Haus Schwansen. Das Haus Schwansen verfügt über eine eigene Entstehungs- und Entwicklungsgeschichte und stellt eine soziale Organisation dar, die es gilt in ihrer „Eigenlogik" (ebd.) und in „theoriebildender Absicht" (ebd.) zu rekonstruieren. Die Rekonstruktion erfolgt hierbei in einem Interaktionsprozess zwischen Forscher und seinem Gegenstand (ebd.), der Forscher tritt also in die Alltagswelt seines Falles, hier Haus Schwansen, ein. Eng damit verknüpft ist ein zweites Merkmal der Grounded Theory: die Kontinuität von alltagsweltlichem und wissenschaftlichem Denken. Das Alltagswissen des Forschungsfeldes gilt als „unverzichtbare Ressource für den wissenschaftlichen Prozeß" (ebd.) der Theoriebildung. Zu diesem Alltagswissen gehört nicht nur das Erfahrungswissen, sondern auch das berufliche Wissen der Akteure im Feld (ebd.), der Pflege- und Betreuungskräfte in Haus Schwansen. Unter

---

[10] Interessanterweise wurden die ersten Studien wie *Awareness of dying* oder *Time for dying* von Glaser und Strauss im Krankenhaus durchgeführt, wodurch eine Verwendung dieser Methode in den Pflegewissenschaften nahe liegt.

Verwendung wissenschaftlicher Erhebungsmethoden wird dieses Alltags-
wissen an die Oberfläche befördert und in Ergänzung zu anderem wissenschaftlichen Wissen des Forschers in eine Theorie gebracht. Das alltags-
weltliche Denken der Akteure im Feld und das wissenschaftliche Denken
des Forschers ergänzen sich insofern.

Als eine weitere Eigenschaft der Grounded Theory beschreibt
Hildenbrand (1998, 13). die sozialwissenschaftliche Interpretation als
Kunstlehre. Hiermit ist gemeint, dass Wissenschaft und Kunst Ähnlichkei-
ten dadurch aufweisen, dass sie versuchen sich dem Forschungs- oder dem
durch Kunst abzubildenden Gegenstand möglichst mit einem unvoreingenommenen Blick zu nähern. Dieser idealtypische Anspruch ist im Prozess
des künstlerischen oder wissenschaftlichen Schaffens nur schwer umzusetzen, denn der Forscher wie der Künstler sind keine tabula rasa, gleichsam
ohne jede Erfahrung. Dennoch wird im Rahmen der Forschung im Sinne der
Grounded Theory diese Unvoreingenommenheit angestrebt und sich immer
wieder darauf zurückbesonnen. So wird z.B. bei der Interviewtechnik darauf geachtet, dass im Hinblick auf das notwendige Verstehen des Gesagten
dem Interviewpartner mit äußerster Vorsicht Interpretationen angeboten
werden, denen er zustimmen, die er aber auch genauso gut ablehnen kann.

Eine weitere Gemeinsamkeit mit der Kunst besteht darin, dass die zu un-
tersuchende (künstlerisch abzubildende) Wirklichkeit in der wissenschaftlichen wie in der künstlerischen Auseinandersetzung gestaltet wird. Die
Grounded Theory bietet für diesen Gestaltungsprozess das notwendige methodische Rüstzeug, mit dem der Forscher aus den Daten die Theorie entwickelt. In diesem Projekt wurden die Resultate des wissenschaftlichen Prozesses den Hauptakteuren und teilweise auch den Mitarbeitern aus Haus
Schwansen sowohl schriftlich als auch in Form von regelmäßigen Vorträgen
in Evaluationssitzungen zurückgemeldet und zur Diskussion gestellt, wodurch eines der Gütekriterien qualitativer Forschung, die *„Kommunikative
Validierung"* (Steinke 2000, 321) erfüllt wurde.[11]

---

[11] Ein weiteres Beispiel dafür, wie Wissenschaft gestaltend in die Realität des Untersu-
chungsfeldes eingreift, ist der in der Voruntersuchung durch Brainstorming und
Mindmapping entstandene Konzeptbaum, der zum Sinnbild der Organisation Haus
Schwansen geworden ist.

Ein letztes Merkmal der Arbeit mit der Grounded Theory ist die Offenheit sozialwissenschaftlicher Begriffsbildung. Die mit der Grounded Theory entwickelten Konzepte, Kategorien[12] und schließlich Theorien sind nicht unumstößlich, sondern müssen sich immer wieder neu an der sozialen Wirklichkeit als gültig erweisen. Sie unterliegen damit wie die soziale Wirklichkeit selbst einem Wandel (Hildenbrand 1998, 14). So behalten auch die in diesem Projekt entwickelten Konzepte und Kategorien nicht für alle Ewigkeit Gültigkeit, sondern unterliegen dem Wandel in der empirischen Realität. In der Konfrontation mit neuen Daten aus anderen Einrichtungen können möglicherweise neue Dimensionen der Konzepte gefunden werden, die zu einer Verfeinerung des ursprünglichen Konzeptes führen.

Die Arbeiten von Anselm Strauss weisen deutliche Bezüge zum Symbolischen Interaktionismus auf, dessen Grundannahmen die Folgenden sind: Menschen handeln gegenüber sozialen Objekten auf der Basis von Bedeutungen, die diese Objekte für sie haben. Diese Bedeutungen sind in sozialen Interaktionen entstanden; sie werden in einem Interpretationsprozess entwickelt und modifiziert (ebd., 16). So ist die brennende Kerze im Eingangsbereich von Haus Schwansen ein Symbol mit einer bestimmten Bedeutung, die in diesem Hause im Interaktionsprozess der dort arbeitenden Menschen generiert wurde. Das Symbol bedeutet, dass jemand verstorben ist. Eingeweihte interpretieren dieses Symbol beim Betreten des Hauses sofort, nicht Eingeweihte nehmen es vielleicht nur als angenehme Lichtquelle oder in der Vorweihnachtszeit als Schmuck wahr. Möglicherweise wird dieses Symbol aber irgendwann einmal verworfen, nicht mehr für nötig erachtet und verliert damit seine Bedeutung. So ist die Bedeutung der Symbole grundsätzlich der Möglichkeit von Wandel ausgesetzt.

Hildenbrand geht davon aus, dass „überall dort, wo die Annahme zugrunde liegt, dass menschliche Wirklichkeit interpretierte Wirklichkeit ist und dass diese Wirklichkeit in Interaktionsprozessen konstruiert wird, liefert die *Grounded theory* das passende methodische Rüstzeug" (ebd., 16 f.). Wie wir bei der Darstellung der Ergebnisse sehen werden, liegen der *Wirklichkeit* in Haus Schwansen Sinnstrukturen zu Grunde, die sozial konstruiert

---

[12] Zur Unterscheidung der Begriffe *Konzept* und *Kategorie* sei auf den folgenden Abschnitt zum Kodieren verwiesen.

sind, durch subjektive Sinngebungen der beteiligten Akteure entstanden.[13] An dieser Stelle sei ein Beispiel angeführt. Der folgende Ausschnitt aus einem Interview zeigt, wie pflegerische Handlungen, hier das Einreiben der Hände der Bewohner mit Duftöl während der Taizé-Andacht, durch Interpretation der Akteure mit Sinn gefüllt wird:

Mitarbeiterin[14]: *„Ich hab mal, wir haben mal überlegt, mit diesem Händeeinreiben, schon vor vielen Jahren haben wir das mal, damals mit Frau X und Herrn Y überlegt, warum machen wir das eigentlich? Also nur die Sinne anregen, sich zu spüren oder was zu riechen und da haben wir unabhängig voneinander festgestellt, wirklich ganz unabhängig voneinander haben wir uns mal unterhalten, dass wir auch weitergeben möchten, ich möchte was von meiner Kraft geben, von meiner Wärme geben."* *(Interview 12, 2009)*

Grounded Theory: Kodieren

Die mit dem Forschungsstil der Grounded Theory entwickelte Methode qualitativer Datenanalyse liefert eine ganz praktische Technik, um Daten zu kodieren und analytisch bedeutsame Konzepte[15] zu bilden. Die Datenanalyse

---

[13] Diese u.a. aus dem Symbolischen Interaktionismus entlehnte Annahme ist in der Begegnung mit demenzkranken Menschen von hoher Bedeutung, da gerade in diesen Begegnungen häufig subjektive Wirklichkeiten aufeinander treffen, deren Gemeinsamkeiten nicht offensichtlich und nicht leicht für die Pflegenden zu entschlüsseln und zu gestalten sind. In einer gelungenen Interaktion kann zumindest für einen Moment eine gemeinsame Wirklichkeit hergestellt werden, die aber äußerst fragil ist und in einem nächsten Moment schon wieder verloren sein kann. Dennoch ist davon auszugehen, dass solche Momente über den Augenblick hinausgehende Bedeutung haben und etwa die Beziehung von Pflegendem und Bewohner stärken.

[14] Der Einfachheit halber werden in diesem Text sowohl männliche als auch weibliche Personen als *Mitarbeiter, Bewohner* oder *Interviewer* bezeichnet. Die männliche Bezeichnung schließt also *Mitarbeiterinnen, Bewohnerinnen* und *Interviewerinnen* mit ein.

[15] Strauss verwendet sowohl den Begriff *Konzept* als auch den Begriff *Kategorie*, um einem Phänomen einen Namen zu geben. In dieser Arbeit verwenden wir durchgängig den Begriff *Konzept* in einem pflegewissenschaftlichen Sinne. Cutcliffe und McKenna (2005) definieren „nursing concepts" als Bezeichnungen (labels) für Phänomene, die Krankenschwestern und –pfleger beobachten. Diese „labels" sind Konzepte und damit die tragenden Bausteine einer Theorie. Wenn Pflegekräfte einem Phänomen, das sie beobachten, einen Namen geben, dann identifizieren sie Konzepte. Als Beispiel für solche Konzepte

in dieser Forschungsarbeit erfolgte durchgängig an den von Glaser und Strauss (2005) gemeinsam und von Strauss (1998) allein formulierten Regeln. Strauss beschreibt, dass mit der Technik des *offenen Kodierens* die Forschungsarbeit eröffnet wird, indem versucht wird erste Konzepte zu entwickeln, die den Daten angemessen erscheinen. Ziel ist es, ein Konzept-Indikator-Modell zu entwickeln, in dem die Indikatoren (Daten) das theoretische Konzept repräsentieren (Strauss 1998, 54). Zwar ist diese Konzeptbildung in der Phase des offenen Kodierens noch rein provisorisch, die Konzepte haben aber schon analytischen Charakter. Der Forscher darf von Anfang an nicht auf der deskriptiven Ebene stecken bleiben, sondern muss sich von seinen Daten distanzieren, um theoretische Aussagen zu entwickeln (ebd., 58 f.). Ein Beispiel aus unserer Forschungsarbeit mag das Konzept-Indikator-Modell veranschaulichen: Ein Ergebnis tauchte schon zu einem relativ frühen Zeitpunkt in unseren Interviews und teilnehmenden Beobachtungen auf, und zwar das Konzept *Wertschätzung*. Dieses Konzept zeigte sich z.B. in folgenden Aussagen (Indikatoren) einer Mitarbeiterin, aber auch in vielen anderen Beispielen:

„Und das ist ja halt der (…) Umgang, den wir hier haben, da kommen wir ja vielleicht noch zu, zu unserer Konzeption. Aber, das finde ich ist ein wichtiger Baustein, dass man diese Wertschätzung, die wertschätzende Haltung gegenüber den Bewohnern, dass man einfach die Bedürfnisse erkennt, wahrnimmt und drauf eingeht. (…) Gewisse Arbeiten müssen, ist klar, muss

---

werden z.B. *Hoffnung, Scham, Humor, Vertrauen,* aber auch die *Therapeutische Berührung, therapeutische Beziehung* oder *Empathie* genannt. (Cutcliffe/McKenna 2005, 3). Die beobachteten Phänomene können sich damit sowohl auf das Erleben oder Verhalten der Patienten oder Bewohner als auch auf das Verhalten der Pflegekräfte beziehen. Käppeli (1993) verwendet ebenfalls den Begriff „Pflegekonzepte" in diesem Sinne. Pflegekonzepte sind hiernach „gesundheits-, entwicklungs- und krankheitsbezogene Erfahrungen" (Käppeli 1993) oder „Phänomene im Erleben von Krankheit und Umfeld" (Käppeli 2000). Sie fasst unter diesem Begriff z.B. die Phänomene *Abschiednehmen im Alter, Hoffnung für betagte Menschen im Altenheim* oder *Ungewissheit, Leiden und Chance* zusammen (ebd.). Das in dieser Arbeit entwickelte Konzept *Wertschätzung* könnte ebenfalls ein solch verstandenes Pflegekonzept sein, denn in hohem Alter und mit Demenz Wertschätzung zu spüren ist durchaus eine Erfahrung, die von Pflegenden bewusst fokussiert werden kann.

irgendwie gemacht werden, aber es gibt auch zahlreiche Arbeiten, die man erstmal hinten anstellen kann, und wenn da ein Bewohner mir hilflos entgegenkommt, dann hat der Bewohner oberste Priorität. " *(Interview 3, 2008)*

Wertschätzung des Bewohners bedeutet für diese Mitarbeiterin, seine Bedürfnisse wahrzunehmen und als Pflegekraft darauf einzugehen. Wertschätzung bedeutet auch, dass die Bedürfnisse des Bewohners immer oberste Priorität haben. Dies sind nur zwei Indikatoren, die die Verwendung des Konzepts der Wertschätzung in Haus Schwansen anzeigen.

Aufgrund der Entwicklung eines solchen ersten Konzept-Indikator-Modells wurden dann im Verlauf der Forschungsarbeit einige Forschungsfragen entwickelt, die dazu führten, weitere Erhebungen durchzuführen, bzw. das erhobene Datenmaterial noch einmal genauer auf das Konzept der Wertschätzung zu untersuchen. Diese Fragen wurden handschriftlich in so genannten Memos festgehalten:

- Die gegenüber den Bewohnern gezeigte Wertschätzung, zeigt sich diese auch von Seiten der Leitungskräfte gegenüber den Mitarbeitern? Und wie ist es umgekehrt?
- Erleben Angehörige oder andere Partner des Hauses Schwansen auch Wertschätzung?
- Wie erlebe ich selbst Wertschätzung von Mitarbeitern des Hauses?
- Gibt es im Datenmaterial Situationen oder Aussagen, in denen es an Wertschätzung mangelt?
- Welche Arten von Wertschätzung gibt es in Haus Schwansen?
- Welche Bedeutung hat Wertschätzung generell in unserer Gesellschaft für den Einzelnen? Warum ist das so wichtig? Was ist das Gegenteil von Wertschätzung?

Die ersten drei Forschungsfragen führen nach Strauss zur Durchführung eines *theoretischen Samplings*, d.h. der Forscher entscheidet darüber, „welche Daten als nächstes erhoben werden sollen und wo diese zu finden sind" (Glaser/Strauss 2005, 53). In unserer Arbeit bedeutete dies, dass aufgrund der beginnenden Theoriebildung, hier das Konzept der *Wertschätzung*, ganz bestimmte Erhebungen in Vergleichsgruppen (Angehörige, Leitungskräfte) geplant wurden, um eine ausreichende Datensättigung für das Konzept zu erreichen. Datensättigung oder „theoretische Sättigung" (ebd., 69) bedeutet, dass keine weiteren Daten mehr gefunden werden, die das theoretische Konzept weiter untermauern. Für eine ausreichende Datensättigung sollen die relevanten Vergleichsgruppen möglichst verschieden sein (ebd.). Grundsätzlich besteht bei jeder Arbeit mit der Grounded Theory die Möglichkeit, dass Daten erhoben werden, die den bereits entwickelten Konzepten widersprechen. Hier muss der Forscher entscheiden, ob das Konzept weiterhin Gültigkeit haben kann, es vielleicht modifiziert oder zugunsten eines anderen ganz verworfen werden muss.

Das theoretische Sampling setzt voraus, dass Erhebungen und Analysen parallel laufen. Hierin besteht ein wesentlicher Unterschied zur quantitativen Forschungsmethodologie, bei der die Datenanalyse nach Abschluss der Erhebungen erfolgt. Auch in unserer Arbeit wurde gleich nach Abschluss der vier ersten Mitarbeiterinterviews mit der Kodierarbeit begonnen. Erhebung und Datenanalyse wechselten sich hiernach fortlaufend ab.

Eine weitere Kodiertechnik, das *axiale Kodieren,* führt dazu, dass man sich intensiver mit einem Konzept beschäftigt, z.B. Eigenschaften (Dimensionen) des Konzeptes heraus arbeitet. Für unser Konzept Wertschätzung wurden aus dem Datenmaterial z.B. folgende Dimensionen entwickelt:

- sprachlich geäußerte Wertschätzung,
- durch Gesten oder Berührung geäußerte Wertschätzung,
- musikalisch geäußerte Wertschätzung, z.B. Begrüßungslied und persönliches Ansingen während der Musiktherapie,
- durch Symbole oder symbolhafte Handlungen geäußerte Wertschätzung, z.B. Rosen auf dem Bett einer Verstorbenen, Heraustragen von Verstorbenen durch den Haupteingang.

Axiales Kodieren bedeutet in einem weiteren Schritt die Kodierung des Konzeptes nach dem so genannten Kodierparadigma (Strauss 1998, 57 & 101). Hierbei wurde während unserer Analyse das Datenmaterial erneut untersucht, um erstens die *Bedingungen* des zu untersuchenden Phänomens, hier die Wertschätzung, herauszuarbeiten und zweitens die *Interaktionen der Akteure*, in denen Wertschätzung zum Ausdruck kommt, herauszufinden. Drittens enthielt die Kodierung nach dem Kodierparadigma die Suche nach *Strategien und Taktiken* der Akteure in Bezug auf Wertschätzung. So haben wir unser Material daraufhin befragt, welche Ziele die Akteure mit dem Ausdrücken von Wertschätzung erreichen wollen. Viertens wurden die *Konsequenzen* der Wertschätzung aus dem Material entwickelt. Auf diese Weise wurde das Konzept der Wertschätzung weiter theoretisch entwickelt.

Ein entscheidender Schritt des axialen Kodierens ist dann die Herstellung von Verbindungen zu anderen Konzepten, die Hypothesenbildung (ebd., 101). Hier wurde z.B. die Hypothese entwickelt, dass die von Seiten der Leitungskräfte geäußerte Wertschätzung, neben anderen wichtigen Einflussfaktoren, sich positiv auf die Motivation der Mitarbeiter auswirkt.

Im letzten Kodiervorgang, dem selektiven Kodieren, werden ein oder zwei Schlüsselkategorien[16] herausgearbeitet, die für die Arbeit zentral sind und alle übrigen Konzepte miteinander verknüpfen. Alle weiteren nachgeordneten Konzepte werden nun systematisch zur Schlüsselkategorie in Bezug gesetzt. Die während des axialen Kodierens begonnene Arbeit der Hypothesenbildung wird also nun systematisch fortgesetzt, indem die Beziehungen zur Schlüsselkategorie entwickelt werden (ebd., 45 & 107). Im Verlauf unseres Projektes stellte sich heraus, dass Wertschätzung eine der zentralen Kategorien der Pflege- und Organisationskultur in Haus Schwansen ist. An dieser Stelle seien nur zwei Bezüge dieser Schlüsselkategorie zu anderen Konzepten dargestellt. Im selektiven Kodiervorgang wurde die Fähigkeit, Wertschätzung zu äußern, als Voraussetzung für eine hohe Qualität der Pflege und Betreuung von Demenzkranken verstanden, aber nicht nur das, Wertschätzung wurde auch als Voraussetzung für eine hohe Motivation der Mitarbeiter angesehen. Weiterbildungen, Arbeitsgruppensitzungen, aber auch das Beobachten von Vorbildern konnten als zentrale Interaktionsformen identifiziert werden, durch die die Fähigkeit, Wertschätzung zu äußern, eingeübt und institutionalisiert wird.

Grounded Theory: Theoretische Sensibilität
Unsere Erfahrungen mit der Anwendung der Methode der Grounded Theory zeigen, dass die aus den Daten entwickelten Konzepte zuweilen an Konzepte in anderen Theorien anderer Wissenschaftsbereiche erinnern. Man ist häufig geneigt zu sagen: „Das ist ja wie bei Theoretiker X" oder „Das passt

---

[16] Auch hier könnte wieder der Begriff des Konzeptes gebraucht werden, Glaser und Strauss (1998, 2005) verwenden aber durchgängig den Begriff Schlüssel*kategorie*.

zu Theoretiker Y". Dieses „Bewusstsein für die Feinheiten in der Bedeutung von Daten" wird von Glaser (1978) und später auch von Strauss und Corbin (1996) als „Theoretische Sensibilität" (Strauss/Corbin 1996, 25) bezeichnet. Strauss und Corbin beschreiben theoretische Sensibilität:

> „Man kann in eine Forschungssituation mit unterschiedlichem Maß an Sensibilität eintreten. Die Ausprägung der Sensibilität hängt ab vom vorausgehenden Literaturstudium und von Erfahrungen, die man entweder im interessierenden Phänomenbereich selbst gemacht hat oder die für diesen Bereich relevant sind. Zudem entwickelt sich theoretische Sensibilität im weiteren Forschungsprozeß. Theoretische Sensibilität bezieht sich auf die Fähigkeit, Einsichten zu haben, den Daten Bedeutung zu verleihen, die Fähigkeit zu verstehen und das Wichtige vom Unwichtigen zu trennen" (Strauss/Corbin 1996, 25).

Das Konzept der theoretischen Sensibilität wollen wir im Folgenden auf unsere Arbeit beziehen und am Beispiel der *Wertschätzung* verdeutlichen, wie theoretische Sensibilität hier zu verstehen ist. Das Konzept der wertschätzenden Grundhaltung ist elementarer Bestandteil der von Feil und de Klerk-Rubin (2005) entwickelten Validation, einer Technik zur Kommunikation mit demenzkranken Menschen. Dieses Konzept wurde in Deutschland von Nicole Richard (2000, 2001, 2002, 2009) modifiziert, die wertschätzende Grundhaltung bleibt aber auch bei dieser Modifizierung als Bestandteil der Validation erhalten. Es ist leicht nachzuvollziehen, dass die Kenntnis dieser beiden Methoden der Validation die Sensibilität des Forschers für Situationen, in denen validiert wird, erhöht. Aber nicht nur bei der Erhebung, auch bei der Datenanalyse spielt die theoretische Sensibilität eine Rolle. Wenn wir fragen, wozu Wertschätzung eigentlich so wichtig ist, so bringt uns Hegels Prämisse, „dass die praktische Identitätsbildung des Menschen die Erfahrung intersubjektiver Anerkennung voraussetzt" (Honneth 1994, 148) und Honneths weitergehende Ausführungen, dass Wertschätzung eine Form sozialer Anerkennung ist (ebd., 211) zu neuen analytischen Fragen: Inwieweit kann eine für Demenzkranke spürbare Wertschätzung ihrer Person zu einer Aufrechterhaltung ihrer Identität beitragen? Welche Bedeutung messen Pflegekräfte Wertschätzung bei?

So werden in dieser Arbeit einzelne Forschungsergebnisse teilweise zu bereits vorhandenen Theorien in Bezug gesetzt und damit in einen größeren theoretischen Rahmen gestellt. Und neue und weiterführende Forschungsfragen entstehen.

2.5 Eine Pflegekultur für Menschen mit Demenz – Ergebnisse der Exploration

In Haus Schwansen hat sich im Verlauf seiner Entstehungs- und Entwicklungsgeschichte eine eigene Kultur der Pflege für Menschen mit Demenz herausgebildet. Der Begriff der *Kultur* umfasst „die Gesamtheit der Verhaltenskonfigurationen einer Gesellschaft, die durch Symbole über die Generationen hinweg übermittelt werden, in Werkzeugen und Produkten Gestalt annehmen, in Wertvorstellungen und Ideen bewusst werden" (Fuchs et al. 1978, 437). *Kultur* muss sich nicht unbedingt auf eine gesamte Gesellschaft beziehen, sondern kann sich in jeder sozialen Gruppe entwickeln, ganz gleich, wie groß und von welcher Dauer diese Gruppe ist (ebd.). Eine eigene Kultur kann folglich in jeder sozialen Organisation, z.B. in einem Pflegeheim entstehen. Der Begriff der Kultur wird hier auf den Gegenstand der Pflege Demenzkranker bezogen und manifestiert sich vor allem in pflegerischen Ideen, Wertvorstellungen, Handlungen und Symbolen, weniger in Produkten, aber auch in „Werkzeugen" wie den verschiedenen Pflegehilfsmitteln. In Haus Schwansen wird der Begriff der Pflegekultur[17] nicht ausdrücklich verwendet; dennoch hat sich hier eine eigene Kultur der Pflege demenzkranker Menschen entwickelt, die vor allem folgende Aspekte umfasst:

- das Leben der Bewohner in verschiedenen Gruppen, wobei die Zuordnung zu einer Gruppe vom Erkrankungsstadium und der begleitenden Symptomatik abhängt,
- die Anwendung von Pflege- und Therapiekonzepten wie der Integrativen Validation nach Nicole Richard, der Basalen Stimulation®, der Musiktherapie und der Musikalischen Begleitung, der Kinaesthetics®, der Ergotherapie und der Milieutherapie,
- Vertrauen, Wertschätzung und Partizipation als grundlegende Werte dieser Kultur,

---

[17] Milbach (2002, 22) verwendet ebenfalls den Begriff der Pflegekultur, indem sie den allgemeinen Begriff der Kultur auf den Gegenstand Pflege bezieht. Sie definiert Kultur als „ein das Verhalten bestimmendes System von Werten, Normen und Symbolen (…). Die Pflegekultur selbst bestimmt Konstellationen von Chancen und Einschränkungen, die die Entwicklung der „Innenwelt" von Individuen fördern oder hemmen können"

- rituelle Handlungen, wie z.B. das Abschiedsritual bei Verstorbenen, Waschen des Verstorbenen durch Angehörige, die Taizé-Andacht in der Insel,
- symbolische Objekte, wie z.B. das Leuchten einer Kerze im Eingang, wenn ein Bewohner verstorben ist,
- die pflegetheoretische Orientierung an den Aktivitäten und existenziellen Erfahrungen des Lebens (AEDL) nach Krohwinkel (2008), die aber in der Pflegeplanung und -dokumentation zu vier übergeordneten Lebensbereichen zusammengefasst werden: Essen und Trinken, Psychosoziale Integration, Pflege und Ausscheiden, Bewegen.

In den folgenden Abschnitten werden verschiedene Aspekte dieser Pflegekultur genauer beschrieben. In einem ersten Abschnitt wird das Leben der Bewohner in den verschiedenen Gruppen dargestellt und schwerpunktmäßig auf die Versorgung und Betreuung der Bewohner in der so genannten *Insel* eingegangen.

2.5.1 Leben der Bewohner in verschiedenen Gruppen

Die Bewohner in Haus Schwansen leben in verschiedenen Gruppen, wobei sich das Umfeld, die Betreuung und die Pflege in den einzelnen Gruppen unterscheiden und auf das jeweilige Erkrankungsstadium sowie die unterschiedliche Symptomatik der Erkrankung abgestimmt sind. Es haben sich insgesamt drei verschiedene Lebensbereiche ausdifferenziert:

- die Große Gruppe,
- die Wohngruppe,
- die Insel.

Unsere Strukturdatenerhebung vom Dezember 2008 ergab einen hohen Anteil an Bewohnern (n=44) mit einer schweren Demenz, d.h. mit einem MMST unter zehn. Von insgesamt 57 demenzkranken Bewohnern hatten nur sieben eine mittelschwere Demenz mit einem MMST unter 20 und nur sechs eine leichte Demenz mit einem MMST unter 24. Für die Zuteilung der Bewohner zu den verschiedenen Gruppen ist aber nicht das Kriterium der Schwere der Erkrankung entscheidend, vielmehr ist die Ausprägung der Sekundärsymptomatik von Bedeutung. Im Heimkonzept des Hauses wird dies verdeutlicht: Alzheimerkranke ohne Sekundärsymptome wie Wahnvorstellungen, situative Verkennungen, Depressionen u.a. können „gut mit Alltagsaktivitäten beschäftigt werden. Sie profitieren von einer festen Tagesstruktur und vom anregenden Zusammensein in einer größeren Gruppe. Sie reagieren oft empfindlich und mit zunehmender Unruhe auf eine Veränderung der gewohnten Abläufe" (Haus Schwansen n.d., 10). Diese Bewohner sind in der Großen Gruppe sehr gut aufgehoben, da in dieser Gruppe eine feste Tagestruktur angeboten wird.

Bewohner mit herausforderndem Verhalten wie häufiges Fragen, Umherlaufen, mit den Fingern essen, Wandern, Schreien u.v.m. brauchen einen geschützteren Rahmen, in dem Stress verursachende Faktoren wie Lärm, Unruhe weitgehend vermieden werden und in dem es ihnen möglich ist, das herausfordernde Verhalten ohne negative Sanktionen zu leben. Solche Menschen mit Demenz fühlen sich in einer vertrauten Atmosphäre wohler und leben daher in Haus Schwansen in kleineren Wohngruppen mit maximal zwölf Bewohnern (ebd., 10 f.).

Bewohner, die ihre Gehfähigkeit und oft auch ihre Fähigkeit stabil zu sitzen verloren haben, halten sich tagsüber in der so genannten *Insel* auf. Dies ist ein separater, großer Raum für maximal elf Bewohner und stellt eine Alternative zur einsamen Bettlägerigkeit im Bewohnerzimmer dar. Je nach Kräften und Tagesform verbringen diese Bewohner den Tag in der Gemeinschaft mit anderen Inselbewohnern und einer dauerhaft präsenten Pflegekraft. In einem Umfeld, welches vor Reizüberflutung schützt, wird den Bewohnern das Essen in Ruhe gereicht und durch sinnliche Anregungen die noch vorhandene Wahrnehmungsfähigkeit gefördert (ebd., 10 ff.).

Die Große Gruppe

In der Großen Gruppe leben bis zu 30 Bewohner, die tagesstrukturierenden Aktivitäten zugänglich sind und noch kein herausforderndes Verhalten zeigen. Bewohner der Großen Gruppe verbringen den Tag überwiegend im großen Speise- und Aufenthaltsraum, an den ein Wintergarten angrenzt und Zugang zur Terrasse und zum Garten besteht. Der Speise- und Aufenthaltsraum ist bewohnergerecht eingerichtet. Es befinden sich ein altes Küchenbüffet darin, eine Voliere mit Vögeln, ein E-Piano sowie Tischgruppen und

Sessel. Gleich an diesen Raum grenzt die hauseigene Küche an; das Essen kommt also aus der Küche vom Küchenpersonal direkt zu den Bewohnern auf den Tisch. Die Zimmer der Bewohner befinden sich in einem angrenzenden Gang, der über die Eingangshalle zu erreichen ist. Voraussetzung für das Leben in der Großen Gruppe ist, dass die Bewohner den zentralen Lebensmittelpunkt des Speise- und Aufenthaltsraumes weitgehend selbständig finden, d.h. ein gewisses Maß an räumlicher Orientierung sollte noch vorhanden sein. Innerhalb des Zimmerganges befinden sich außerdem die Büros der Führungs-, Verwaltungs- und Pflegekräfte, sodass dort, bei meist offenen Türen, ein Ansprechpartner zur Verfügung steht. Da die Bewohner der Großen Gruppe überwiegend voll mobil sind, können sie sich zwischen ihren Zimmern, der Eingangshalle, dem Speise- und Aufenthaltsraum sowie dem Garten frei bewegen. Zuweilen nutzen die Bewohner auch den Haupteingang, um aus dem Haus zu gelangen, was von den Pflegkräften bemerkt werden kann, da der Eingang über eine Glasscheibe überwacht wird. Wie unsere Beobachtung zeigt, haben die Pflegekräfte die Fähigkeit entwickelt, die Bewohner äußerst behutsam in das Haus zurückzubringen. Die folgende Beobachtung während der Musiktherapie in der Eingangshalle zeigt eine solche Situation:

Als eine Bewohnerin mit dem Rollator aus dem Haus geht, registriert Pfleger U das schon. Die Bewohnerin links neben mir sagt: „Die darf eigentlich nicht raus." Schon läuft auch eine Pflegekraft hinterher, aber es herrscht immer noch Ruhe und Gelassenheit, keiner ruft hektisch: „Kommen Sie zurück" oder Ähnliches. Im Gegenteil: Der Pfleger bleibt am Hauseingang stehen, lässt die Dame ein Stück laufen, dann kommt sie auch schon zurück. Als sie beim Hauseingang ist, spricht der Pfleger sie an, leider kann ich das wegen der verschlossenen Tür nicht verstehen. Sie kommen zusammen wieder herein. Die gleiche Szene wiederholt sich noch ein zweites Mal. Als ich das beobachte, spreche ich den Pfleger Herrn U. an, dieser sagt nur: „Die kommt gleich wieder" und gibt dem übrigen Personal ein Zeichen, worauf ein Pfleger der Frau wieder folgt. Als die Dame wieder hereinkommt, bleibt sie eine Weile bei der Musiktherapie stehen. (Beobachtungsnotizen Musiktherapie 2009)

In der Großen Gruppe finden jeden Tag, auch am Wochenende, tagesstrukturierende Aktivitäten statt. Den Vormittag gestaltet zwischen 10.00

und 11.45 Uhr eine Ergotherapeutin und macht innerhalb der Großen Gruppe verschiedene Angebote, je nach Fähigkeiten und Vorlieben der Bewohner. An den freien Tagen der Ergotherapeutin beschäftigt sich eine weitere Mitarbeiterin vormittags mit den Bewohnern. Einmal in der Woche findet für die Große Gruppe zwischen 10.00 und 11.00 Uhr die Musiktherapie in der Eingangshalle statt. Jeden vierten Freitag kommt vormittags ein Pastor in das Haus und gestaltet von 10.15 bis 11.15 Uhr für die Große Gruppe einen Gottesdienst. An den Nachmittagen finden nach dem Kaffeetrinken weitere Aktivitäten statt: Singen, Gedächtnisspiele, Tanzcafé, Sitztanzgruppe sowie die gemütliche Gesprächsrunde. Bewohner der Großen Gruppe können bei allen Angeboten mitmachen und teilweise nehmen, je nach Befinden, auch Bewohner aus anderen Gruppen an diesen Aktivitäten teil. Neben diesem festen Tages- und Wochenablauf finden über das Jahr weitere zahlreiche Aktivitäten, Ausflüge und Feste statt. So werden im Frühjahr Erdbeeren gepflückt und anschließend Marmelade eingekocht, Spargel geschält, Maibowle getrunken und Frühlingslieder gesungen. Ein Sommerfest und ein Weinfest im Herbst werden für alle Bewohner, ihre Familienangehörigen und Mitarbeiter mit Musik, Tanz und gutem Essen gestaltet. An wichtigen Feiertagen wie Heiligabend, Ostern und Silvester gibt es immer ein festliches Nachmittags- oder Abendprogramm. Aber auch weniger bedeutsame Tage im Jahresablauf, wie der Rosenmontag, der Aschermittwoch, der Martinstag, der Dreikönigstag sowie die Adventssonntage, werden durch besondere Aktivitäten begangen und damit den Bewohnern ins Gedächtnis gerufen (Haus Schwansen 2009b).

Die Wohngruppe

In Haus Schwansen gibt es zwei Wohngruppen für jeweils zwölf Bewohner, die eine besondere stationäre Dementenbetreuung im Sinne von § 80 SGB XI erhalten. Voraussetzung für die Aufnahme eines Bewohners in eine dieser Wohngruppen ist gemäß der Leistungs- und Qualitätsvereinbarung mit den Pflegekassen nach § 80 a SGB XI (2007):

- die Zuordnung zu einer der drei Pflegestufen nach SGB XI,
- die fachärztlich gestellte Diagnose einer dementiellen Erkrankung,
- das Vorliegen einer medizinisch-therapeutisch nicht beeinflussbaren Demenzerkrankung von unter neun Punkten im MMST,

- das Vorhandensein einer Grundmobilität (z.B. Gehen, Stehen, selbstständiges Fortbewegen im Rollstuhl),
- das Vorliegen einer Verhaltensstörung im schwarz markierten Bereich oder mehr als zwei Auffälligkeiten im grau unterlegten Bereich der modifizierten Cohen-Mansfield-Skala. (Haus Schwansen et al. 2007, 5; Cohen-Mansfield 1996.)

In der Vereinbarung ist festgelegt, dass bei Fehlen einer dauerhaften Grundmobilität der Bewohner im Rahmen der Platzkapazitäten in den allgemeinen geriatrischen Wohnbereich verlegt werden muss (Haus Schwansen et al. 2007, 5). Daraus kann gefolgert werden kann, dass für immobile Bewohner eine besondere stationäre Dementenbetreuung offensichtlich nicht mehr für nötig erachtet wird, bzw. diese Versorgung keiner besonderen Finanzierung bedarf.[18]

Die beiden Wohngruppen in Haus Schwansen befinden sich jeweils auf einer Etage. Mittelpunkt ist die große Wohnküche, in der das tägliche Leben stattfindet. Die Bewohnerzimmer befinden sich rechts und links von der Wohnküche in einem Gang und sind damit gut erreichbar. Die Wohnküche ist über eine Wand aus Glas jederzeit einsehbar, wobei die Tür meist geöffnet ist. In einer der beiden Wohnküchen z.B. befinden sich mehrere Gruppentische, zwei Sessel, ein alter Ofen, ein altes Küchenbüffet und eine alte Nähmaschine. An der Wand hängen eine Gitarre und ein Kalender mit großen Ziffern. Auf einem alten Sofa befinden sich gemütliche Sofakissen und eine Puppe. Die Wohnküche ist passend zur Jahreszeit dekoriert und es stehen Blumensträuße auf den Tischen.

Die meisten Bewohner verbringen den überwiegenden Teil des Tages in der Wohnküche. Der Tagesablauf ist ritualisiert, wobei angestrebt wird, die erkennbaren Impulse der Bewohner zum Tätigwerden aufzunehmen und situativ darauf einzugehen. Das Leben findet im Hier und Jetzt statt, wobei die Pflegekräfte auf die häufig wechselnden Bedürfnisse der Bewohner flexibel reagieren. Sie haben jederzeit die Möglichkeit in ihr Zimmer zu gehen

---

[18] Wie im Abschnitt über die Versorgung in der Insel noch zu zeigen sein wird, ist diese Einschätzung nicht richtig, denn in unserer Studie konnte gezeigt werden, dass eine besondere Betreuung immobiler Demenzkranker in der Insel durchaus mit positiven Effekten, wie z.B. mit einem guten Ernährungsstatus, verbunden sein kann.

oder auf dem Gang zu laufen. Bewohner mit einem ausgeprägten Bewegungsdrang, sogenante „Wanderer", haben in der oberen Wohngruppe und im Dachgeschoss ausreichend Bewegungsmöglichkeiten und können zusätzlich, sofern es das Wetter erlaubt, im Garten wandern. Diese Bewohner bedürfen meist auch besonderer Unterstützung bei der Nahrungsaufnahme, weil das Essen oft nur im Gehen möglich ist (Haus Schwansen n.d., 11).

Die Insel
In der letzten Lebensphase der Demenzerkrankung verändert sich das Leben der Demenzkranken drastisch. Die Bewohner werden vollständig immobil und damit dauerhaft bettlägerig oder sind lediglich in Pflegestühlen in halb liegender Position zu versorgen. Sie sind vollkommen auf Hilfe angewiesen, wobei sie ihre Bedürfnisse nicht mehr verbal äußern können. Sie benötigen einfühlsame Hilfe bei der Nahrungs- und Flüssigkeitsaufnahme, oftmals sind Schluckstörungen vorhanden. Sie müssen gelagert und mit Inkontinenzhilfsmitteln versorgt werden. Sie können sich selbst keine Anregung mehr verschaffen, schlafen oder dösen viel, erscheinen weit weg von unserer Realität und sind auch nur sehr schwer zu erreichen. Das Hauptmedium des Kontaktes ist in dieser Phase die Berührung.

Demenzkranke im Endstadium der Erkrankung sind gleichsam schutzlos den Reizen ihrer Umgebung ausgesetzt. Gerade dies ist für die Bewohner und Pflegekräfte von Pflegeheimen ein großes Problem. Aufgrund ihrer Hirnleistungseinbußen sind Demenzkranke in ihrer Fähigkeit, die Umwelt wahrzunehmen und angemessen zu interpretieren, stark eingeschränkt. Menschen mit Demenz nehmen ihre Umgebung häufig als fremd wahr, als etwas Bedrohliches und reagieren darauf mit Stresssymptomen wie besispielsweise Unruhe, Aggressionen, Schreien, Angst, Flucht oder Apathie (Lind 2007, 44 f.). Eines der Pflegeziele in der Betreuung von Demenzkranken muss daher das weitgehende Vermeiden von solchen Stresssymptomen sein.

Um den speziellen Bedürfnissen der Menschen mit Demenz in den verschiedenen Krankheitsstadien gerecht zu werden, bedarf es eines besonderen Versorgungskonzeptes. Während ein mobiler Demenzkranker auf die ihn überfordernde Umwelt z.B. noch mit dem Phänomen des Wanderns reagieren kann, ist eine Flucht vor der Stress erzeugenden Umgebung für einen

Bewohner im letzten Krankheitsstadium nicht mehr möglich. Für diesen ist eine andere Umgebung und Versorgung notwendig. In Haus Schwansen werden daher Bewohner mit einer fortgeschrittenen Demenz etwa ab einem Wert von VII auf der Reisberg-Skala (Reisberg et al. 1994, 198 ff.) für neun Stunden am Tag in der so genannten Insel betreut.

- *Rahmenbedingungen der Insel*

Die Insel ist ein ruhiger, wohnlicher, großer Raum, in dem eine Pflegekraft sich ungestört elf Menschen mit schwerster Demenz zuwenden kann. Der Raum ist so gestaltet, dass visuelle, akustische und vestibuläre Anregungen möglich sind. So wird z.B. visuelle Anregung durch bunten, von der Decke herabhängenden Jahreszeitenschmuck gegeben, es befindet sich eine Sitz-schaukel in diesem Raum und ein CD-Player bietet die Möglichkeit, leise, ruhige und angenehme Musik abzuspielen. Die Decken sind mit orangefarbenen Tüchern abgehängt, was zu einer wohnlichen Atmosphäre beiträgt. Die vestibuläre Anregung durch z.B. eine Schaukel ist insbesondere bei immobilen Bewohnern von hoher Bedeutung, da der Bewegungsmangel zu Einschränkungen in der Aufmerksamkeit und Wachheit führen kann (Bienstein/Fröhlich 2007, 60). Ein Nachteil des Inselraumes ist seine Lage im Souterrain, wodurch sehr wenig Tageslicht in diesen Raum fällt. Dies wird auch von Mitarbeitern als störend empfunden. Dennoch ist in diesem Raum eine störungsarme gemeinsame Betreuung der Bewohner möglich. Sie erhalten die Möglichkeit des sozialen Kontaktes, auch wenn dieser nicht mehr verbal erfolgen kann. Soziale Isolation wird auf diese Weise verhindert, denn die Bewohner sind nicht allein in ihrem Zimmer, sondern werden gemeinsam mit anderen versorgt. Gleichwohl haben sie die Möglichkeit in ihr Zimmer zurückgebracht zu werden, etwa zur Mittagsruhe oder zur Nacht. Auch Angehörige haben so die Möglichkeit mit dem Bewohner allein zu sein, wenn sie dies wünschen. Die Insel unterscheidet sich in diesem Punkt von den so genannten Pflegeoasen, in denen die Bewohner dauerhaft, am Tag wie in der Nacht leben (Rutenkröger 2008). Bei der Insel handelt es sich nicht um ein Mehrbettzimmer, sondern eher um einen Tagesraum für schwerstkranke Menschen mit Demenz. An schönen Tagen im Sommer besteht außerdem die Möglichkeit die Insel in den Garten des Hauses zu verlegen. Zu diesem Zweck gibt es einen Gartenpavillon und es liegen Wolldecken und Sommerhüte für die Inselbewohner bereit (Haus Schwansen 2008). Im Garten haben die Bewohner weitere Möglichkeiten der sinnlichen Anregung: den Duft von Rosen wahrzunehmen, ein Meer verschiedenster Blumen zu betrachten. Wind, Luft und Sonne können die ansonsten nur im Hause lebenden Bewohner spüren. Der von einer Pflegekraft gestaltete und gepflegte Garten wird an schönen Tagen zum Lebensraum für die Inselbewohner.

- *Ziele und Ablauf der Pflege in der Insel*

Für die Betreuung in der Insel existiert in Haus Schwansen ein schriftlich fixiertes Konzept, welches drei Pflegestandards enthält: einen für den Frühdienst, einen für den Spätdienst sowie einen für die Inselbetreuung im Garten. Außerdem werden hier den Mitarbeitern Informationen zur letzten Krankheitsphase, zu geeigneten Pflegeinterventionen, zu den Auswirkungen des Liegens und die Reisberg-Skala zur Verfügung gestellt (Haus Schwansen (n.d.). Inhaltlich legen die Pflegestandards den Ablauf der Pflege z.B. im Frühdienst wie folgt fest:

Tabelle 4: Inselgruppe Frühdienst. (Haus Schwansen 2003)

Uhrzeit:	Tätigkeit:
7.30 Uhr	• Pflegekraft nimmt die Arbeit auf. Medizintablett`s [sic] werden mit in die Inselgruppe genommen • Gemütliche Atmosphäre schaffen • Essenswagen wird von der Küche gebracht • Frühstück anreichen
9.30 Uhr	• Pflegekräfte aus dem Teildienst Früh [sic] kommen zur allgemeinen Unterstützung bis 10.00 Uhr • Pause für Mitarbeiter
10.00 Uhr	• Aktivitäten bewohnerbezogen • BewohnerInnen nach Befindlichkeit zu Bett bringen
11.00 Uhr	• Individuelle Essenszeiten werden von der Küche abgesprochen und das Essen wird von Inseldienst abgeholt • Pflegekräfte aus den Bereichen kommen zur Unterstützung • 11.30 Uhr Essenswagen wird aus der Küche gebracht für die noch verbliebenen Bewohner

Uhrzeit:	Tätigkeit:
	• Essen reichen
12.00 Uhr	• Bewohnerinnen in die jeweilige Abteilung bringen und vor die Zimmertür stellen. Hilfestellung bei den Transfers nach Absprache. • Kontrolle, ob alle Medikamente verabreicht wurden • Inselgruppe aufräumen
12.30 Uhr	• Inseldienst unterstützt die Bereiche • restliche Dokumentation
13.30 Uhr	• Dienstende
	• Die Betreuung der Inselbewohner richtet sich nach ihren individuellen Bedürfnissen, laut Pflege nach Plan.

Bei der kritischen Betrachtung des Pflegestandards fällt auf, dass es sich um einen reinen Ablaufstandard handelt. Allgemeine Pflegeziele für Bewohner im letzten Krankheitsstadium werden nicht schriftlich formuliert, stattdessen wird auf die individuelle Pflege nach Plan verwiesen. Gleichwohl sollen aber, so zeigen die Ergebnisse aus unseren Interviews, durch den Aufenthalt in der Insel ganz bestimmte Pflegeziele erreicht werden, die auf Nachfrage auch verbalisiert werden. Dies sind:
• Förderung des Wohlbefindens der Bewohner,
• Stressreduzierung durch eine Abschirmung von äußeren Reizen,
• Bewohnern mehr Zuwendung durch die Pflegekraft ermöglichen,
• Pflegekräften bessere Möglichkeiten zur Wahrnehmung der Bedürfnisse der Bewohner geben,
• Anregung durch einen Umgebungswechsel ermöglichen,
• Vermeidung von Vereinsamung der Bewohner,
• Bessere Bedingungen für die Ernährung der Bewohner schaffen.

• *Ernährung der Inselbewohner*
Die Beobachtung in der Insel zeigt, dass der Ernährung der Inselbewohner besondere Beachtung geschenkt wird. Für die Nahrungsaufnahme wird sehr viel Zeit und Geduld aufgebracht und dieser Einsatz wird durch einen sichtbar und messbar guten Ernährungszustand der Bewohner belohnt. Die fol-

genden Beobachtungsnotizen machen deutlich, dass das Frühstück in einer relativ entspannten Atmosphäre von den Bewohnern eingenommen wird:

„Die nach und nach eintreffenden Bewohner werden auf ihre Plätze in der Insel gebracht, an denen das Frühstück für sie bereitsteht. Für jeden Bewohner gibt es eine Karte, auf der vermerkt ist, was er täglich zu sich nehmen sollte. Die Mitarbeiterin legt eine CD in den CD-Player mit dem Titel: pflegen: Demenz, Tafelmusik – Mahlzeiten begleiten. Es wird zuerst ein Gebet gesprochen: „Oh Gott, von dem wir alles haben". Inwieweit die Bewohner in der Lage sind, die Worte des Gebetes zu verstehen, ist fraglich, denn es erfolgt auf diese Worte keine Reaktion. Das Gebet und die anschließende Musik erzeugen aber eine angenehme und ruhige Atmosphäre, die sich möglicherweise nicht nur auf die Bewohner, sondern auch auf die allein arbeitende Mitarbeiterin positiv auswirkt. Die Mitarbeiterin fängt nun an, den Bewohnern beim Frühstücken zu helfen, was bedeutet, dass sie ihnen das Essen und Trinken anreichen muss. Sie begrüßt die Bewohner, indem sie sie anspricht und Berührungskontakt aufnimmt. Sie spricht sehr liebevoll mit ihnen, summt leise und gibt dabei einer Bewohnerin löffelweise das Müsli. Das Getränk wird bei einigen Bewohnern mit einer Spritze verabreicht, an der vorn ein etwa sieben cm langer Infusionsschlauch befestigt ist. Mit der Spritze wird der Mund zuerst stimuliert, dann wird der Schlauch an der Seite eingeführt und etwa fünf bis zehn ml in den Mund gespritzt. Das klappt ausgesprochen gut und ist für die Pflegekraft eine große Erleichterung. Auch die schrägen Tassen werden genutzt, aber es ist schon deutlich schwieriger, wie ich selbst feststelle, als ich den Bewohnern helfe. Der Zeitbedarf für die Unterstützung beim Essen ist für jeden Bewohner auf 15-20 Minuten kalkuliert, die Mitarbeiterin hilft daher auch zwei Bewohnern gleichzeitig (...). Wir versorgen alle elf Bewohner nach und nach mit Essen und sind damit bis ca. 10.15 Uhr beschäftigt. Wie mir die Mitarbeiterin sagt, hat sie nicht immer jemanden, der ihr hilft. Etwa gegen 10.00 Uhr kommt eine Mitarbeiterin aus einer anderen Wohngruppe und hilft dem letzten Bewohner beim Frühstücken. Fast alle Bewohner in der Insel haben einen ausgezeichneten Ernährungszustand; nur eine Bewohnerin wirkt etwas magerer und erhält daher eine eiweißhaltige Aufbaukost." (Beobachtungsnotizen 2009)

Die Beobachtung zeigt auch, dass einige Bewohner ihr Frühstück erst etwa gegen 10.00 Uhr erhalten, was relativ spät erscheint, wenn man bedenkt, dass einige seit etwa 6.00 Uhr wach sind. Diese Bewohner dürften um 10.00 Uhr sehr hungrig sein und um 11.30 Uhr, wenn das Mittagessen kommt, möglicherweise keinen Appetit haben. Auf dieses Problem reagiert die in der Insel tätige Mitarbeiterin flexibel, indem sie weniger Essen verabreicht, sobald sie merkt, dass der Bewohner satt ist, und dies dann in der Pflegedokumentation festhält.

Mitarbeiter: *„Und da ist die Zeit so von 10.00 bis 11.00 ist sehr kurz, da merkt man manchmal, dass kein Hunger, kein Appetit da ist und das merkt man besonders bei Frau X und bei Frau Y. Und die anderen, Frau M glaube ich, ja, und dann hören wir auf, dann denken wir auch, sie sind satt. Und dann ist aber auch (…) dann, meistens wird das ja auch eingetragen, wenn nur eine viertel Portion gegessen wurde, so das können wir auch beobachten, hat sie gestern gut gegessen oder schlechter gegessen und dann ist aber für uns okay. Denn nachmittags geht das ja schon wieder los mit Kaffee auch wieder, Getränke und dann Abendessen und ich hab aber nicht das Gefühl, die werden nicht satt, hier in der Insel nicht, da hab ich immer das Gefühl, die haben genug gegessen." (Interview 10, 2009)*

Auffällig ist, dass nach dem Frühstück keine Mundpflege bzw. kein Zähneputzen erfolgt. Vor dem Hintergrund, dass eine Mitarbeiterin allein für elf Inselbewohner tätig ist, wäre dies auch unmöglich zu verwirklichen bzw. ließe sich nur auf Kosten anderer Pflegetätigkeiten oder weiterer Zuwendung durchführen. Nach Auskunft der Mitarbeiterin wird die Mundpflege nach dem Mittagessen mit Lorbeersud durchgeführt, womit sie sehr gute Erfahrungen gemacht hat. So konnte sie beobachten, dass sich Beläge damit sehr gut lösen lassen, daneben wird zu diesem Zweck auch Butterhonig verwendet. Außerdem wird abends eine Mundpflege durchgeführt. Eine adäquate Mundpflege ist bei den demenzkranken Inselbewohnern aber nicht nur ein zeitliches Problem, sondern, so lehrt die Erfahrung in Haus Schwansen, vor allem ein praktisches, wie der folgende Ausschnitt aus einem Interview zeigt:

Mitarbeiter: *„Ja, bei demenzkranken Bewohnern, denn die Zahnpflege ist ja ein ganz großes Problem bei denen, weil die ja ihren Mund nicht mehr öff-*

nen. So, man kann da ja schlecht auch eine normale Zahnpflege machen. Man kann da ja nicht mit der Zahnbürste reingehen oder die verschlucken sich, so und was wir machen ist, dass wir hier mit einer Zahnärztin zusammen arbeiten, die macht hier eine große Visite, so, alle Bewohner werden vorgestellt. Wir holen uns vorher das Einverständnis von den Angehörigen auch ein, dann macht die eben eine Mundinspektion, guckt nach, was sie hier machen kann und das, was sie hier nicht machen kann, dazu machen wir dann Praxisbesuche. Wir hatten jetzt vorgestern Frau X unten ist da gewesen, da wird auch eine Narkose gemacht, die arbeiten mit einem Narkosearzt zusammen. So, und dann werden da eben auch Zahnwurzeln gezogen oder so und damit haben wir, die Mitarbeiter sagen meistens, dass die anschließend ruhiger sind." (Interview 13, 2009)

Nicht nur während des Inselaufenthaltes, auch darüber hinaus wird in Haus Schwansen konsequent das Ziel verfolgt, einem Ernährungsmangel oder Flüssigkeitsdefizit vorzubeugen. Zu diesem Zweck wurde ein hauseigener Pflegestandard entwickelt. In diesem ist z.B. geregelt, dass den Bewohnern über den Tag verteilt und bis in die Nacht Getränke angeboten werden, so z.B. gleich bei der morgendlichen Grundpflege, zum Frühstück 300 ml, während der Ergotherapie 150 ml, zum Mittagessen 150 ml, zum Kaffee 150 ml, vom Wintergartendienst 150 ml, zum Abendessen 150 ml und in der Nacht 150 ml. Darüber hinaus können die Bewohner auch mehr trinken, wenn keine Erkrankungen (z.B. Herzinsuffizienz) dagegen sprechen. Verschiedene Hilfsmittel wie Strohhalme, Schnabelbecher, schräge Becher, Saugflaschen, Spritzen mit einer Verlängerung werden als Hilfsmittel zum Trinken benutzt. Das Geschirr in der Großen Gruppe und in der Wohngruppe hat rote Ränder, die von den Demenzkranken gut erkannt werden. Die Trockenheit der Achselhöhle gilt als zuverlässiger Indikator für einen Flüssigkeitsmangel und wird neben der Beobachtung einer trockenen Zunge, trockenen Schleimhäuten im Mund u.a. Zeichen beobachtet (Haus Schwansen 2006).

- *Verbale Kommunikation in der Insel*

Verglichen mit der Arbeit in den Wohngruppen und in der Großen Gruppe spielt die verbale Kommunikation in der Insel eine eher untergeordnete Rolle. Gleichwohl müssen nach Auffassung der Mitarbeiter verschiedene Dinge beachtet werden. Wenn das Pflegeziel der Stressreduktion verfolgt werden soll, muss sich der Tonfall in der Sprache diesem Ziel anpassen, d.h. der Tonfall sollte möglichst angenehm sein. Auch in der verbalen Kommunikation in der Insel soll die wertschätzende Grundhaltung der Integrativen Validation nach Richard zum Ausdruck kommen. Dies bedeutet für die Mitarbeiter zum Beispiel, dass nicht über die Köpfe der Bewohner hinweg gesprochen und dass in der Kommunikation Ruhe vermittelt wird. Eine Mitarbeiterin beschreibt das so:

Mitarbeiter*: „Und es ist auch gut, dass nur eine Person da ist, wenn jetzt zwei Personen da wären, dann wäre es ein bisschen lauter, dann hätte man die Ruhe nicht für die Bewohner, man wäre abgelenkt und das ist, das ist nicht gut. Es kommen manchmal Hilfspersonen halb zehn bis zehn, wenn es klappt, wenn man noch nicht fertig ist. Meistens bin ich dann schon fertig, weil eben die Ruhe da ist." (Interview 10, 2009)*

Interessanterweise konnten wir beobachten, dass die Bewohner zum Teil mit dem Vornamen angesprochen werden und hier ist kritisch zu fragen, ob das in Übereinstimmung mit der propagierten wertschätzenden Grundhaltung der Integrativen Validation steht:

Eine andere Bewohnerin wird im Gesicht eingecremt; diese genießt das sichtlich, ihre Gesichtszüge entspannen sich, die Augen gehen auf, sie versucht ihren Oberkörper aufzurichten. Die Hände lockern sich aufgrund der Einreibungen. Die Mitarbeiterin sagt: „Mögen Sie das, (Vorname)?" und die Bewohnerin antwortet mit einem leisen „Ja." Wie mir die Mitarbeiterin sagt, spricht sie die Bewohner manchmal mit Vornamen an, da sie sie schon lange kennt. (Beobachtungsnotizen Insel, 2009)

Wie wir hier sehen, erfolgt das Ansprechen mit dem Vornamen im Rahmen liebevoller Zuwendung und Pflege. In diesem Kontext hat das Nennen beim Vornamen keine herabsetzende oder gar infantilisierende Bedeutung, sondern ist vielmehr ein Ausdruck von großer Nähe und einer langen Beziehung zwischen Pflegekraft und Bewohnerin. Dadurch, dass gleichzeitig die Bewohnerin mit *Sie* angesprochen wird, bleibt auch in dieser Situation der Respekt vor ihr erhalten. Wie ein anderer Mitarbeiter berichtet, entwickeln sich über viele Jahre intensive Pflegebeziehungen, die manchmal auch mit körperlicher Nähe einhergehen und die es möglicherweise rechtfertigen, bestimmte Bewohner mit dem Vornamen anzusprechen. Folgende Erklärung einer Pflegekraft illustriert eine solche enge Beziehung anschaulich:

Mitarbeiter*: „Was ich auch mache ist, also ich kenn ja Frau O auch noch so von früher, das ist ja eine ganz verspielte Frau gewesen, die hat unheimlich viel Quatsch gemacht und so und die hat mich auch häufig so in Schwitzkasten genommen und so und ich hab auch schon so, also ich hatte früher auch näheren Kontakt und ich hab jetzt auch die Erfahrung gemacht, dass es ganz günstig ist, (...) sie sozusagen mit dem Vornamen anzusprechen, denn der Vorname (...) was sie von früher auch noch kennen. Und wenn sie sich an die Namen nicht erinnern, dann ist es vielleicht der Tonfall. So, das ist meine Idee, wo ich denke, darüber kann ich dann auch mit ihr in Kontakt treten." (Musik-AG, 2009)*

In dieser Aussage kommt zum Ausdruck, dass der eigene Vorname für den Demenzkranken als ein Merkmal angesehen wird, an dem er erkennen kann, dass eine vertraute Person zu ihm spricht. Man geht davon aus, dass in Verbindung mit einer vertrauten Stimme oder einem bestimmten Tonfall die Person für den Demenzkranken dann leichter einzuordnen ist.

- *Basale Stimulation® mit Inselbewohnern*

Die Zeit zwischen 10.00 und 11.00 Uhr ist in der Insel für die so genannten bewohnerbezogenen Aktivitäten reserviert. Hier ist Zeit für die Basale Stimulation®, welche die Mitarbeiterin im Beobachtungszeitraum (Frühdienst) bei zwei Bewohnern durchführt. Die Reaktionen der Bewohner zeigen sich vor allem in einer subtil wahrnehmbaren, größeren Wachheit:

Einige Bewohner reagieren auf die Ansprache und die Berührung durch die Mitarbeiterin; sie werden wacher, öffnen die Augen, fixieren. Eine Bewohnerin braucht stärkere Reize, um wach zu werden, hier verwendet die Mitarbeiterin ein kleines Massagegerät, welches sie über die Muskeln streicht. Tatsächlich wird die Bewohnerin dadurch wacher, öffnet die Augen und es kann zu ihr Kontakt aufgenommen werden, was die Mitarbeiterin liebevoll macht, wobei sie auf die Biografie der Bewohnerin Bezug nimmt. „ Hallo, Frau X, als Ärztin hat man viel zu tun...". (Beobachtungsnotizen Insel 2009)

Die Basale Stimulation® hilft den Demenzkranken ihren eigenen, beinahe vollständig unbeweglichen Körper wahrzunehmen. Sie gibt Orientierung, hilft das eigene Leben zu spüren. Was normalerweise über Bewegung erfolgt, muss durch die Basale Stimulation® ersetzt werden. Der Kontakt zum eigenen, verlorenen Körper hilft, ein Gefühl der Sicherheit und des Selbstvertrauens aufrechtzuerhalten (Bienstein/Fröhlich 2007, 154). In Haus Schwansen würde man sich wünschen, dass das Angebot der Basalen Stimulation® den Bewohnern häufiger gemacht wird. Da aber auch hier die Personalressourcen knapp sind, müssen andere Wege gefunden werden, um die Basale Stimulation® in die Pflege, z.B. in die morgendliche Ganzwäsche, zu integrieren. Obwohl die Mitarbeiter in Basaler Stimulation® geschult sind und regelmäßig Arbeitsgruppen hierzu stattfinden, die Voraussetzungen also sehr gut sind, mangelt es aber hier noch an der Umsetzung:

Mitarbeiter: *„(…) natürlich gibt es auch immer wieder Themen, wo die sich schwer tun, zum Beispiel mit den Ganzkörperwaschungen. Die müssen ja eh die Bewohner auch reinigen. Das kann man auch alles basal stimulierend machen, wie anders. Und da erleb ich manchmal, dass denen die Umsetzung da schwer fällt. Da tun die sich irgendwie schwer. Ich weiß noch nicht genau warum, woran das liegt."* (Interview 9, 2009)

Eine orientierende Ganzkörperwäsche unter Verwendung stark stimulierender Materialien (Bienstein/Fröhlich 2007, 155 f.) könnte der Mitarbeiterin in der Insel die Belastung nehmen, in einem relativ engen Zeitkorsett basal stimulierende Angebote für möglichst viele Bewohner in der Insel durchzuführen. Möglicherweise könnte dieser ein Punkt sein, bei dem die Mitarbeiter aus dem Hause Schwansen ihre Qualität noch weiter entwickeln können.

Die Mitarbeiterin in der Insel versucht auch auf andere Weise die Sinne der Bewohner basal zu stimulieren. So werden durch Duftöle wie z.B. Rosenöl olfaktorische Anregungen gegeben, die den Bewohnern durch ihr dauerhaftes Leben im Raum verwehrt bleiben. Audiorhythmische Anregungen werden durch das Abspielen leiser Musik oder durch das Summen oder Singen der Mitarbeiterin gegeben.

Dass die Pflegequalität in Bezug auf die Stimulation der Bewohner in der Insel noch weiterentwickelt werden kann, ist man sich in Haus

Schwansen durchaus bewusst und zeigt sich in folgendem Interviewausschnitt:

Interviewer: *„Ja und wie beurteilen Sie denn insgesamt so die Pflege in der Insel, was würden Sie sich denn wünschen was, Sie haben ja gesagt, Sie würden ganz gerne die Pflegequalität in der Insel weiterentwickeln, was"*

Mitarbeiter: *"Also das hat schon so ein bisschen auch was damit zu tun, was Sie eben gerade so gerade gesagt haben auch, dass man da mehr Möglichkeiten hat auch sich den Bewohnern zuzuwenden, also jetzt nicht nur auf die Nahrungsaufnahme beschränkt, so, sondern eben auch mehr den Bezug auf Körperstimulierung, soweit das möglich ist, Ausstreichungen"*

Interviewer: *„Schaukeln."*

Mitarbeiter: *„kleine Bewegungen, Schaukeln, vielleicht auch noch mal so zum Thema Musik, nicht ein CD-Player, ich finde es ja schon gut, dass auf der, es ist ja bestimmte Musik, die da auch so im Hintergrund läuft, aber das ist ja noch was anderes, ob jetzt jemand dabei sitzt und ein Musikinstrument spielt, oder ob er vielleicht nur summt"*

Interviewer: *„oder singt"*

Mitarbeiter: *„oder singt, so, so in dieser Form auch, das wäre mir, aber ich denke, wir haben da schon, wie schon gesagt, wir haben da schon eine Qualität."* (Interview 13, 2009)

Die Grenzen des Machbaren werden gerade bei der Arbeit in der Insel besonders deutlich, da Pflegekräfte zuweilen, trotz intensiver Schulungen, nicht nur aus Zeitgründen, sondern auch aufgrund ihrer Kompetenz an Grenzen kommen.

Mitarbeiter: *„Man muss gucken und auf der anderen Seite denke ich, müssen wir auch einfach sehen, was können wir denn so in dieser Zeit machen, was steht uns dann zur Verfügung und es ist schon so auch, dass die, dass hat ja auch was damit zu tun, was hat denn der Mitarbeiter auch für Kompetenzen und die sind auch einfach unterschiedlich, das muss man auch einfach so sehen. Das ist so. (…) Es sind ja keine Therapeuten in dem Sinne."* (Interview 13, 2009)

Der Tatsache, dass die Arbeit in der Insel intensiver Begleitung und Anleitung bedarf, zeigt auch das Beispiel *Inselmusik*.

- *Inselmusik*

Als Inselmusik wird in Haus Schwansen die musikalische Begleitung einzelner Inselbewohner durch Pflegekräfte bezeichnet. Sie unterscheidet sich von der Musikeinzeltherapie, die von der Musiktherapeutin des Hauses auf Veranlassung der Angehörigen und mit deren Finanzierung durchgeführt wird. Die Inselmusik ist dagegen als pflegerische Intervention zu verstehen, bei der eine Pflegekraft sich intensiv einer Person aus der Insel sowohl musikalisch als auch über die Berührung zuwendet. Die folgenden Beobachtungsnotizen geben einen Eindruck von dieser Intervention wieder:

Nach diesem ersten Teil der Musik-AG zeigt die Leitungskraft einen Film, in dem ein Pfleger Inselmusik bei einer Bewohnerin durchführt. Der Film beinhaltet eine Szene mit einer schwer demenzkranken Frau im Rollstuhl, zu der der Pfleger mit Hilfe von Musik (Klangschale, Daumenklavier) Kontakt aufnimmt. Er streicht ihre Finger und Unterarme mit Rosenöl ein und summt ihr etwas vor. Die Bewohnerin zeigt folgende Reaktionen: Sie öffnet die Augen, dreht den Kopf leicht zu ihm hin, auch wenn er die Seite wechselt. Sie bewegt die Arme. Es dauert sehr lange, bis sich ihr Gesichtsausdruck entspannt. Am Schluss der musikalischen Begleitung hat sie ihren vorher geöffneten Mund fast ganz geschlossen, ihre Augen sind geöffnet, die Hände nicht mehr so verkrampft. Das Ganze dauert etwa 15 bis 20 Minuten. (Beobachtungsnotizen Musik-AG, 2009)

Obwohl während der Inselmusik auch andere Bewohner anwesend sind, ist sie als musikalische Einzelbegleitung zu verstehen. Während eines Zeitraumes von 15-20 Minuten nimmt eine Pflegekraft über das Medium der Musik und über die Berührung intensiven Kontakt zum Inselbewohner auf. Die begleitende Berührung ist hierbei von großer Bedeutung:

Mitarbeiter*: „Bevor irgendjemand Musik macht, hab ich die Erfahrung gemacht, es ist gut, dass ich ihm erstmal das Gefühl gebe, dass er sich auch selber spürt. Und selber spüren kann er, wenn ich ihm ein Körpergefühl gebe. Und ein Körpergefühl kann ich ihm geben, indem ich ihn ausstreiche oder indem ich bestimmte Bewegungen mit ihm mache oder was auch häufig ist, wenn wir angespannt sind und wenn es uns nicht gut geht, haben wir auch häufig die Hände zusammen. Und dass ich jetzt erstmal mich damit beschäftige, wie kann ich denn diese Hände öffnen. Dass ich das langsam* *nachlasse, sie erstmal aufmache, aufnahmebereit machen sozusagen für die Instrumente dann anschließend, die ich dann dazu benötige. Und das heißt, ich habe diese Erfahrung erst im Laufe der Zeit gemacht. Und ich denke, man kann das (...) klar sehen. Es dauert so ungefähr 20 Minuten"* (Musik-AG 2009)

Der Ablauf der Inselmusik folgt einem bestimmten Ritual mit einem Eingangs- und einem Abschiedslied. Da es sehr lang dauert, bis zu einem Bewohner Kontakt aufgebaut werden kann, ist es sehr wichtig, kontinuierlich während dieser 20 Minuten bei ihm zu bleiben.

Mitarbeiter: *„Also diese Rituale, kann ich vorab sagen, so ein Eingangslied und ein Abschlusslied, das mach ich auch immer. Ganz früher ist es so gewesen, dass ich einen Kreis gemacht hab, einen Halbkreis gemacht hab, und dass ich von einem Bewohner zum anderen gegangen bin, aber das ist ja so, dass die immer ziemlich viel Zeit gebrauchen, um überhaupt Kontakt, um mit ihnen Kontakt aufnehmen zu können. Es dauert ja sehr lange, es ist ja sowieso, das merke ich ja schon, es verzögert sich ja alles und das bedeutet, wenn ich immer wieder neu zu jemandem gehe, dann muss ich wieder einen neuen Kontakt aufbauen und darum hab ich mich dazu entschlossen, das so zu machen bei den vielen Bewohnern, dass ich für jeden immer eine viertel Stunde mache, zwanzig Minuten."* (Musik-AG 2009)

Zwischen dem Eingangs- und Abschiedslied erfolgt eine individuelle musikalische Begleitung durch Summen, Singen oder musikalisches Spiel auf Instrumenten (z.B. Klangschale, Gitarre, Kalinda u.a.), wobei die musikalische Biografie des Bewohners sowie sein früheres Verhalten in Bezug auf Nähe und Distanz Berücksichtigung findet. Dies ist für die Intensität des Kontaktes von Bedeutung.

Mitarbeiter: *„Und was wir ja auch, wir haben ja die Angehörigen und Betreuer angeschrieben, also wir hatten ja auch von denen so eine musikalische Biografie. Wie haben die denn früher Musik empfunden, wie ist das so gewesen in Nähe und Distanz auch und, ja, das bring ich denn da auch so mit rein."* (Musik-AG 2009)

Als Instrumente für die Inselmusik eignen sich nach Auffassung der Mitarbeiter besonders die kleineren Klanginstrumente, da diese nicht zuviel Platz wegnehmen. Neben der Musik wird als Kontaktmedium aber auch die

Basale Stimulation® integriert. So werden neben Berührungs- und Bewegungsangeboten z.B. auch olfaktorische Anregungen mit Düften wie etwa Rosenöl[19] gegeben:

Mitarbeiter:*„(...) und dass ich sie dann noch mal einöle. Als Öl nehme ich Rosenöl. (...) wenn sie in den Raum reinkommen, dass sie dann einfach darüber über diesen Geruch dann so, dass sie die Möglichkeit haben, sich wiederzufinden. (Musik-AG 17.2.2009)*

Bei den Inselbewohnern spielt die Beobachtung der Mimik, Gestik, des Muskeltonus sowie des Atemrhythmus eine besonders große Rolle, um zu erfahren, welche Wirkung mit den jeweiligen musikalischen oder basalen Stimulationsangeboten erreicht wird.

Nach Auffassung der Mitarbeiterin ist für eine positive Wirkung entscheidend, dass man sich in den Rhythmus des Bewohners einfühlt, in seinem Atemrhythmus spielt, um dadurch gemeinsam mit ihm eine Melodie zu entwerfen, die dem Atemrhythmus des Bewohners entspricht. Durch den Einsatz der Singstimme wird diesem Rhythmus ein Klang hinzugefügt, der beim Bewohner „nachklingen" kann, der ein positives Gefühl erzeugt.

Mitarbeiter: *„Und es ist egal, was man da spielt, solange man sich orientiert an dem Patienten, wenn er da, wenn er da ein Inselpatient ist, wenn man da in seinem Atemrhythmus spielt und versucht, auch Wiederholung herzustellen, so, also dann kreiert man ja sozusagen seine eigene Melodie. Und wenn man dann noch seine Stimme dazusetzt, es ist schon fertig und das, Klang ist, ja, Klang weitet den Raum und Klang klingt auch nach. Also, ich denke, wenn man sicher, wenn da Wirkung ist, dann ist es vor allen Dingen vom Klang her, etwas, was nachklingt." (Interview 7, 2009)*

Es herrscht in Haus Schwansen die Auffassung, dass die Singstimme als Instrument zu verstehen ist, durch die der Bewohner Zuwendung erfährt und möglicherweise die Gefühlslage der Pflegekraft erfassen kann. Intuitiv dürfte er durch den Klang der Stimme verstehen, dass die Pflegekraft ihm wohl gesonnen ist.

Mitarbeiter: *„ (...) und ich kann auch mit meiner Stimme singen, auch wenn*

---

[19] Das häufig in der Sterbebegleitung angewendete Rosenöl hat neben vielen anderen Wirkungen eine antidepressive und Angst nehmende Wirkung. Es wirkt psychisch stabilisierend (Zimmermann 2008, 257).

ich überzeugt bin, dass ich vielleicht gar keine schöne Stimme habe, kann ich aber trotzdem was tun und sagen, mit meiner Singstimme kann ich einfach ganz viel Gefühlsqualität überbringen. (...) Stimme heißt ja auch, also ich liefere ja gleich dann auch so eine, meine emotionale Lage mit. Und ich denke so, auch jemand, der da in der Insel darniederliegt, das würde der niemals so erfahren können, aber er kann der Qualität meiner Stimme entnehmen, wie ich ihm gesonnen bin, denke ich mal. Und da sehe ich das eigentlich so an, so rein dynamisch gesehen, also, ich setze mich wie eine Mutter an das Bett eines Säuglings. Und bei einem Säugling frag ich ja auch nicht, versteht der jetzt alles, was ich mache oder so und da hab ich auch nicht das Gefühl, es geht verloren. Und wenn wir jetzt fragen nach der Wirkung, ja, da bleibt vieles im Spekulativen, aber in dem Moment bin ich ganz sicher, da hat es eine Wirkung. Wie weit, wie lang sie, das kann ich nicht sagen." (Interview 7, 2009)

Für die Inselmusik ist auch die Information von Bedeutung, dass neben den Klanginstrumenten und der Stimme auch Rhythmusinstrumente zum Einsatz kommen können. Dies hat einen nachvollziehbaren Grund: Der Rhythmus des Herzschlages ist dem Menschen vom Beginn des Lebens im Mutterleib bekannt und man nimmt an, dass die Wahrnehmung von Rhythmus dem Menschen auch lange erhalten bleibt:

Mitarbeiter*: „Ja. Wir haben eine ganze Reihe von Instrumenten, die sind, das sind Rhythmusinstrumente und zwar haben wir die deswegen ausgewählt, weil Rhythmus etwas ist, was glaube ich, wohl als Letztes, was den Menschen, das Gefühl von Rhythmus, was den Menschen als Letztes verlässt. Er vergisst Worte und weiß Texte nicht mehr und hat sogar vielleicht kein passives Wortverständnis mehr, aber Rhythmus gehört von Anbeginn des Lebens, das hat er ja schon im Mutterleib gehört den Herzschlag und, auch wenn wir hier mit diesen kleinen, leichten, leicht handhabbaren Instrumenten arbeiten, da kann man immer wieder beobachten, dass Menschen genau wissen, wann ein Lied oder eine Sequenz beginnt und sie spüren auch, wann es zu Ende ist. Und, das können sie. Also, das muss, das zeigt ja, dass das auf so eine Art Körpergedächtnis beruht." (Interview 7, 2009)*

Voraussetzung für die Durchführung der Musiktherapie wie auch der Inselmusik ist nicht nur der Wille und die Kompetenz der Mitarbeiter, sondern vor allem auch Zeit und Kraft, um sich in dieser intensiven Art den Bewohnern zuzuwenden. Eine Mitarbeiterin drückt das so aus:

Mitarbeiter:„ (...) *das ist ja so, ich muss dafür sorgen, dass es mir gut geht, damit ich dann auch wirklich mich zuwenden kann" (Interview 7, 2009)*

In diesem Zusammenhang haben Köhl und David (2010) eine interessante Studie durchgeführt, in der sie die Wahrnehmungsleistung und Empathiefähigkeit von Probanden nach einer durch asiatische Entspannungsmethoden induzierten Entspannungsphase untersuchten. Die Entspannung der Probanden wurde durch Herzkreislaufwerte und cerebrale Werte (EEG), die anschließende Wahrnehmungsleistung durch die Doppelbildmethode mit den Tafeln von Chartres gemessen. Es zeigte sich, dass die Wahrnehmungsleistung in der Versuchsgruppe mit tiefer vegetativer und psychischer Entspannung bei 81 Prozent lag, in der Kontrollgruppe ohne Entspannung bei sieben Prozent (Köhl/David 2010, 8). Die Empathiefähigkeit wurde im EEG als ein „neuronales Korrelat" (ebd., 9) festgestellt, „welches durch eine hohe Vernetzungsaffinität charakterisiert ist. Dies ist ein bewusstseinserweiternder Zustand, der für die Empathiefähigkeit der Pflegenden förderlich ist" (ebd.). Die Autoren kommen daher zu dem Schluss, dass Pflege Zeit braucht, sowohl für den Patienten als auch für die mentale Ausrichtung der Pflegekraft im Sinne eines achtsamen Umgangs mit sich selbst (ebd., 11). Dies soll nun sicher nicht bedeuten, dass die Anwendung asiatischer Entspannungsmethoden für Pflegekräfte unverzichtbar ist. Gleichwohl muss diese Erkenntnis aber zu der Einsicht führen, dass Hast und Eile in der Pflege einen erheblichen Einfluss auf die Wahrnehmung von Bedürfnissen und Empfindungen von Pflegeheimbewohnern oder Patienten im Krankenhaus hat und damit die Empathiefähigkeit der Pflegenden dramatisch beeinflusst. Für die Durchführung pflegerischer Interventionen wie die Inselmusik ist sicherlich zu überlegen, ob für die Pflegenden eine kurze meditative Entspannungsphase in die Arbeit integriert werden sollte.

- *Taizé-Andacht mit Inselbewohnern*

Eine intensive Zuwendung erfahren die Bewohner auch im Rahmen der Taizé-Andacht, die einmal im Monat gemeinsam mit den Inselbewohnern durchgeführt wird. Zu diesem Zweck wird der Inselraum abgedunkelt, das alte Küchenbüffet darin mit einem roten Tuch abgedeckt und daraus eine Art Altar gebildet, auf dem etwa 40 Kerzen brennen. Die Farbe Rot wird nach Auskunft der Mitarbeiter mit Feuer und Wärme verbunden und diese Wärme soll durch die Atmosphäre vermittelt werden. Der Raum wird dadurch in ein angenehmes Licht getaucht und bildet einen angemessenen Rahmen für die gemeinsame Gebetsstunde. Die Gebetsstunde selbst wird von zwei Mitarbeiterinnen *ehrenamtlich* durchgeführt. Alle anderen Mitarbeiter können, sofern sie in den anderen Gruppen abkömmlich sind, an der Andacht teilnehmen und auch Angehörige sind hierzu eingeladen. In der von uns beobachteten Andacht waren die Heimleitung, eine weitere Mitarbeiterin und zwei Angehörige anwesend. Der Ablauf der Stunde wurde in folgenden Beobachtungsnotizen festgehalten:

In der Ecke brennt eine Lampe, die zusätzliches Licht für die Lesung der Gebete gibt. Die Inselbewohner sitzen in ihren Sesseln verstreut im Raum. Die Angehörigen bei ihnen oder auch allein, denn ein Angehöriger aus der Wohngruppe ist auch anwesend. Die Gebetsstunde läuft wie folgt ab: Zunächst läuft im Hintergrund leise Flötenmusik, die eine angenehme Ruhe ausstrahlt. Dann werden zunächst zwei Taizé-Lieder gesungen (Laudate omnes gentes) und (Bonum est confidere). Dann wird der Psalm 23 gelesen: „Der Herr ist mein Hirte ....“ Es folgen weitere Taizé-Lieder, Psalmen (z.B. 130), Gebete (Vater unser). Die Fürbitte für das Haus wird von der Heimleiterin gesprochen. Die Gebete und Psalmen sind thematisch auf das Leben in schwierigen Lebenssituationen abgestimmt, z.B. "...und ob ich schon wandere in finsterem Tal, fürchte ich kein Unglück, denn du bist bei mir, dein Stecken und Stab trösten mich" (Psalm 23, Vers 4) Dieser Psalm gibt sicherlich Trost und Zuversicht, auch wenn möglicherweise die Worte von den Bewohnern nicht verstanden werden. Dann werden die Bewohner durch die anwesenden Pflegenden (Pflegekräfte, Heimleitung und Angehörige) an den Händen mit Öl sanft eingerieben. Die Pflegekräfte sprechen dabei leise mit den Bewohnern. Ich kann während der gesamten Gebetsstunde keine Reaktionen der Bewohner in Zusammenhang mit den Gebeten und Liedern feststellen. Einige haben die Augen geschlossen und scheinen weit weg zu sein, andere schauen bei der Basalen Stimulation die Pflegekraft an. So lässt sich nur mutmaßen, inwieweit die Bewohner von der Zeremonie profi-

tieren. Dann erhalten die Bewohner durch die Pflegenden einen Becher zu trinken. Alle Bewohner trinken gut. Mir kommt es so vor, als ob die Basale Stimulation und die Hilfe beim Trinken in Zusammenhang mit den gesprochenen Worten des Psalmes: „Du salbest mein Haupt mit Öl und schenkest mir voll ein…" (Psalm 23, Vers 5) stehen. Eine Bewohnerin ist in ihrem Stuhl sehr unruhig und atmet sehr schwer. Die Heimleiterin beobachtet dies und spricht mit einer Pflegekraft darüber. Das erste Lied wird auch am Ende noch einmal gesungen und nach einer halben Stunde ist die Gebetsstunde beendet. Eine Mitarbeiterin sagt zu einer anderen, dass sie das immer sehr genießt aus dem Arbeitsalltag eine halbe Stunde herauszukommen. Ich empfinde ebenso. Von daher kann man davon ausgehen, dass für die Beteiligten die Gebetsstunde im wahrsten Sinne des Wortes ein Segen ist. (Beobachtungsnotizen Gebetsstunde, 2009)

Die Taizé-Andacht stellt eine Form der spirituellen Begleitung der schwerkranken Inselbewohner dar. Sie unterscheidet sich von einem normalen Gottesdienst darin, dass sie ohne Predigt abgehalten wird, Musik, Gesang und Meditation eine größere Rolle darin spielen. Sie ist von daher für die Inselbewohner, deren verbale Fähigkeiten meist vollständig versiegt sind, eher geeignet. Die einfachen Taizé-Lieder dürften zwar den Bewohnern in dieser Altersgruppe kaum bekannt sein, dennoch eignen sie sich aufgrund ihrer Einfachheit in Text und Melodie. Sie enthalten meist nur einen oder zwei Sätze als Text, der ständig wiederholt wird. So heißt es z.B.: *Laudate omnes gentes, laudate dominum, - Lobsingt, ihr Völker alle, lobet den Herrn.* Dies ist eine einfache Botschaft, die von den meisten Inselbewohnern sicherlich nicht vom Text her, vielleicht aber vom beruhigenden, rhythmischen Chorklang her „verstanden" wird.

Die bekannten Psalmen und Gebete wie der Psalm 23 und das Vaterunser dürften hingegen alle Bewohner kennen. Die Frage, inwieweit das Aufsagen der Verse und der gemeinsame Gesang eine Wirkung auf die demenzkranken Bewohner im letzten Erkrankungsstadium hat, kann mit unserer Untersuchung nicht beantwortet werden. Hierzu wären zahlreiche Beobachtungen, möglicherweise auch mit Videoaufnahmen erforderlich. Offensichtlich ist jedoch, dass der Taizé-Gottesdienst eine weitere Form der Mitarbeiter ist, sich den Bewohnern intensiv zuzuwenden. Die Mitarbeiter singen und beten nicht nur für die Bewohner, sondern reiben die Hände mit Öl ein, sprechen sanft mit ihnen und geben ihnen ein ansonsten ungewohntes Getränk, nämlich Traubensaft zu trinken. Eine Mitarbeiterin beschreibt diese Form der Zuwendung so:

Mitarbeiter*: „Wir haben mal überlegt, mit diesem Händeeinreiben, schon vor vielen Jahren haben wir das mal, damals mit Frau X und Herrn Y überlegt, warum machen wir das eigentlich. Also nur die Sinne anregen, sich zu spüren oder was zu riechen und da haben wir unabhängig voneinander festgestellt, wirklich ganz unabhängig voneinander haben wir uns mal unterhalten, dass wir auch weitergeben möchten, ich möchte was von meiner Kraft geben, von meiner Wärme geben. (…) wir wollen wirklich die Verbindung zu den Bewohnern, die wir ja kennen und diese Sinne und diese Kraft weitergeben.“ (Interview 12, 2009)*

Eine Wirkung dieser intensiven Zuwendung auf die Bewohner wird von den Mitarbeitern in Form von Entspannung beobachtet, etwa, dass sich die ansonsten verkrampft geschlossenen Hände öffnen:

Interviewer*: „Und, was beobachten Sie so für Reaktionen bei den Bewohnern?“*

Mitarbeiter*: „Das Schönste finde ich, wenn jemand sitzt mit seinem Polster zwischen den Fingern, weil er sich sonst die Hände zerdrücken würde, und wenn dann die Hände aufgehen.“ (Interview 12, 2009)*

Auch Angehörige, die bei der Taizé-Andacht mitmachen, können von ihr profitieren. So berichtet eine Mitarbeiterin, dass sich die Beziehung zwischen einer Angehörigen und ihrer Mutter durch die Andacht verändert hat.

Mitarbeiter*: „Und ganz was Schönes habe ich erlebt, die eine Tochter einer Bewohnerin, die auch immer kommt, die mag aber diesen Rosenduft nicht und irgendwie klappt es immer nicht, dass wir einen zweiten Duft dahaben und dann sagt sie, ich brauch den auch nicht, ich mach das so mit meiner Mutter. Und sie macht mit ihrer Mutter Hände, also Reiben, und nachher spricht sie mit ihr dabei und dann sagte sie eines Tages, ich hatte sie als ziemlich herbe Frau im Kopf, eines Tages sagt sie zu mir, (…) seit sie das mitmacht und seit sie das mit den Händen einreiben und mit ihrer Mutter selbst alles macht, sagt sie, hat sie noch einen neuen Zugang zu ihrer Mutter gefunden.“ (Interview 12, 2009)*

Andere Angehörige schätzen die Andacht ebenfalls sehr, so berichtet die Mitarbeiterin, ein Angehöriger habe geäußert, dass die Andacht ihm mehr gebe als ein Gottesdienst in der Kirche. Eine ehemalige Angehörige hat ehrenamtlich die Aufgabe übernommen sich um Inselbewohner während der Andacht zu kümmern, ihnen die Hände einzureiben und ihnen zu trinken zu geben.

Wohltuend ist die Taizé-Andacht oft auch für Mitarbeiter. Auch bei ihnen, so wird beobachtet, stellt sich durch die Andacht Entspannung ein. Eine Mitarbeiterin erzählt ein interessantes Beispiel von einer Praktikantin aus einem anderen Heim, die etwas verunsichert darüber war, dass sie während der Andacht nicht arbeitet, wie sie es ansonsten gewohnt war. Die Teilnahme an der Andacht wurde von ihr nicht als Arbeit angesehen.

Mitarbeiter: *„Wir hatten doch neulich eine Praktikantin dabei (…). Sie durfte, wenn sie sich hingesetzt hat und einer hat das gesehen, war ganz schrecklich. Und jetzt sitzt sie da für eine Stunde und hat also, also nichts tun, sie hat gemerkt, was es bedeutet mitzusingen und für jemanden zu sorgen, aber dass sie nicht arbeiten muss, eine Stunde, sie hat gefragt, darf ich das, ist das richtig, was ich hier mache. Das fand ich ganz interessant und diese Entspannung, dass Mitarbeiter, wie Frau X auch sagt, also wirklich, ich mag gar nicht wieder aufstehen, weil endlich (…). Und je länger sie das machen, je öfter sie das machen, umso entspannter gehen sie auch ran."* (Interview 12, 2009)

Die Erfahrung der Mitarbeiter lehrt aber auch, dass durch die Andacht bei Bewohnern wie auch bei Angehörigen Emotionen ausgelöst werden können. So berichten sie, dass Bewohner wie Angehörige manchmal weinen:

Mitarbeiter: *„Na, das war einfach der Sohn ist sehr, ich glaub, der ist jünger als ich oder so, eben sehr jung und der Vater ist eben auch noch sehr jung und der hat eben auch teilgenommen und ich glaube, das ist, also das merkte man auch so, dass ihn das natürlich sehr beschäftigt, na ja, überhaupt, dass der Vater hier ist und dass er krank ist und so und der Vater ist eben auch so, dass er eben bei bestimmten Liedern weint er denn, man weiß das immer nicht, ob das damit zu tun hat, er weint auch so immer mal wieder und man weiß nicht genau, welchen Grund das hat so, aber ich finde,* *das dachte ich auch letztes Mal bei bestimmten Liedern oder Texten, denke ich, oh, das hat schon eine Bedeutung, dass er gerade jetzt wieder anfängt zu weinen. (...) Ja, genau und der Sohn eben auch so, und da merkte man und der Sohn fing dann wirklich an zu weinen während der Taizé-Andacht und dann, ich glaub, zwischendurch dann auch mal raus gegangen, also, weil dann irgendwie, glaube ich, da kommt einfach so viel hoch irgendwie."* *(Interview 12, 2009)*

Interessant ist, dass die Mitarbeiter das Gefühl haben, die Bewohner, die ja ansonsten häufig Getränke mit einer Spritze in den Mund verabreicht bekommen, würden in einer derart entspannten Atmosphäre besser aus einem normalen Becher trinken als sonst. Diese These wirft viele Fragen zur Ernährung demenzkranker Menschen im letzten Krankheitsstadium auf. Wie häufig bekommen diese Menschen aus Zeitgründen Essen und Getränke über eine PEG-Sonde? Könnte man auf Sonden und teure Sondennahrung verzichten, wenn man den Pflegekräften mehr Zeit und Ruhe für eine geduldige Ernährung der Bewohner geben würde?

Mitarbeiter: *„und was ich da eben auch immer ganz schön finde, das haben Sie ja bestimmt auch schon erlebt, dass viele eben so aus dem Becher kaum noch trinken können und dass sie dann eben auch, na ja mit Spritzen eben Flüssigkeit bekommen und da, gut, das klappt auch nicht bei allen, versuchen wir auf jeden Fall, dass sie einfach trinken, das Gefühl haben, es geht ja auch nicht um die Menge, dass sie eben den Becher leer trinken so, und ich hab wirklich das Gefühl, weil man vielleicht auch selber dann so ruhig ist und die ganze Atmosphäre vorher, das ist ja wirklich ganz zum Schluss, wenn eben vorher schon die Atmosphäre auch so entspannt finde ich und ruhig war, dass viele wirklich viel besser trinken, als wenn man das so sonst am Tag macht irgendwie."* *(Interview 12, 2009)*

- *Pflegeergebnisse in der Insel*

Die Insel in Haus Schwansen ist in Deutschland bislang eine Besonderheit, die nur wenige Nachahmer gefunden hat. Zwar gibt es inzwischen eine Reihe von Pflegeoasen, in denen die Bewohner 24 Stunden am Tag leben; diese Pflegeoasen werden aber äußerst kritisch betrachtet. Neben Befürwortern gibt es eine Menge kritischer Stimmen, die Pflegeoasen als billige Mehr-

bettzimmer einstufen, welche den Bewohnern keine Privatsphäre ermöglichen (Pflege-Phase.de 2010). So spricht sich zum Beispiel das Kuratorium
Deutsche Altershilfe (KDA) für die Beibehaltung eines eigenen Zimmers in
Heimen aus, wobei die Türen geöffnet bleiben sollten, damit die Bewohner
nicht vom sozialen Leben ausgeschlossen werden (Kuratorium Deutsche Altershilfe 2009). Die Insel in Haus Schwansen ist kein Mehrbettzimmer, sondern eher ein Aufenthaltsraum für Demenzkranke in der letzten Krankheitsphase. Sie ermöglicht einerseits die Teilnahme am sozialen Leben wie auch
die Beibehaltung der Privatsphäre im eigenen Zimmer oder Doppelzimmer.

Die in den vorhergehenden Abschnitten beschriebenen Bemühungen um
eine qualitativ hochstehende Versorgung dieser Bewohnergruppe führt in
Haus Schwansen zu guten Pflegeergebnissen. Insbesondere im Bereich der
Ernährung können positive Ergebnisse erzielt werden:

- Wie unsere Beobachtung zeigt, essen und trinken die Bewohner der
  Insel ausnahmslos gut, Nahrungsverweigerung konnte nicht beob-
  achtet werden.
- Kein Bewohner der Insel wurde über eine Magensonde, eine PEG-
  Sonde (Perkutane endoskopische Gastrostomie) oder parenteral
  ernährt.
- Keiner der Bewohner musste zusätzlich mit subkutanen Infusionen
  versorgt werden.
- Bei unserer Erhebung im September 2009 hatten acht von elf
  Bewohnern (72,7 Prozent) einen Body-Mass-Index oberhalb des
  kritischen Wertes von 18,5. Das Arithmetische Mittel der Indices
  betrug 21,08, der Range 16,05 – 25,05, die Standardabweichung 3,06.
- Nur eine Bewohnerin hatte einen Dekubitus im Stadium II.

In einer Studie von Di Giulio et al. (2008) wurden die Pflegedokumentationen von 141 demenzkranken Bewohnern in sieben stationären Pflegeeinrichtungen in Italien post mortem ausgewertet. Der Untersuchungszeitraum
bezog sich auf die letzten 30 Tage vor dem Tod der Bewohner. In der Stich-
probe befanden sich ausnahmslos Bewohner ab Stadium VII c der Reisberg-
skala, also Bewohner im gleichen Erkrankungsstadium wie die Inselbewohner in Haus Schwansen. Der einzige Unterschied zwischen diesen beiden
Gruppen besteht darin, dass sich die von uns untersuchten Inselbewohner

nicht in den letzten 30 Tagen vor ihrem Tod befinden. Die Ergebnisse aus der italienischen Studie mögen einen Einblick geben, wie invasiv die Versorgung dieser Bewohnergruppe gestaltet werden kann. In den italienischen Heimen wurden 21 Prozent der Bewohner über eine nasale Magensonde oder eine PEG ernährt, 66,6 Prozent erhielten zusätzlich Flüssigkeit über subkutane oder i.v.-Infusionen. 47 Prozent der Bewohner hatten einen Dekubitus (Di Giulio et al. 2008, 1025 f.). Vor diesem Hintergrund können die Ergebnisse in Haus Schwansen als äußerst positiv eingestuft werden. In Haus Schwansen ist man sich außerdem bewusst, dass derart invasive Maßnahmen das Sterben eher erschweren[20]. Man orientiert sich daher bei der Pflege der Inselbewohner an den Zielen der palliativen Pflege:

Mitarbeiter*: „Und heute geht ja die Meinung mehr dahin auch, dass man sagt, wenn sie keine Flüssigkeitszufuhr mehr bekommen, dass dann die Harnstoffwerte auch ansteigen und dass die auch in so einen komatösen Zustand reinfallen und dass das auch dann eben für diese Menschen dann besser ist."*

Interviewer*: „Beim Sterben."*

Mitarbeiter*: „Beim Sterben, so, dass ihnen das Sterben dann so einfacher macht auch und das ist jetzt eigentlich mehr auch so unsere Tendenz, dass wir auch mehr so dahin gehen und dass wir sagen, wir bieten denen noch etwas an, so, Mund befeuchten oder gucken, inwieweit ist der Schluckreflex noch da, aber wir dann eben merken, dass die Aspirationsgefahr sehr groß ist, dann machen wir das einfach nicht mehr. So. Und wir hatten jetzt noch mal wieder eine Situation, das war schon noch mal so was Besonderes auch, wo, wo wir das erste Mal seit Langem überhaupt mal wieder eine Braunüle gelegt wurde bei einer Bewohnerin"*

Interviewer*: „Ja."*

Mitarbeiter*: „aber mehr auch deshalb, weil wir dann die Möglichkeit hat-*

---

[20] Weissenberger-Leduc (2008) beschreibt detailliert die Vorteile der Dehydratation für Sterbende, z.B. keine Ansammlung von Bronchial- und Rachensekreten, wodurch das Absaugen nicht erforderlich wird, keine Urinproduktion, weniger Erbrechen, weniger Unruhe, dafür mehr Schläfrigkeit, natürliche Analgesie durch die Ausschüttung von Endorphinen und durch die Hungerketose (Weissenberger-Leduc 2008, 124).

ten, Lasix zu verabreichen, damit sie eben so diese Luftnot nicht mehr hatte, damit man diese Linksherzinsuffizienz irgendwie so ein bisschen auch in den Griff bekam, also palliativ, palliativ und nicht lebensverlängernd. So. Eine PEG wird hier, das kann ich sagen, wird hier grundsätzlich nicht mehr gelegt.“ (Interview 12,2009)

Die Mitarbeiter in Haus Schwansen berichten von weiteren positiven Pflegeergebnissen, etwa dass sich die Bewohner nach einer Krise in der Insel erholen konnten und dann wieder in die Wohngruppe integriert wurden. Ein Mitarbeiter nennt die Insel daher auch „unsere Intensivstation für Zuwendung“ (Interview 13, 2009), weil hier die Pflegekraft mit wesentlich mehr Ruhe auf die Bewohner eingehen kann. Mitarbeiter berichten von einer häufigen Gewichtszunahme bei Bewohnern, die von der Wohngruppe in die Insel verlegt wurden. Der Gebrauch psychotroper Medikamente wie Antipsychotika, Anxiolytika, Antidepressiva, Hypnotika oder Sedativa (Köpke/Meyer 2008, 558) ist nach Auskunft eines Mitarbeiters in der Insel gering; unsere Überprüfung bei zwei Bewohnern ergab, dass lediglich eine Bedarfsmedikation angeordnet war, die aber zum Erhebungszeitpunkt nicht verabreicht wurde.[21] Wie ein Mitarbeiter berichtet, hat man in Haus Schwansen die Erfahrung gemacht, dass die Bewohner vor allem bei den Transfers vom Bett in den Pflegestuhl und zurück Angst zeigen und dass daher, obwohl man ansonsten eher sparsam Medikamente verordnet, bei einigen Bewohnern der Gebrauch psychotroper Medikamente angezeigt ist:

Mitarbeiter: *„Wir haben bei einigen Bewohnern haben wir uns das angeguckt und haben gesagt, wir wollen das jetzt einfach mal nachlassen und wollen mal gucken, was passiert, dass wir zumindest mal reduzieren, so, auch und bei diesen Bewohnern ist es meistens so, dass die innerhalb der Transfers Angstzustände haben, (…) das heißt, die verlieren ja den Bezug zu ihrem Körper und da denke ich, wenn da also Panikzustände auftreten sollen oder so, da muss man auch einfach was machen und muss das auch ausprobieren, da muss man einfach so gucken, wenn sie richtig leiden.“ (Interview 13, 2009)*

---

[21] Leider konnte dieses Qualitätskriterium nicht bei allen Inselbewohnern untersucht werden, da nur für zwei von insgesamt elf Bewohnern eine Einverständniserklärung zur Einsicht in die Pflegedokumentation vorlag.

Die hier dargestellten Pflegeergebnisse beschreiben natürlich nur einen kleinen Ausschnitt aus der Gesamtheit möglicher Pflegeergebnisse. Um die Pflege in der Insel systematisch zu evaluieren, müssten eine ganze Reihe von Qualitätsindikatoren gemessen und in Bezug zu einem Referenzbereich dargestellt werden. Da wir in dieser Studie einen explorativen Forschungsansatz gewählt haben, übersteigt diese Anforderung unsere Möglichkeiten. Es wäre zu wünschen, dass auf diesem Gebiet weitere Forschungen mit einem quantitativen Studiendesign durchgeführt würden.

2.5.2 Vertrauen, Wertschätzung und Partizipation durch Integrative Validation

Wie eingangs bereits angeführt, kommen in Haus Schwansen eine Reihe von Pflege- und Therapiekonzepten zur Anwendung. Hierzu gehören die Integrative Validation nach Nicole Richard, die Basale Stimulation®, die Kinaesthetics®, die Musiktherapie und Musikalische Begleitung, die Milieutherapie und die Ergotherapie. Wie die Basale Stimulation® in die Pflege der Inselbewohner integriert wird, haben wir im letzten Abschnitt bereits kennen gelernt. Auch die Gestaltung verschiedener Milieus wurde in den vorhergehenden Abschnitten zu den einzelnen Wohnbereichen angerissen. Im folgenden Abschnitt soll zunächst gezeigt werden, inwieweit die Konzepte *Vertrauen, Wertschätzung* und *Partizipation* durch die Anwendung der Integrativen Validation in der Pflegekultur von Haus Schwansen eine Rolle spielen. Hiernach werden die Konzepte zur Musiktherapie und zur Musikalischen Begleitung sowie zum Tanzcafé in aller Ausführlichkeit dargestellt.

Die Kommunikation mit den Bewohnern basiert in Haus Schwansen auf der Integrativen Validation nach Nicole Richard (IVA). Bei diesem Kommunikationskonzept für den Umgang mit Demenzkranken ist eine *wertschätzende Haltung* die Grundlage für alle weiteren Kommunikationstechniken. Die subjektive Realität des Demenzkranken wird für wahr anerkannt und der Demenzkranke soll kommunikativ in der Realität abgeholt werden, in der er sich gerade befindet (Feldbinder 2002, 21). Ein validierendes Gespräch erfolgt nach Richard (2000) in drei Schritten:

1. Wahrnehmung der Gefühle (Angst, Hilflosigkeit, Ärger, Misstrauen etc.) und Antriebe (Ordnungssinn, Pflichtbewusstsein, Fürsorglichkeit, Humor etc.) des Demenzkranken,
2. Validation (Annehmen, Akzeptieren, Wertschätzen) der Gefühle und Antriebe in direkten und kurzen Sätzen,
3. Allgemeine Validation der Gefühle und Antriebe mit Sprichwörtern, Volksweisheiten, Liedern u.s.w. (Richard 2000, 144).

Rahmenbedingungen

In Haus Schwansen absolvieren alle Mitarbeiter, einschließlich des Küchenpersonals, der Reinigungskräfte und des Wäschereipersonals, mindestens einen Grundkurs zur IVA. Pflegekräfte absolvieren außerdem in der Regel einen Aufbaukurs (Haus-Schwansen-Seminar 2010), in dem das im Grundkurs erworbene und in der Praxis erprobte Wissen reflektiert und vertieft wird. Da alle Mitarbeiter Wissen zur IVA erwerben und sie außerdem in der Praxis anhand von Vorbildern lernen können, kann sich in diesem Haus die *wertschätzende Haltung* als Grundhaltung der Mitarbeiter etablieren. In einem hauseigenen Pflegestandard zur Integrativen Validation nach Richard wird die Validation außerdem für alle Mitarbeiter dargestellt. Der Zeitaufwand für spezielle validierende Gespräche beträgt laut Standard ca. zwei bis vier Minuten, ansonsten wird die IVA in die tägliche Arbeit integriert (Haus Schwansen 2007b). Im Pflegestandard wird zur Methodik der Validation noch ein vierter Schritt angegeben: „Biographisches Gespräch zu Lebensthemen, die aus Familie, Beruf, Steckenpferd resultieren. Schlüsselbegriffe wie z.B. das „Protokoll" beim Kriminalbeamten sind hilfreich" (ebd.). Wie diese Lebensthemen praktisch in die Kommunikation einfließen (Schritt vier) zeigt die folgende Beobachtung einer Kommunikation:

Frau B wird von Frau G immer wieder orientiert, aber manchmal auch validiert. Zum Beispiel sagt Frau G zu ihr: „Sie sind ja auch immer früh aufgestanden und haben die Arbeit nicht gescheut. Sie haben sieben Kinder, die jüngste ist A." (Beobachtungsnotizen Untere Wohngruppe, 2009)

Für die Integrative Validation existiert in Haus Schwansen außerdem eine Arbeitsgruppe, in der allgemeine Erfahrungen ausgetauscht werden können und der Umgang mit einzelnen Bewohnern reflektiert werden kann. Mehrere Mitarbeiter sind zu Validationstrainern ausgebildet und unterrichten am Seminar, so dass sich in Haus Schwansen ein Expertentum zur Validation entwickeln konnte.

Ziele, Handlungsstrategien und Interaktionen der Mitarbeiter
Die Bedeutung der Wahrnehmung von Gefühlen (Schritt eins) und die anschließende Validation der Gefühle (Schritt zwei) stellt eine Mitarbeiterin im Interview besonders heraus und gibt ein Beispiel dazu:

Mitarbeiter: *„Ja, wenn jetzt im Flur, sag ich mal, Frau X begegnet, die eigentlich im unteren Bereich ist und ich arbeite im oberen Bereich, sag ich mal, (…) und ich nehme wahr, dass diese Frau getrieben und gehetzt über den Flur läuft, dass ich das wahrnehme und in dem Moment halte ich an und frage Frau X, „Ich sehe Sie sind ganz aufgeregt und sind ganz unruhig, was ist los"? So, und das erwarte ich auch von den anderen Mitarbeitern, wenn man auch mit dem Bewohner im Moment nichts zu tun hat, dass man das wahrnimmt und drauf eingeht."* (Interview 3, 2008)

Die allgemeine Validation der Gefühle und Antriebe mit Sprichwörtern, Volksweisheiten oder Liedern zeigt sich bei der Beobachtung einer Frühstückssituation in der Unteren Wohngruppe. Hier versucht eine Mitarbeiterin zunächst durch Validation des momentanen Antriebes (hier: Müdigkeit, Schritt zwei), aber auch durch Sprüche und Weisheiten (Schritt drei) die Aufmerksamkeit der Bewohnerin zu gewinnen und sie zum Essen zu animieren.

Dann versucht sie es wieder bei Frau W, die vorher nicht essen wollte. Die Bewohnerin ist schläfrig und Frau G sagt: „Sie sind noch ganz müde heute Morgen." Frau G versucht es dann mit einer kurzen Schultermassage. Dann spricht sie Frau W an: Bunt sind schon die Wälder…", aber Frau W ergänzt nicht, stattdessen wieder Frau X: „grau die Stoppelfelder." Frau G spricht einfühlend zu Frau W: „Das ist manchmal so, da fehlen einem die Worte." Dann aber frühstückt Frau W. Frau G sagt zu ihr: „ Wie war das, Frau W, Essen hält" „Leib und Seele zusammen" ergänzt Frau W. (Beobachtungsnotizen Untere Wohngruppe, 2009)

Mit welcher Hingabe, man könnte fast sagen, Liebe und Zuneigung, in der Praxis die Gefühle der Bewohner verbal und nonverbal angenommen und Wert geschätzt werden, zeigt das nächste Beispiel sehr schön:

Dann steht auf einmal Herr Y im Zimmer und weint. Die Pflegekraft Frau L nimmt ihn in den Arm und validiert: „Manchmal ist alles ganz traurig. Besonders in den klaren Augenblicken." Herr Y lässt sich von ihr trösten, sie umarmt ihn länger und streichelt ihm über die Wange. Dann geht er zum Fenster. Auch Frau Z geht einfühlsam auf seine Stimmung ein und fragt „Wollen Sie später mal nach draußen gehen? Ein bisschen frische Luft schnappen? Sie umarmt ihn. Herr Y antwortet unverständlich und putzt sich die Nase. (Beobachtungsnotizen Obere Wohngruppe 2009)

An diesem Beispiel wird deutlich, wie eine innere wertschätzende Haltung sich in Handlung und Kommunikation externalisiert. Wir lernen hier, zusätzlich zur symbolisch geäußerten Wertschätzung[22] zwei weitere Eigenschaften von Wertschätzung kennen: *verbal* und *nonverbal geäußerte Wertschätzung.* Gerade die nonverbal geäußerte Wertschätzung wie das Umarmen oder das Streicheln über die Wange ist für Demenzkranke von großer Wichtigkeit, da viele Demenzkranke in ihrer Fähigkeit Worte zu verstehen zunehmend eingeschränkt sind. In einem weiteren Beispiel erklärt eine Mitarbeiterin, wie sie die Validation nach Richard anwendet:

Mitarbeiter: „Man hat ja auch so Situationen, dann sind die ganz traurig, sitzen da und dann setzt man sich halt, oder sie sind wütend, also der einfache Fall, sie sind richtig wütend und man selbst hat aber jetzt die Aufgabe, soll eigentlich mit denen Toilettengang machen oder soll mit denen, was weiß ich, Fußpflege machen, Maniküre und so was und es ist an den nicht ranzukommen, weil der eben in seiner Welt ist und ganz wütend ist und wenn man denn Validation hat und man kann zu dem hingehen und sagen, sich einfach hinsetzen, „Mensch, Sie sind aber wütend heute, Sie hat aber was geärgert." Dann fangen die von sich an, dann hat man sich auf die Stufe gestellt und die fangen an zu erzählen und erzählen und dann versucht man mit denen mitzugehen und so, dass sie so langsam wieder aus dieser Wut rauskommen und denn, dass man denn nach irgendwie ganz zum Abschluss sagt, „Und jetzt können wir ja mal ein lustiges Lied singen" oder so, so rausgehen mit einem Lied oder was weiß ich und dann kann man wieder mit denen was machen, weil sonst würde man an die Grenzen sto-

---

[22] vgl. hierzu den Abschnitt Rituelle Handlungen und symbolische Objekte in diesem Buch

ßen. Man würde ja sagen, 'Mensch, ist doch alles nicht so schlimm, stell dich man nicht so an, wir wollen jetzt aber die Füße machen, das ist jetzt wichtig. Er würde es ja nicht begreifen. " (Interview 14, 2009)

Man könnte kritisch einwenden, dass hier die Validation als Mittel zum Zweck missbraucht wird, denn der Pflegekraft geht es hier vorrangig um die Bereitschaft des Bewohners, sich pflegen zu lassen. Man kann es aber auch positiv formulieren, indem man erkennt, dass hier die auch in der Moderationstechnik verbreitete Regel *Störungen haben Vorrang* (Walther/Walther 1998, 62) angewendet wird. Die Pflegekraft nimmt sich für diese „Störung", hier das Gefühl der Wut des Bewohners, Zeit, sie setzt sich zu ihm und drückt allein durch diese Handlung schon Wertschätzung aus. Der Bewohner darf nun von seiner Wut berichten und die Pflegekraft führt ihn durch ein Gespräch und das abschließende Singen eines lustigen Liedes[23] aus diesem Gefühlszustand heraus.

In einigen Fällen, insbesondere bei noch nicht so weit fortgeschrittener Demenz, ist die Validation nicht das richtige Mittel der Wahl. Diese Bewohner können noch orientiert werden, ohne dass dadurch negative Gefühle entstehen. Manchmal ist es auch erforderlich, dass Pflegekräfte in der Kommunikation zwischen Orientierung und Validation abwechseln. Das folgende Beispiel verdeutlicht dies:

Frau B wird von Frau G immer wieder orientiert, aber manchmal auch validiert. Zum Beispiel sagt Frau G zu ihr: „Sie sind ja auch immer früh aufgestanden und haben die Arbeit nicht gescheut. Sie haben sieben Kinder, die jüngste ist A. " Frau B antwortet darauf: „Das weiß ich nicht." Dann fragt Frau B nach ihrer Mutter worauf Frau G orientiert: „Ihre Mutter ist schon lange verstorben. Sie sind ja jetzt schon 88. Ihre Mutter müsst ja dann über 100 sein." Diese Orientierung führt bei Frau B aber nicht zu Unglück, sondern sie scheint das noch zu verstehen. Ein anderes Mal fragt Frau G: „ Wie alt sind Sie denn jetzt?" Frau B antwortet: „25". Diesmal lässt Frau G sie in dem Glauben. Im kurzen Gespräch mit mir erklärt Frau

---

[23] Dies ist auch wieder ein schönes Beispiel für die Möglichkeiten einer Musikalisierung der Pflege. Mit dem einfachen musikalischen Mittel des Singens wird ein Bewohner aus einem negativem Gefühlszustand herausgeführt. Vgl. hierzu auch das Kapitel 2.5.3 Musiktherapie und Musikalische Begleitung in diesem Buch.

G, dass Frau B eine Orientierung noch gut tut. Aber sie validiert auch die Identität von Frau B, indem sie ihr Lebensthema und ihre Antriebe anspricht: „Sie sorgen sich um alle. Sie haben ja selber sieben Kinder gehabt und ihre Schwiegermutter versorgt." (Beobachtungsnotizen Untere Wohngruppe, 2009)

Wie die Mitarbeiter berichten, brauchen einige Bewohner einen kleineren, vertrauten Rahmen, um sich verbal äußern zu können. Diese Bewohner haben Schwierigkeiten mit der Sprache und ihre Demenz ist aber noch nicht so weit fortgeschritten, dass sie ihre zunehmenden Sprachschwierigkeiten nicht mehr bemerken würden. Solche Bewohner haben oftmals Angst entwickelt, sich zu äußern und werden mit der Zeit immer ruhiger. Um auch ihnen Gelegenheit zu geben sich zu äußern, wird in Haus Schwansen einmal im Monat eine so genannte *Gemütliche Gesprächsrunde* veranstaltet. In den folgenden Beobachtungsnotizen wird der Ablauf einer solchen Runde exemplarisch dargestellt:

Die Leiterin der Gruppe und ihre Kollegin holen nach und nach die Teilnehmerinnen für die Runde in den Besprechungsraum. Bewohnerinnen werden in den Wohngruppen angesprochen; wie die Pflegekraft sagt, wollen einige wohl nicht und nehmen daher nicht teil. In der Mitte des Stuhlkreises steht ein passend zur Adventszeit geschmückter Holztisch. Zwei rote Kerzen, Tannengrün, alte Backgeräte (Backpinsel, Förmchen, Kuchenrolle etc.), ein schwarzer alter Stiefel und eine Schuhbürste sind zu sehen. Ich unterhalte mich vor der offiziellen Eröffnung durch die Leiterin mit zwei Damen über das Wetter. Eine andere bereits anwesende Dame sitzt still dabei. Als alle Teilnehmerinnen anwesend sind, eröffnet die Leiterin die Runde, indem sie einmal durch die Runde geht, jeden persönlich mit Handschlag begrüßt und nach dem Namen und Geburtsdatum fragt. Nicht alle Bewohnerinnen können adäquat antworten, die Leiterin scheint aber die Fähigkeiten der Bewohnerinnen zu kennen und hilft ihnen, sodass kaum auffällt, wenn sie etwas nicht können. So stellt sie eine ältere Dame als frühere Vorsitzende der Vereinigung der ... (Beruf) vor. Der Kommunikationsstil der Leiterin ist validierend, sie korrigiert nicht bei unpassenden Antworten, sondern bestätigt die Aussagen, nimmt sie auf und führt das Gespräch weiter. Es hat den Anschein, dass die Bewohnerinnen sich trotz ihrer verbalen Schwierigkeiten wohl fühlen können. Die Gegenstände auf dem Tisch werden zum Dreh- und

Angelpunkt des Gespräches. Die Leiterin lässt eine Schale mit Weihnachts-
keksen herumgehen. Die Damen nehmen sich einen Keks, das Ganze führt
zur Aufhellung der Gesichter. Die Leiterin nimmt dies zum Anlass über das
Backen vor Weihnachten zu sprechen. Sie spricht einzelne Bewohnerinnen
an: „Frau R, wie war das denn bei Ihnen früher? Wurde da viel geba-
cken?" Diese Frage regt die Bewohnerinnen zum Gespräch an, denn sie
antworten zahlreich. Das Gespräch ist aber stark durch das Frage-
Antwort-Spiel der Leiterin dominiert, d.h. die Bewohnerinnen geben der
Leiterin Antwort. Es gibt aber auch einige aufgelockerte Stellen im Ge-
spräch, d.h. Bewohner erzählen sich kurz etwas untereinander, oder es ent-
stehen mehrere kurze Gespräche nebeneinander, zumal noch eine zweite
Pflegekraft und ich anwesend sind. Die Bewohnerinnen können zum Thema
Backen viel erzählen, berichten ausnahmslos aus der Zeit ihrer Kindheit.
Die Pflegekräfte unterstützen bei Wortfindungsstörungen oder gehen nicht
weiter darauf ein, wenn Worte nicht adäquat aneinander gereiht werden
können. Eine ältere Dame ist teilweise etwas unruhig. Sie fragt, wo wir hier
sind, wo sie geschlafen hat, wo das nächste Gymnasium ist. Sie scheint be-
sorgt zu sein, sich unwohl zu fühlen, da sie nicht einordnen kann, wo sie
sich befindet. Die beiden Pflegekräfte versuchen sie einerseits zu beruhi-
gen: „Wir gehen gleich wieder dahin, wo Sie geschlafen haben" „Wir sind
in Rieseby." Andererseits wird sie aber auch in das Gespräch einbezogen:
Wie war das denn bei Ihnen zu Hause beim Backen? Für kurze Zeit erzählt
die alte Dame über das Backen von Stollen in (Stadt). Während sie dies er-
zählt, sieht man, wie ihr Gesicht sich aufhellt. Ihre Sorge darüber, dass sie
sich nicht orientieren kann, scheint für eine kurze Zeit vergessen zu sein.
Die Leiterin nimmt nun den Stiefel in die Hand und lenkt das Gespräch hie-
rüber auf den Nikolaustag. Man spricht darüber, was früher in den Stiefel
kam. Die Leiterin stimmt mit der Blockflöte ein Nikolauslied an. Alle Da-
men singen alle Strophen aus dem Gedächtnis fehlerfrei mit. Man sieht,
dass das den Bewohnerinnen Freude macht, einige lächeln während des
Singens. Dann geht es thematisch um Weihnachtsgeschenke. Was gab es
denn früher zu Weihnachten? Schlittschuhe, Schlitten, Skier waren zu teuer.
Eine Dame ist immer noch beim Thema Backen, sie wiederholt während der
Runde mehrmals, dass bei ihnen zu Hause mehrmals gebacken wurde, ein-
mal zum ersten Advent, einmal zu Weihnachten. Auch hier wird sie aber

nicht korrigiert, sondern sie darf das so oft erzählen, wie sie will. Auch in dieser gemütlichen Gesprächsrunde gibt es wieder für alle ein Glas „Likör", d.h. Traubensaft in Likörgläschen. Hierzu geht eine Pflegekraft mit einem mit einer Tortenspitze verzierten Tablett herum, auf dem Likörgläschen stehen. Die Leiterin sagt „Wir wollen uns das heute mal wieder richtig gut gehen lassen und daher stoßen wir jetzt an". Es ist für die Leiterin nicht so einfach das Gespräch zu beenden, eine Bewohnerin redet immer weiter. Ein Ritual am Schluss hilft, den Schlusspunkt zu setzen. Hierbei fassen sich alle Bewohnerinnen an den Händen und sprechen einen Schlussspruch. Dies wird offensichtlich von den Bewohnerinnen als Signal verstanden, dass die Runde nun beendet ist, denn nun stehen auch die Bewohnerinnen auf und werden von den Pflegekräften in den Speisesaal gebracht. Die Gemütliche Gesprächsrunde dauert etwa eine Stunde.

Im Nachgespräch mit der Leiterin der Gesprächsrunde erhalte ich die Information, dass das Ritual in jeder Gesprächsrunde und auch bei der Musiktherapie als Mittel benutzt wird, um das Ende der Therapie zu verdeutlichen. Die Leiterin erzählt mir, dass die alte Dame aus (Stadt) in der Gesprächsrunde stärker aus sich herauskommen konnte, als das normalerweise im Alltag in der Gruppe der Fall ist. Sie verdeutlicht mir, dass Frau U gar nicht über ihren Ehemann gesprochen hat, und erklärt mir, dass Frau U, wie es schien, während des Gespräches voll und ganz in ihrer Kindheit war. Von jeder gemütlichen Gesprächsrunde wird anschließend ein kurzes Gesprächsprotokoll verfasst, in dem die Beteiligung der Bewohnerinnen, ihre Emotionen während des Gespräches, der Gesprächsinhalt und andere für die Pflege wichtige Informationen dokumentiert werden. (Beobachtungsnotizen Gemütliche Gesprächsrunde, 2008)

Wie eine Mitarbeiterin die Gesprächstechniken der Validation praktisch in das Konzept der *Gemütlichen Gesprächsrunde* integriert, zeigt der folgende Interviewausschnitt. Sie beschreibt hier zunächst den Gesprächseinstieg über Gegenstände aus der Erfahrung der Bewohnerinnen, dann wie sie den ersten Schritt (Gefühle und Antriebe wahrnehmen) und den zweiten Schritt (Gefühle und Antriebe validieren) der Validation anwendet.

Mitarbeiter: *„Und dann sind diese Dinge, die sind auch anzufassen und versuche dann die Bewohner dazu zu bringen, dass sie sprechen, so wie Sie* *das jetzt mit mir machen. Also, ich nehm auch die Erfahrungen der Leute an, ich möchte nur darüber sprechen, sie können nicht über hier und heute sprechen. Wenn sie sprechen, dann sprechen sie über Erfahrungen und über Dinge aus einer Zeit, in der sie Kinder waren. Und wenn dann einer oder meistens sind es Frauen, die dann anfängt, dann frag ich irgendwie, wie ist es bei ihnen und so, gelingt es mir oft, dass sich da die Frauen äußern, die sonst sich aus Angst, dass sie nicht mehr richtig sprechen können, nicht äußern würden. Das ist ein geschützter Rahmen. Ich nehme nur diejenigen, oder sechs Teilnehmerinnen und akzeptiere alles, wie sie das sagen. Ich verbessere sie nicht und ich lasse es auch so stehen. Das sind häufig Gefühle, die da kommen, so aus der Kriegszeit und aus schlimmen Jahren, (...) das dürfen sie dann einfach so sagen"* (Interview 2, 2008).

Die *Gemütliche Gesprächsrunde* ist auch eine Gelegenheit für die Mitarbeiter, um Veränderungen bei den Bewohnern wahrzunehmen. Durch das intensive Gespräch haben die Mitarbeiter eher die Möglichkeit zu erfassen, wie sich die Bewohner entwickeln:

Mitarbeiter: *„Ja. Um denn auch ein Bild zu kriegen, Mensch, verändern die sich im Wesen, ziehen die sich noch mehr zurück, das sind also, im Grunde genommen sind das immer die Gleichen, also, ja gut, außer verstirbt einer, dann kommt jemand nach."* (Interview 14, 2009)

Obwohl an der beobachteten *Gemütlichen Gesprächsrunde* nur weibliche Bewohnerinnen teilnahmen, ist ein Ausschluss von Männern in Haus Schwansen nicht bewusst intendiert. Wenn man aber bedenkt, dass das Thema alle Teilnehmer gleichermaßen interessieren sollte, dürfte es für Männer dieser Generation eher schwierig sein, sich an Gesprächsthemen zur Weihnachtsbäckerei oder zum Wäsche waschen zu beteiligen. Möglicherweise würden sie die weiblichen Teilnehmer sogar hemmen. Denkbar wäre ein separater Gesprächskreis aber auch für Männer, etwa als *Herrenabend* oder *Frühschoppen* mit „männlichen" Themen, die die meisten Männer der älteren Generation gleichermaßen interessieren: Autos, Sport, Arbeit. Nach Auffassung der Verfasserin sollte der Leiter dieses Kreises ein Mann sein, damit man ungehemmt „unter Männern" sprechen kann.

Ergebnisse der Integrativen Validation

Die in Haus Schwansen erlernte wertschätzende Grundhaltung als Bestandteil der Integrativen Validation wird als Voraussetzung für eine gute Pflegequalität angesehen, wie folgender Interviewausschnitt zeigt:

Interviewer: *„Ja, wir haben jetzt so ein bisschen über Pflegequalität geredet, also wie die Pflege hier ist und ich hör so raus, Sie empfinden das auch alles als gut für sich und, was glauben Sie denn, was sind denn die Bedingungen, die dazu führen, dass das hier so gut sein kann, also was ist sozusagen die Voraussetzung dafür?*

(Längere Pause)

Mitarbeiter: *„Ich glaube, das sind viele Faktoren. Also, ich denke die Einstellung der Mitarbeiter im Haus, muss schon eine gewisse sein, damit es so läuft, wie es hier läuft."*

Interviewer: *„Was müssen sie denn für eine Einstellung haben?"*

Mitarbeiter: *„Ja, ich denke so an, dass sie wirklich wertschätzen können und, ja."*

Interviewer: *„Also, den anderen Menschen wertschätzen."*

Mitarbeiter: *„Ja, genau."*

Interviewer: *„So, wie er ist, auch wenn er Eigenheiten hat, oder."*

Mitarbeiter: *„Genau, und dass man die eben auch hinnehmen kann und akzeptieren kann. Eine große Toleranzschwelle und, ja."* (Interview 4, 2009)

Wertschätzung wird nach Auffassung der Mitarbeiterin als Toleranz gegenüber den Eigenheiten der Bewohner und als Akzeptanz derselben interpretiert und stellt eine notwendige Bedingung für gute Pflegequalität dar.

Die Anwendung der Validationstechniken, so berichtet eine Mitarbeiterin, hat bei den Bewohnern auch ganz direkte Wirkungen. Sie führen dazu, dass Bewohner sich verstanden fühlen, dass sie zufriedener sind und sich wohl fühlen. In dem folgenden Gesprächsausschnitt wird deutlich, wie die Pflegekraft durch die Übernahme der Rolle einer Angehörigen die Realität des Demenzkranken bestätigt und ihm dadurch ein positives Gefühl gibt.

Mitarbeiter: *„Aber wir haben schon richtige, manchmal haben wir Bewohner gehabt, da konnte man richtig Gespräche mit führen. Und ganz tief so* *reingehen und da waren wir auf einer, auf einer Ebene so bei einem Lichtblick so, sagt man immer und dann hab ich gedacht, ja, sie hat dich verstanden, ich hab sie verstanden, dann geht man manchmal mit. Man geht manchmal mit den Bewohnern mit, dann ist man manchmal Kind, dann ist man Mutter, dann ist man Tochter, dann ist man alles."*

(...)

Interviewer: *„Ja, und was erreichen Sie dann dadurch?"*

Mitarbeiter: *„Der Bewohner ist zufrieden. Er ist glücklich und zufrieden, er strahlt und, ja, fühlt sich wohl, dann weiß man, es ist sein Zuhause."* (Interview 10, 2009)

Die Mitarbeiter geraten aber zuweilen mit der Integrativen Validation an ihre Grenzen. So berichtet eine Mitarbeiterin, dass dies insbesondere bei Bewohnern, die neu ins Heim aufgenommen wurden, der Fall ist. Diese wollen meist wieder nach Hause und sind sehr unglücklich und es ist trotz Validation schwierig, sie aus dieser Gefühlslage heraus zu holen.

Mitarbeiter: *„Hier ist auch eine Dame, die immer die Tendenz hat, nach Hause will sie immer. Die hat immer ihre Sachen gepackt, ich muss jetzt nach Hause. Die ist noch nicht so angekommen, die hat immer noch den Dreh nach Hause, (...), dann wartet sie auf ihre Tochter und soweit ist sie noch nicht. Und das ist manchmal schlimm für den Bewohner und für uns auch, weil man nicht helfen kann."*

Interviewer: *„Ja, genau."*

Mitarbeiter: *„Da nützt die Validation auch nicht immer was."*

Interviewer: *„Ja, hm."*

Mitarbeiter: *„Wir machen es aber trotzdem, also die Menschen, die hier im Anfangsstadium sind, die quälen sich manchmal. Die quälen sich wirklich."*

Interviewer: *„Ja, die wollen nach Hause und können das noch nicht so für sich so akzeptieren".*

Mitarbeiter: *„Ja, genau, die wollen nach Hause. Und dann sagt man (...) ja, zu Hause ist zu Hause, aber damit hab ich den aber nicht beruhigt."* (Interview 10, 2009)

In einem weiteren, für Demenzkranke typischen Beispiel, in dem eine Bewohnerin meint von der Pflegekraft bestohlen worden zu sein, kommt die Mitarbeiterin ebenfalls mit der Validation an Grenzen, bzw. erst eine weitere Mitarbeiterin kann die Bewohnerin beruhigen, indem sie die Gefühle der Bewohnerin validiert:

Mitarbeiter: *„Man kann manchmal innerhalb zehn Minuten, also, man kann reinkommen, ist alles in Ordnung und denn macht man irgendeine falsche Bemerkung oder so, oder ich hab es mal gemacht, ich bin rein gegangen in die Zimmer und hatte die Wagen alle abgewaschen und hab die in den Schrank gestellt. Die Frau dachte den ganzen Tag, ich hab ja ihre Wagen geklaut, jetzt will ich die heimlich wieder da reinstellen. Sie hat mich immer angegriffen, sie hat immer gesagt und du bist eine Diebin und so was, man muss dann auch aufpassen, was macht man selbst so, weil die das denn vielleicht auch ganz anders verstehen.*

Interviewer: *„Und was würden Sie dann sagen, wenn die dann zu Ihnen sagt, du bist eine Diebin.“*

Mitarbeiter: *„Ja, es ist schwierig, weil denn sind sie ja wütend. Man müsste dann erstmal wieder rausgehen, bestimmt eine viertel Stunde und das Gesicht wechseln, weil sie sieht einen ja als Dieb und dann müsste jemand anders reingehen und sagen, na Sie sind aber, wer hat Sie denn so geärgert, wer ist denn so grässlich gewesen zu Ihnen und dann würde sie erzählen und hier war jemand und der hat alles ausgerissen aus meinen Sachen und stellen Sie sich das mal vor und derjenige müsste dann validieren, dann könnte ich nach einer viertel Stunde wieder reingehen, da wäre es vergessen. Aber ich selbst könnte da nicht validieren.“ (Interview 14, 2009)*

Ein Ziel der Validation ist, Vertrauen zwischen Bewohnern und Pflegekräften zu schaffen (Feil/de Klerk-Rubin 2005, 13 ff.). Wie die Erfahrung der Mitarbeiter zeigt, fühlen sich die Bewohner durch die Validation verstanden, durch die Thematisierung von Lebensthemen oder die Übernahme der Rolle von Angehörigen erleben sie sich vertraut mit der Person, die mit ihnen spricht, sie fühlen sich „zu Hause" (Interview 10, 2009), d.h. in einer eher vertrauensvollen Sphäre. Ein Mitarbeiter beschreibt die Beziehungen zu einigen Bewohnern als innig und mit einer gewissen *Vertrautheit:*

Mitarbeiter: *„Wir haben da manchmal sehr innige Beziehungen mit den Bewohnern."*

Interviewer: *„Das glaube ich auch, wenn man so lange zusammen ist. Über Jahre im Grunde."*

Mitarbeiter: *„Das geht relativ schnell, also wenn die Chemie stimmt, geht das relativ schnell, weil diese sozialen Hürden bei den dementen Leuten ja nicht so hoch sind."*

Interviewer: *„Hhm. Ja. Hhm."*

Mitarbeiter: *„Und die lernen sowieso jeden Tag neue Leute kennen und so eine gewisse Vertrautheit entsteht ziemlich schnell, wenn die Chemie stimmt. Das läuft irgendwie auf einer anderen Ebene."* (Interview 1, 2008)

Unsere Beobachtungen zeigen, dass Bewohner zu den Pflegekräften insofern Vertrauen haben, dass sie sich an sie wenden, wenn sie etwas brauchen oder Probleme haben. Obwohl in folgendem Beispiel ein Bewohner nicht mehr gut sprechen kann, wendet er sich an die Pflegekraft:

Ein Bewohner, Herr Y, ist schon da und trinkt aus seinem Becher. Dann steht er auf, kommt mit seinem leeren Becher zu der Präsenzkraft Frau Z und redet unverständliche Laute. Frau Z versteht ihn, sie sagt „Schon leer? Es gibt gleich Neues." Sie streichelt ihm über die Wange. Er lächelt. „Ich mache Ihnen gleich ein Brötchen", sagt sie. Dann spiegelt sie: „Mir scheint, Sie haben gut geschlafen. Sie sind ja so fröhlich heute", worauf der Bewohner wieder lächelt. Dann nimmt sie ihn an die Hand und führt ihn zum Tisch zurück. Beim Hinsetzen braucht er etwas Hilfe und Frau Z unterstützt ihn. Sie sagt „Noch einen Schritt weiter" und als er sitzt „Guten Appetit". (Beobachtungsnotizen Obere Wohngruppe, 2009)

Unsere Untersuchungen lassen außerdem den Schluss zu, dass mit der wertschätzenden Grundhaltung bei den Mitarbeitern die Bereitschaft verbunden ist, Bewohner und Angehörige an fast allen Aktivitäten im Haus *partizipieren* zu lassen. So finden wir während unserer Beobachtungen Bewohner bei der Übergabe im Dienstzimmer sitzen und wie die Mitarbeiter berichten, sprechen Sie dann, wenn sie über den anwesenden Bewohner sprechen, vom Gast zur Linken oder zur Rechten. Eine andere Bewohnerin besucht regelmäßig den Pflegedienstleiter im Büro und darf dort durchaus auch verweilen, während der Pflegedienstleiter seiner Arbeit am Schreibtisch nachgeht. Wie die Seminarleitung berichtet, nehmen Bewohner manchmal an Seminaren im Seminarraum teil, einfach, weil sie gerade dort vorbeigekommen sind und hereingeschaut haben. Während der Musik- und Ergotherapie konnten wir beobachten, dass Bewohner, die vorbeikommen, dort stehen bleiben, verweilen, mitsingen oder zuschauen. Auch die Insel ist ein gutes Beispiel, in dem zum Ausdruck kommt, dass Bewohner nicht allein im Zimmer liegen sollen, sondern, soweit wie sie noch können, am sozialen Leben *partizipieren* sollen. Selbst bei der eigentlich nur für Mitarbeiter stattfindenden Abschiedszeremonie werden Bewohner und Angehörige hinzugeholt, etwa wenn der Bewohner eine besonders nahe Beziehung zum Verstorbenen hatte oder man die Angehörigen von zahlreichen Besuchen in Haus Schwansen sehr gut kennt. Diese Beispiele machen deutlich, dass in der Pflegekultur von Haus Schwansen dem Wert der *Partizipation* eine große Beachtung geschenkt wird. Besonders im Umgang mit den Angehörigen zeigt sich die Bereitschaft der Mitarbeiter zur *Partizipation*. So sind Angehörige zu jeder Zeit im Hause willkommen, dürfen bei der Pflege helfen, wenn sie das möchten oder in der Pflegekonferenz Vorschläge einbringen:

Angehöriger: „ *(...) und ich bin dann aber dabei geblieben und hab jetzt gesagt, jetzt, dann mach ich das vormittags komme ich einmal die Woche und dann kannst du in die Wanne und dann machen wir richtig ein ausführliches Wannenbad.* "

(...)

Angehöriger: *„Ja, ja, genau, das ist auch kein Problem und wenn es mal nicht passt, dann ruf ich an oder wenn ich einen anderen Tag komme, komme ich einen anderen Tag. Also, die sind dann flexibel. Sowieso, die sind da sehr, sehr flexibel, also es ist auch, wir haben am Anfang dann gefragt, ja, wenn man denn günstiger Weise besuchen kommt, wann nun die Ergotherapie ist usw. und es hieß immer von Anfang an, also Sie können jederzeit kommen, ganz egal, Tag, Nacht, wann auch immer.* "

(...)

Angehöriger: *„Also, wir haben es jetzt einmal gehabt, die Pflegekonferenz, (...) und dann haben wir eben drüber gesprochen, wie die Entwicklung ist* *und da hab ich das denn auch mit dem Rollstuhl zur Sprache gebracht, da hat Herr C dann sofort gesagt, ja bestellen wir, kein Problem. Zwei Wochen später oder drei Wochen später hatten wir das Ding, das war kein Thema. Vielleicht waren es auch vier Wochen, weiß ich nicht. Aber ist egal, jedenfalls wurde es dann gleich angeleiert."* (Angehörigeninterview 1, 2009)

Die vielen Möglichkeiten für die Angehörigen am Leben in Haus Schwansen zu *partizipieren* führen denn auch dazu, dass Angehörige ein Gefühl der *Vertrautheit* mit dem Haus entwickeln:

Angehöriger: *„Ist ja auch so, dass die Bewohner so, man ist so vertraut miteinander. Dass man eben miteinander, ich bin jeden zweiten Tag beinah da so, von daher kennen die mich auch."*

(Geplauder mit Bewohnern)

Interviewer: *„Sie hatten gerade erzählt, dass Sie alle miteinander vertraut sind."*

Angehöriger: *„Ja, dass man mit allen so im Gespräch ist und oben ist auch das Café und dann sitzt man denn da und man kennt denn auch viele Angehörige, denke ich so, ja."* (Angehörigeninterview 2, 2009)

An folgendem Beispiel wird deutlich, wie die Möglichkeit zur Partizipation eine positive Bedingung für Vertrauen ist und dass die Werte zusammenhängen: Die wertschätzende Grundhaltung führt dazu, dass die Mitarbeiter Bewohner und Angehörige einbeziehen, partizipieren lassen und dies führt dazu, dass Vertrauen aufgebaut werden kann.

Mitarbeiter: *„Und dann hatte ich auch noch zu der Tochter, hatte ich eine sehr gute Beziehung, weil wir ja hier im Pflegeheim ja dazu angehalten sind, einen sehr guten Kontakt zu den Angehörigen zu pflegen, sprich, wir gehen mit denen die Dokumentation durch, wir klären Fragen, die dabei auftauchen, die dürfen bei der Pflege dabei sein."*

Interviewer: *„Ja, prima."*

Mitarbeiter: *„Also, die hatte großes Vertrauen, die war auch öfter, also mitten in der Pflege öfter und die wusste, dass da nichts schief gelaufen ist, also in Anführungsstrichen schief gelaufen ist."* (Interview 1, 2008)

Zusammenfassend lassen sich die Ergebnisse der in Haus Schwansen praktizierten Integrativen Validation wie folgt darstellen:

- Die Bewohner fühlen sich durch verbale Annahme ihrer Gefühle und Antriebe eher verstanden, sind zufriedener, fühlen sich wohler. Durch Übernahme der Realität der Bewohner und der damit verbundenen Rollenübernahme durch Pflegekräfte kann den Bewohnern ein Gefühl wie zu Hause vermittelt werden. In einem Klima der Annahme der Bewohner, in dem sie nicht korrigiert werden, haben es die Bewohner leichter, Vertrauen zu den Pflegekräften aufzubauen und es können sich innige Pflegebeziehungen entwickeln.
- In einer vertrauten gemütlichen Gesprächsrunde mit einem begrenzten Teilnehmerkreis können Bewohner zum Sprechen gebracht werden, die sich sonst aus Angst nicht mehr viel äußern.
- Validation hat in bestimmten Situationen Grenzen.
- Validation bedarf einer vorausgehenden Pflegediagnose. In manchen Fällen ist eher eine Orientierung angezeigt oder die situative Abwechslung zwischen beiden Gesprächsmöglichkeiten.
- Die bei den Mitarbeitern durch das Einüben der Integrativen Validation entstehende wertschätzende Grundhaltung führt dazu, dass Mitarbeiter eher bereit sind, Bewohner und Angehörige an der Pflege, an Besprechungen oder sonstigen Aktivitäten in Haus Schwansen partizipieren zu lassen. Diese Partizipation ist eine positive Bedingung für Vertrauen, das Bewohner und Angehörige zu den Mitarbeitern entwickeln.

2.5.3 Musiktherapie und Musikalische Begleitung

Neben der Integrativen Validation spielen in Haus Schwansen Musik, Tanz und Gesang eine herausragende Rolle bei der Betreuung der Demenzkranken. Durch eine ausgebildete Musiktherapeutin wird die Musiktherapie in Einzel- und Gruppentherapie durchgeführt, aber auch die pflegenden Mitarbeiter begleiten die Bewohner musikalisch, indem sie mit ihnen singen oder musizieren. Um die Musikalische Begleitung dauerhaft in die Einrichtung zu implementieren und die Fähigkeiten der Mitarbeiter kontinuierlich zu verbessern, wurde ein ausgefeiltes Konzept entwickelt. Im Folgenden wer-

den die Rahmenbedingungen der Musiktherapie und Musikalischen Begleitung, ihre Ziele und ihr Ablauf, persönliche Handlungsstrategien der Mitarbeiter, Interaktionen und Ergebnisse der Therapie thematisiert.

Rahmenbedingungen
Ausgangspunkt für die Integration der Musiktherapie und musiktherapeutischer Elemente in die Pflege war das Projekt „Abschiedsmusik", welches in
den Jahren 2000-2003 durch das Musiktherapie Institut Rendsburg (MIR) in
Zusammenarbeit mit Haus Schwansen und anderen Einrichtungen für Menschen mit Demenz durchgeführt und vom Bundesministerium für Familie,
Senioren, Frauen und Jugend gefördert wurde. Inhalt dieses Projektes war
die Erstellung des musiktherapeutischen Konzeptes „Abschiedsmusik" für
die Begleitung Demenzkranker in der letzten Lebensphase, für die Einführung und Erprobung der Musiktherapie in den teilnehmenden Einrichtungen
durch professionelle Musiktherapeuten sowie für die Entwicklung und Erprobung eines Curriculums für die Weiterbildung von Pflegefachkräften, um
diese für das eigenverantwortliche musikalische und musiktherapeutische
Handeln im Wohnalltag von Menschen mit Demenz zu qualifizieren
(Mahns/Greiser 2003, 6 f.). Diese außerordentlichen Ausgangsbedingungen
führten dazu, dass die professionelle Musiktherapie und die Musikalische
Begleitung durch Pflegekräfte in Haus Schwansen nach wie vor einen großen Stellenwert einnehmen. Zum dauerhaften Gelingen trägt hier nicht nur
die Unterstützung des Pflegedienstleiters bei, der die musiktherapeutischen
Gruppensitzungen als Pflegekraft unterstützt und selbst auch die musikalische Einzelbegleitung Demenzkranker im Spätstadium durchführt. Auch der
viermal im Jahr stattfindende Qualitätszirkel „Musikalische Begleitung",
der unter der Leitung der Musiktherapeutin für die musikalisch tätigen Pflegekräfte in Haus Schwansen durchgeführt wird, ist als Gelegenheit für die
kontinuierliche Weiterbildung, Selbsterfahrung und den Erfahrungsaustausch der Teilnehmer untereinander anzusehen und kann als weitere positive Rahmenbedingung für die Fortführung der musikalischen Begleitung
gewertet werden.

Zusätzlich zu diesem professionellen Coaching durch eine ausgebildete
Musiktherapeutin kommen weitere äußere Rahmenbedingungen, z.B. das
Vorhandensein verschiedenster Musikinstrumente wie Gitarren, Flöte, Kla-

vier, Kalinda, Ocean Drums, Trommeln, Mundharmonika und vieles mehr. Des Weiteren sind ein CD-Player und verschiedene CDs vorhanden. Als Räumlichkeiten werden für die Gruppenmusiktherapie die Eingangshalle sowie für die Musiktherapie in den Wohngruppen die Wohngruppenräume genutzt. Die Räumlichkeiten werden vor der Therapie von den Mitarbeitern des Hauses vorbereitet, indem Sitzmöglichkeiten für die Teilnehmer in einem Kreis und die Musikinstrumente bereitgestellt werden. Einzeltherapien mit einer Dauer von 50 Minuten finden mit der Musiktherapeutin in den Bewohnerzimmern statt und werden von den Bewohnern selbst oder deren Angehörigen finanziert. Die 45-50 Minuten dauernden Gruppentherapien, die Musikalische Begleitung der Inselbewohner sowie der Qualitätszirkel „Musikalische Begleitung" werden zum Teil aus dem Budget des Hauses Schwansen und zu einem anderen Teil aus Spenden finanziert. Sicherlich notwendig ist auch die Bedingung, dass die musikalische Begleitung durch Pflegekräfte auf freiwilliger Basis geschieht, da nur auf diese Weise von einer Erfolg versprechenden Begleitung ausgegangen werden kann. Die am Qualitätszirkel beteiligten Mitarbeiter tun dies mit Begeisterung und empfinden die musikalische Begleitung als Bereicherung.

Ziele

Die Musiktherapie hat nicht nur im Heimkonzept des Hauses ihren festen Platz, sondern wurde auch in einem Pflegestandard beschrieben. Als Ziele werden dort genannt:

- „Durch Musik fühlt sich der Mensch mit seinen augenblicklichen Fähigkeiten wahrgenommen und Entwicklung findet statt.
- Der Mensch wird in seiner augenblicklichen Gefühls- und Stimmungslage erreicht, angenommen und begleitet, solange er möchte.
- Es wird ein „Zeitfenster" geschaffen, um über Musik Gefühle auszulösen und Erinnerung zu wecken.
- Musik hilft, den Tagesablauf zu strukturieren und beeinflusst die Atmosphäre im Haus.
- Musik fördert die Bewegung am Ort und Fortbewegung." (Haus Schwansen 2007)

Dass diese Ziele von den Mitarbeitern des Hauses kontinuierlich verfolgt werden, zeigen zahlreiche geplante und ungeplante musikalische Aktivitäten im Haus, wie z.B. das wöchentlich angebotene Tanzcafé, das gemeinsame Singen im Rahmen der täglichen Ergotherapie, die einmal in der Woche stattfindende Sitztanzgruppe, die monatlich terminierte Taizé-Gebetsstunde, die spontane musikalische Begleitung im Rahmen der Pflege und nicht zuletzt die musiktherapeutischen Gruppen- und Einzeltherapiesitzungen. Diese Fülle musikalischer Aktivitäten spiegelt den Stellenwert wider, der in Haus Schwansen der Musik eingeräumt wird und deren Wirkung eine Führungskraft buchstäblich auf den Punkt bringt mit den Worten:

Mitarbeiter: *„Musik, das ist mein Lebenselixier" (Beobachtungsnotizen 2009).*

Die persönlichen Handlungsziele und -strategien der musiktherapeutisch tätigen Mitarbeiter fügen sich in den durch das Haus vorgegebenen Rahmen der musikalischen Begleitung ein. Von den im Standard formulierten Zielen teilweise abweichend, formulieren die Mitarbeiter in Haus Schwansen noch zwei weitere Ziele, die sie während ihrer musiktherapeutischen Arbeit oder im Rahmen der Musikalischen Begleitung verfolgen. Diese sind:

- Bewohnern ermöglichen mit sich selbst und anderen in Kontakt zu treten,
- Bewohnern ermöglichen Gefühle auszudrücken.

Aufgrund der bei Menschen mit Demenz einhergehenden Schädigung der Hirnstruktur lassen die verbalen Fähigkeiten, die es ihnen bisher ermöglichten, Kontakte zu anderen aufzubauen, nach (Lind 2007, 36). Den Betroffenen fällt es außerdem schwer, sich auf eine Sache zu konzentrieren; ihre Wachheit (Vigilanz) verändert sich; zunehmend kommt es vor, dass sie am Tage häufiger einschlafen und auch ihre sprachlichen Fähigkeiten versiegen zunehmend. Diese Symptome führen dazu, dass es ihnen schwerer fällt, sich selbst, ihren Körper, ihre verbliebenen Fähigkeiten zu spüren und zu anderen Menschen in Kontakt zu treten. „Wo Sprache versagt, scheint für uns die Möglichkeit zu schwinden, unsere Form, unser Selbst, mit anderen aufeinander abzustimmen" (Aldridge 2000, 11). Menschen mit Alzheimer Demenz reagieren auf diesen Verlust sehr häufig mit motorischer Unruhe. Durch die Bewegungszunahme versuchen sie über ihren Körper den vorhandenen Wissensverlust im Hier und Jetzt zu kompensieren. Eine Sedierung oder gar Fixierung würde die gespürten Körperverlustängste noch verstärken (Bienstein/Fröhlich 2007, 21). Genau hier kann die Musiktherapie einen therapeutischen Effekt erzielen. So berichtet Aldridge (2000) von Forschungsarbeiten (Brotons/Pickett-Cooper 1996), die belegen, dass Patienten mit Alzheimer während und nach der Musiktherapie deutlich weniger Unruhe zeigten als vorher. Es wurde außerdem beobachtet, dass Verhalten wie Umherlaufen, Schreien, Hände reiben, Unfähigkeit still zu sitzen oder zu liegen, schnelles Sprechen sowie zwanghaftes Wiederholen von Wörtern nachließ. Als musikalische Interventionen wurden Singen, instrumentales Spiel, Tanz und Bewegung nach Musik, sowie Komposition, Improvisation und Spiele eingesetzt (Aldridge 2000, 49 f.).

In Haus Schwansen ist man sich des Zusammenhanges zwischen den schwindenden verbalen Fähigkeiten der Bewohner und den damit verbunden Schwierigkeiten voll bewusst. Die Mitarbeiter haben daher das Ziel, den Bewohnern mit der Musiktherapie und der musikalischen Begleitung zu helfen, mit sich selbst und anderen Kontakt aufzunehmen:

Mitarbeiter: *„Ja, und ich denke auch, das Problem bei den dementen Menschen ist ja doch tatsächlich, zu sich selber und zu anderen Menschen in Kontakt zu kommen und die sprachlichen Fähigkeiten werden ja eben auch weniger und sich ausdrücken zu können, sich verständlich machen zu können und vielleicht hilft es so mit einem fertigen Text, der im Rahmen eines Volksliedes. Manche fertigen Texte, die eben Jahrhunderte schon alt sind, die können eben genau das ausdrücken, was er auch empfindet, also Texte von Volksliedern, das ist ja so Allgemeingut bei diesen Menschen, die jetzt so um die 80, 90 Jahre alt sind. Die sprechen ja von Abschied, von Schmerz, von Heimweh, von Trauer, von, ja und ich denke mal so, am Ende eines Lebens ist das ja eigentlich auch eine Aufgabe, auch für diese Menschen so ihr Leben oder, ja ihr Leben aufzuarbeiten und ich glaube, dass sie, weil die Musik ja Gefühle anspricht, dass sie das so ein Stück weit jetzt auch leisten können mit Hilfe der Musik. (Interview 7, 2009)*

Die Möglichkeit, einen Kontakt zu anderen aufzubauen, haben die Demenzkranken im Rahmen der Musiktherapie auf vielfältige Weise. So wird z.B. beim Begrüßungslied jeder persönlich mit Namen angesungen und von der Therapeutin mit Handschlag begrüßt. Die Mitarbeiter bieten über die

Musik den Demenzkranken den Kontakt an und versuchen gleichzeitig deren aktuelle Befindlichkeit wahrzunehmen:

Mitarbeiter: „Und für mich, beim Begrüßungslied habe ich auch Zeit zu spüren und zu gucken, wie ist denn heute die Lage, was ist denn hier heute so. Und zwischen Begrüßungs- und Abschiedslied ist eben dann alles möglich, aber die beiden Sachen, die stehen fest."

Interviewer: „Und ich hab so beobachtet, dass in dem Moment, wenn die Bewohner sozusagen angesungen werden und begrüßt werden, dass dann auch, ja dann werden sie auch aufmerksam. Also, das kann man schon sehen, das ist schon sehr wichtig, dass Sie dann auch kurz rumgehen und mit allen, ja, direkt kommunizieren, das finde ich schon sehr toll."

Mitarbeiter: „Ich denke, das ist einmal die Musik, aber es ist, denke ich, angesehen werden, also glaube ich, also ich spüre, also ich könnte noch so schöne Musik machen, wenn ich sie aber nicht anschaue dabei, dann wäre das schon, also, das wäre es nicht, also es ist die Ansprache wichtig (…). Aber ich denke, dass jeder Mensch von uns auch gerne wahrgenommen werden will und angesehen werden will."(Interview 7, 2009)

Den Mitarbeitern in Haus Schwansen ist außerdem bewusst, dass sie das Ziel, zu anderen in Kontakt zu kommen, nur über Live-Musik erreichen können und dass das Abspielen von CDs oder die Dauerberieselung durch ein Radio dies niemals zu ersetzen vermag:

Interviewer: „Und sehen Sie denn einen Unterschied zwischen Musik, die einfach über einen CD-Spieler abgespielt wird und Ihrer eigenen Musik, die Sie machen?"

Mitarbeiter: „Also, ich komme immer mehr dazu, immer mehr handgemachte Musik zu machen, immer weniger vom Band, obwohl sie sicherlich perfekter ist und alles, aber es hat ja damit zu tun, dass ich nicht nur die Musik anbiete, sondern eben auch mich, als Person, also ich biete ja eine Beziehung an." (Interview 7, 2009)

Aufgrund der hirnorganischen Beeinträchtigungen nimmt mit fortschreitender Krankheit die Fähigkeit der Demenzkranken ab, Gefühle aktiv auszudrücken. Mit Hilfe der Musiktherapie entstehen neue Möglichkeiten, emotionalen Ausdruck zu fördern und expressive Fähigkeiten zu sichern

(Aldridge 2000, 23). Um Gefühlen Ausdruck zu verleihen, eignet sich bei Demenzkranken der Einsatz von Musik ganz besonders. Die Fähigkeit zu musizieren bleibt im Verlauf der Demenzerkrankung sehr lange erhalten, da sie in anderen Hirnregionen angesiedelt ist als die linguistischen Fähigkeiten (ebd., 38). Unsere Beobachtungen zeigen, dass zunächst teilnahmslose Bewohner beim Singen von Liedern „aufwachen" und auf einmal den Text vollständig erinnern und mitsingen können:

Danach teilt Frau X. Liederbücher aus und es werden einige alte Volkslieder gesungen. Einige Bewohner lesen hierbei den Text ab, andere kennen ihn auswendig. Erstaunlich ist, dass auch Bewohner, die sonst kaum ein Wort sagen, hier auf einmal ganze Strophen mitsingen (Beobachtungsnotizen Ergotherapie 2009).

Die Mitarbeiter in Haus Schwansen wollen mit ihrer musikalischen Arbeit den Bewohnern die Möglichkeit geben, jenseits ihrer sprachlichen Fähigkeiten Gefühlen, positiven wie negativen, Ausdruck zu verleihen:

Mitarbeiter: *„Ja, das Tolle ist doch, dass Musik unsere Gefühle anspricht. Und dass wir uns auch, also Musik geht direkt ins Herz" (...)*

Interviewer: *„Gibt es denn auch manchmal so, ich sag jetzt mal negative Emotionen, also, obwohl, das ist vielleicht auch der falsche Ausdruck, dass mal jemand weint, oder so?"*

Mitarbeiter: *„Ja".*

Interviewer: *„Können Sie mal ein Beispiel erzählen, fällt Ihnen dazu etwas ein?"*

Mitarbeiter: *„Ja, eigentlich habe ich das öfter und ich versuche, mir den Schrecken darüber auch dann abzugewöhnen bzw. eigentlich hat ja niemand gerne, wenn jemand weint. Aber hier im Haus sehe ich das anders. Da sehe ich Weinen auch an als einen Ausdruck von emotionaler Lebendigkeit und wenn jemand wirklich jemand so angesprochen ist, also wir hatten das heute zweimal."*

(...)

Mitarbeiter: *„Ich denke mal, das löst einfach, kann halt auch Traurigkeit auslösen (...).*

Mitarbeiter*: „Also, ich denke, dass das Weinen ein Zeichen ist von Ganz-stark-Angesprochensein und es geht darum, so eine Atmosphäre irgendwie herzustellen, wo das eben auch möglich ist."* (Interview 7, 2009)

Handlungsstrategien der Mitarbeiter
Um die genannten Ziele zu erreichen, verfolgen die Mitarbeiter in Haus Schwansen im Rahmen der Musiktherapie und der musikalischen Beglei-tung verschiedene Handlungsstrategien, die nachfolgend ausführlicher be-schrieben werden. Zu diesen gehören:
- Individualisierung der Therapie und Begleitung durch Bezugnahme auf die Biografie der Bewohner,
- Musikalisierung der alltäglichen Pflege,
- Validierende Musiktherapie,
- Inselmusik und Musikalische Sterbebegleitung[24].

Individualisierung durch Bezugnahme auf die Biografie der Bewohner
Um die Bewohner im Rahmen der Musiktherapie individuell ansprechen, bzw. „ansingen" oder „anmusizieren" zu können, holen die Mitarbeiter zu-nächst Informationen über die musikalische Biografie der Bewohner ein. Für die Biografiearbeit existiert ein hauseigener Standard, in dem aber die musikalischen Vorlieben und Fähigkeiten der Bewohner nicht ausdrücklich als Erhebungsgegenstand genannt werden (Haus Schwansen 2002). Gleichwohl sind in den Biografiebogen für die Bewohner Fragen nach Lieblingsliedern und künstlerischen (und damit auch musikalischen) Tätig-keiten integriert (PflegeZeit Dokumentationssysteme GmbH 2006). Für die Bewohner der Insel wird außerdem eine spezielle musikalische Anamnese bei den Angehörigen mit einem Fragebogen erhoben.
Mitarbeiter*: „Nach und nach hab ich, weiß ich ja, also gibt es ja hier diese Biografiebögen, die erstellt werden und das ist für mich ganz wichtig, dass ich einfach ein bisschen auch weiß aus dem Leben der Menschen und inzwi-schen ist es ja so, dass auch einige durchaus musikalische Fragen dort drin sind, also, hat Musik eine Rolle gespielt im Leben, haben sie, hat derjenige*

---

[24] Dieser Teil der Musikalischen Begleitung wurde in diesem Buch bereits ausführlich im Abschnitt Leben der Bewohner in verschiedenen Gruppen beschrieben.

ein Instrument gespielt, zu welchen Gelegenheiten hat derjenige gern ge-
tanzt, oder wie war die musikalische, wenn das noch jemand weiß, also
Ehefrau oder Kinder oder so, wie das, wie war die, was war in der Kind-
heit, hat es da Lieder gegeben oder so." (Interview 7, 2009)

Diese Informationen ermöglichen der Musiktherapeutin wie auch den
musikalisch begleitenden Pflegekräften individuell auf die Bewohner einzugehen und selbst Bewohner zu aktivieren, die sonst eher zurückhaltend
oder schwer integrierbar sind. Da den Demenzkranken sehr häufig ein aktu-
eller Zeitbezug fehlt, vermag die Thematisierung von Musik, Gesang und
Geräuschen aus der Kindheit und Jugend die Demenzkranken besonders anzusprechen. Die Erfahrungen in Haus Schwansen zeigen, wie die Bewohner,
die gefühlsmäßig in ihrer Kindheit und Jugend verhaftet sind, emotional erreicht werden können.

Mitarbeiterin*: „Ja, also, ich hab mit diesem Klang, mit diesem Geräusch,*
diesem Glöckchen wollte ich eine Brücke schlagen in ihre eigene Welt, in
ihre Kinderwelt und das kann ja die Musik, also das kann die ja mit ganz
wenigen Mitteln, also sogar mit so Glöckchen. Weil sie ja durchaus auch
sagte, genauso hat es sich angehört. Und schon ist sie auch gefühlsmäßig in
ihrer Kindheit. Und ich denke, die Musik kann eben auch so jemand dann
wirklich, sie ist ja sonst Frau X, sehr, hat ja also, dass die heute z. B. mitge-
sungen hat oder dass sie nachher getanzt hat, das ist etwas ganz Besonde-
res, (…)." (Interview 7, 2009)

So vermag die Musik gleichsam als Schlüssel die Welt der Demenzkran-
ken aufschließen und den Umgang mit den Demenzkranken erleichtern
(Schneeberger/Jahn/Marino 2008, 89). Diese Erfahrung wird in Haus
Schwansen geteilt und daher als Handlungsstrategie zur Erleichterung der
Pflege Demenzkranker eingesetzt.

Musikalisierung der Pflege
Die zweite Handlungsstrategie der Mitarbeiter, die wir in diesem Buch als
Musikalisierung der Pflege bezeichnen, resultiert ebenfalls aus dem ein-
gangs beschriebene Projekt „Abschiedsmusik", in dem von Anfang an das
Ziel einer Musikalisierung der Pflege verfolgt wurde (Schüler 2003, 14 ff.).
Damit ist gemeint, dass Pflegekräfte und therapeutisch tätige Kräfte, wie

z.B. Ergotherapeuten, musikalische Aktivitäten in ihre alltägliche Arbeit, z.B. in ihre grundpflegerischen Tätigkeiten, spontan integrieren. Im hauseigenen Pflegestandard wurde dies als musikalische Aktivität definiert und der dafür erforderliche Zeitaufwand auf zwei bis fünf Minuten geschätzt (Haus Schwansen 2007c). Da die musikalischen Aktivitäten spontan und ungeplant erfolgen, konnten im Rahmen des Leuchtturmprojektes Demenz TransAltern bisher keine derartigen Situationen beobachtet werden. Die Gespräche mit den Mitarbeitern und die teilnehmende Beobachtung am Qualitätszirkel „Musikalische Begleitung" zeigen aber deutlich, dass eine Musikalisierung der Pflege tatsächlich realisiert wird:

Die Musiktherapeutin fordert nach der Erklärung der Instrumente die Teilnehmer auf, Geschichten von Situationen zu erzählen, in denen die Musik ihnen geholfen hat, mit den Bewohnern in Kontakt zu kommen oder schwierige Situationen zu bewältigen. Die Teilnehmer beschreiben die meist positiven Reaktionen der Bewohner auf die Musik. Frau X schildert das sehr gute Singvermögen einer Bewohnerin und erläutert, warum es gut ist, sie singen zu lassen. Sie singt allerdings Lieder, die die Pflegenden nicht kennen und die Musiktherapeutin erklärt, dass sie zu einer bestimmten christlichen Gemeinschaft von Menschen gehört, die aus (Landschaft) geflüchtet sind und dass diese Lieder aus dem sog. Reichsliederbuch sind. Man beschließt dieses Buch zu besorgen und mit der Bewohnerin diese Lieder zu singen. Eines dieser Lieder singt die Musiktherapeutin vor und die Teilnehmer erkennen dieses Lied: „Ja, das singt sie" und stimmen ein. Es folgt ein längerer Austausch über diese Bewohnerin und deren Biografie. (Beobachtungsnotizen Musik-AG 2009)

Musikalisierung der Pflege manifestiert sich in Haus Schwansen auch darin, dass die Musik als Mittel genutzt wird, um Übergänge zwischen einzelnen Aktivitäten oder die Fortbewegung von einem Ort zum anderen zu erleichtern. Durch die Musik-Arbeitsgruppe wurden hierzu so genannte Rituallieder gedichtet, die Übergänge, z.B. vom Frühstück zur Ergotherapie oder von der Ergotherapie zum Mittagessen, erleichtern.

Mitarbeiter*: „Ich weiß, es gab diese Musik-AG am Anfang, die haben zum Beispiel diese Rituallieder entwickelt. Gehen wir mal rüber vom Frühstück zur Ergotherapie wird ein Rituallied gesungen."*

Interviewer: *„Wie heißt das?"*

Mitarbeiter: *„Gehen wir mal rüber, gehen wir mal rüber zu X, da kann man schöne Dinge tun"*

(…)

Mitarbeiter: *„Ja, also ich sing dann immer, ja zum Beispiel nach dem Märchenlesen bis zwanzig vor zwölf, bevor wir umstellen, und mein Übergangslied zum Wieder-Umstellen ist dann immer „Wir haben Hunger, Hunger, Hunger". (Interview 6, 2009)*

Eine Mitarbeiterin berichtet von ihren Erfahrungen mit der Musik, als sie ihre pflegerische Tätigkeit in Haus Schwansen aufnahm, und wie sie die Musik pflegerisch nutzen kann, um Pflegeziele, z.B. zur Bewegung, zu erreichen:

Mitarbeiter: *„Also, als ich ins Haus kam, ich hab hier ein, zwei Tage Praktikum gemacht, um mir das anzugucken und da hab ich, da ist mir aufgefallen, dass gesungen wird im Haus und zwar dann so Volkslieder und die Mitarbeiter sangen alle mit und hab ich gedacht, na ja, singen war für mich kein Problem, ich hab auch immer früher gerne gesungen und hab und kenn mich auch gut aus in der Musik, aber es hat sich verselbständigt das Singen und es ist ein Teil des Alltagslebens und des Alltags auch der Tagesstruktur und Singen hat ja nun auch bekanntermaßen ganz viele positive Wirkungen, so, und das muss ich sagen, das hab ich bestätigt gefühlt."*

(…)

Mitarbeiter: *„Ja, wir gehen über den Flur und singen, wenn Menschen nicht gut laufen können, dann helfen wir ihnen auf die Beine zu kommen und dann werden Wanderlieder gesungen. Wanderlieder, zu einem Wanderlied gehen die Füße einfach besser voran, als wenn man stumm ist. So, und dann kommen alte bekannte Assoziationen und dann plötzlich geht das Laufen." (Interview 2, 2008)*

Diese Ergebnisse zeigen, dass auch im Rahmen der Pflege die spontane Integration musiktherapeutischer Elemente bei Demenzkranken Erstaunliches zu erreichen vermag. Man kann davon ausgehen, dass hier für Pflegekräfte ein Handlungsfeld mit vielen weiteren Möglichkeiten liegt, welches in tiefer gehenden Forschungsarbeiten noch genauer untersucht werden müsste.

Validierende Musiktherapie

Die dritte Handlungsstrategie betrifft die validierende Musiktherapie, die Bezug auf die (Integrative) Validation nach Richard (2000, 2006) und Feil/de Klerk-Rubin (2005) nimmt und deren Grundprinzipien folgt. Validation fordert die uneingeschränkte Akzeptanz der Gefühle des Gegenübers, „denn diese sind echt und wahrhaftig" (Hoffmann 2003, 10). Musiktherapeuten verstehen daher ihre Arbeit als prozess- und weniger produktorientiert (ebd.). „In der Methode der Validation verwendet man Einfühlungsvermögen, um in die innere Erlebniswelt der alten, desorientierten Person vorzudringen. Einfühlungsvermögen – „in den Schuhen des anderen gehen" – schafft Vertrauen. Vertrauen schafft Sicherheit, Sicherheit schafft Stärke – Stärke stellt das Selbstwertgefühl wieder her, Selbstwertgefühl verringert Stress. Validationsanwender haben die Signale des anderen Menschen aufzufangen und in Worte zu kleiden. So validieren sie ihn und geben ihm seine Würde zurück" (Feil/de Klerk-Rubin 2005, 15). In der Musiktherapie werden die von den Demenzkranken ausgehenden Signale, Gefühle und Antriebe nun nicht einfach in Worte gekleidet und zurückgegeben, vielmehr werden die von den Bewohnern ausgehenden musikalischen Impulse wahrgenommen und auch musikalisch zurückgespiegelt. Das Gehen in den Schuhen des anderen erfolgt hier also auf musikalische Weise:

Die angesprochene Bewohnerin freut sich mit einem Lächeln über diese persönliche Ansprache, sie schaut die Therapeutin an und antwortet, leider unverständlich, Laute wiederholend. Die Therapeutin versucht zu verstehen, ohne dass sie der Bewohnerin ihre eigene sprachliche Unfähigkeit spiegeln würde. Die Therapeutin nimmt außerdem während der ganzen Therapiestunde die musikalischen Impulse der Bewohner auf. Eine Bewohnerin fängt mit einem Instrument an einen Takt zu schlagen, die Therapeutin greift diesen Takt mit der Gitarre auf, daraus entwickelt sich ein Lied: „Winter ade", dann fangen einige Bewohner an mitzusingen. (Beobachtungsnotizen Musiktherapie 2009)

Die teilnehmenden Beobachtungen an der Musiktherapie und dem Qualitätszirkel „Musikalische Begleitung" sowie die Interviews mit Mitarbeitern zeigen, dass das Konzept der validierenden Musiktherapie von den beteiligten Mitarbeitern sichtbar gelebt wird und in deren Handlungsstrategien fest verankert ist:

Mitarbeiter: „*(...) das ist also das, was zur validierenden Musiktherapie eben dazugehört, zu gucken, den Menschen da abzuholen, wo er ist. Ich kann natürlich alles Mögliche über ihn lesen, aber am besten ist es doch, er zeigt mir selber, wo er steht. Und das zeigt er eben, indem er plötzlich ein Motiv ansummt und ich denke, was kann es sein, es kommt mir vielleicht bekannt vor, ich versuche drauf einzugehen, ja, dabei hatten wir doch diese schöne Situation mit „Es freit ein wilder Wassermann", wo plötzlich die Professorin da dann den Text kannte. Eine Bewohnerin summte etwas, es kam mir bekannt vor, und mir fielen dann irgendwie die ersten drei Zeilen ein und oftmals ist es eben so, mir fällt vielleicht eine Zeile ein, ein Stück, ein Puzzleteil und dann gibt es aber andere Bewohner, die, das setzen wir dann gemeinsam zusammen und das schafft natürlich ganz was anderes, als wenn ich mir vorne wie ein Lehrer, da kommt meine Lehrergeschichte wieder rein, ja, ein Lehrer muss natürlich was planen und hat ein Lernziel, was er erreichen muss. Ich hab auch ein Ziel, aber das ist nicht so dergestalt, dass ich eine gewisse, dass ich eine bestimmte ästhetische, irgendwas erreichen muss in dem Falle, sondern mein Ziel ist, ich möchte den Bewohner erreichen und ihn da abholen, wo er ist. Und wenn ich da eine rhythmische Bewegung erlebe, oder ein Klang, oder ein Ton oder eine Melodie, versuche ich, darauf einzugehen und, ja, das oberste Ziel ist ja nicht die Musik, sondern das oberste Ziel ist, in Kontakt zu kommen. (Interview 7, 2009)*

Die Gefühle des anderen wahrzunehmen, zu akzeptieren und zu spiegeln bedeutet auch, sich mit den negativen Gefühlen der Bewohner auseinanderzusetzen. Auch dies wird im Rahmen der validierenden Musiktherapie gelebt. Die Mitarbeiter verstehen sich nicht als Stimmungsmacher für die Bewohner, sondern alle Gefühle der Bewohner haben ihre Berechtigung.

Mitarbeiter: „*Ja. Und, Stichwort Validieren heißt dann natürlich auch, auch eine Stimmungslage validieren. Also, wenn da wie heute Morgen doch eher so ein bisschen gedämpfte Stimmung war und nun nicht gerade so, und jetzt machen wir Musik und so, jetzt ist es lustig und gestern war Rosenmontag und so, auch da dann nicht irgendwie was machen wollen oder was herstel-*

len wollen, sondern sich einfinden in diese Stimmungslage und diese vielleicht auch aufnehmen. " *(Interview 7, 2009)*

Die Mitarbeiter erhalten außerdem im Rahmen der Musik-Arbeitsgruppe gezielte Anleitung in der Wahrnehmung der Wirkung ihrer musikalischen Aktivitäten, da man sich der mächtigen Wirkung von Musik durchaus bewusst ist. Über die Methode der Selbsterfahrung haben die Mitarbeiter die Möglichkeit, sich selbst als Empfänger von Klang und Rhythmus zu erfahren und ihre dabei entstehenden Gefühle zu beobachten. Auf diese Weise haben sie die Möglichkeit zu verstehen, wie die einzelnen musikalischen Aktivitäten auch auf ihre Bewohner wirken könnten und wie wichtig es ist, die Bewohner bei der musikalischen Begleitung gut zu beobachten. Sie lernen dabei, dass Musik auch stören kann.

Mitarbeiter*: „Ansonsten will ich gerne vermitteln ein bisschen, ja, dass man besser auch weiß, was man tut, also wenn man, ja, wenn man, dass man zum Beispiel nicht jemandem ein Instrument aufnötigt oder so etwas oder nicht jemand, ja also nicht so übergriffig ist oder so, dass man auch ein bisschen vorsichtig ist, denke ich gerade, auch mit Musik. Nun hat es sich herumgesprochen, aha, Musik ist also was Gutes und schon ist ja dann auch wieder das andere da, das Extrem, also das ist einfach auch, also Musik kann man ja, das ist ja Folter. Also, und da möchte ich gerne auch, dass wir also sensibel sind für das, was Musik auch wirklich ist, es ist ein mächtiges Mittel und dass wir einfach vorsichtig damit umgehen und dass wir wissen, was wir tun. Und ein bisschen Stück als Selbsterfahrung auch, dass wir selber auch an uns erfahren. Wie fühlt sich das denn an. Also es ging das ganze letzte Jahr darum, also doch für die Inselleute ein Angebot zu machen durch die, durch die Mitarbeiter. Und da haben wir hier alle gesessen in diesen hohen Stühlen mit Decke rüber und, oder so, oder Füße hoch, auf und Augen zu, und ich habe für sie gespielt und sie haben, haben also, zum Beispiel dann auch genau erfahren, wie ist das eigentlich, wenn etwas zu nahe dran ist. Oder für mich ist es zu nahe, aber für jemand anders ist nicht, ist es gerade richtig. Dass es da nicht um richtig und falsch geht, sondern dass man sich bewusst macht, das kann es, so ist es, es ist alles richtig. Aber, dass wir vorsichtig sein müssen und dass wir, also ich meine, hier im Haus sind die ja nun gewohnt, auch wirklich auf Mimik, Gestik zu achten und dass sie das, dass sie da nicht in dem Moment, wo sie Musik*

machen, müssen sie noch viel mehr machen, weil, man muss sich auch weh-
ren können dagegen. Und gerade diese ganz wehrlosen Menschen (...)" (In-
terview 7, 2009)

Zur validierenden Musiktherapie gehört auch, die Bewohner anzuschau-
en, in einem freundlichen Ton mit ihnen zu sprechen und zu singen, sich an
das meist verlangsamte Tempo der Bewohner anzupassen sowie Pausen und
Wiederholungen zu machen:

Mitarbeiter*: „Da sind Menschen versammelt, wo kaum noch verbale Fähig-*
keiten da sind, auch nicht, weder aktiv noch, auch nicht passiv. Und die
sehr darauf angewiesen sind, dass man sie anschaut und da hab ich auch
so, der Ton macht die Musik. Die Art zu sprechen, dem entnehmen sie, ob
ich es freundlich meine mit ihnen oder nicht. Und ich muss mich ihrem
Tempo anpassen, deswegen, da werde ich noch langsamer und haben Sie
sicherlich auch heute gemerkt bei diesem Lied „Glück auf", wir waren noch
viel zu schnell, wir mussten viel langsamer, also, ich denke, so machen wir
immer die Erfahrung, dass es auch manche Inhalte, ja, es dauert einfach,
ehe das ankommt. Und zu diesem Langsamer-Werden oder Sich-dem-
Tempo-Anpassen gehört ja auch, keine Angst haben vor Wiederholungen.
Also, das muss immer Schlag auf Schlag gehen und wir singen hier nicht
das Liederbuch leer und wir, ich glaube, dafür haben die Menschen, ich
glaube ihre geistigen Fähigkeiten, die mögen ja noch nachlassen, aber sie
haben mehr, also ich denke, diese Menschen haben viel mehr so einen Sinn
für, ob das stimmig ist, eher so, also die haben irgendwie ganz wache Füh-
ler, so wie ist das jetzt hier, komm ich hier überhaupt vor. Oder wird mir
hier was, ich soll jetzt hier fröhlich sein und ich soll jetzt dies und das. Und
wenn es wirklich um sie geht und sie können manchmal auch ganz wenig
schaffen, aber wenn einer wirklich sich gemeint gefühlt hat, das ist doch
schon mal was."

(...)

Mitarbeiter*: „Also, es kommt nicht darauf an, ob wir alle drei Strophen*
oder alle fünf können und ob das richtig ist, oder ob wir die erste Strophe
gleich dreimal singen und dann noch einmal auf lala oder so. Und dann na-
türlich auch irgendwie Zeit lassen, auch Pausen gehören zur Musik. Auch
Pausen, dass da auch was kommen kann, also ich merk schon, das ist natür-

lich schon in meiner Verantwortung, dass ich denke, na ja, musst doch jetzt was sagen oder so, aber andererseits auch das Gleichgewicht zu finden, zu sagen, ne, jetzt ist gerade nichts. So, und so eine Pause auch zu ertragen, weil manchmal dann plötzlich tönt da irgendwas oder es kommt irgendwas, oder es kann auch mal was gesagt werden, was ja, es muss aber auch Platz dafür sein, das ist auch mein Anliegen." *(Interview 7, 2009)*

Interaktion zwischen den Akteuren

Die Gruppenmusiktherapie ermöglicht, wie andere Gruppenaktivitäten auch, zunächst einmal den Kontakt der Bewohner untereinander sowie den Kontakt zur Musiktherapeutin und zu den anderen teilnehmenden Pflegekräften. Dies ist zunächst einmal als wertvoll anzusehen, denn ohne dieses Angebot wären Interaktionen, wie z.B. der gemeinsame spontane Tanz zweier Bewohnerinnen undenkbar. Gerade vor dem Hintergrund verblassender sprachlicher Fähigkeiten, bietet die Musiktherapie den Demenzkranken eine Möglichkeit des *gemeinsamen Tuns*, welches sich an den noch vorhandenen Fähigkeiten der Bewohner orientiert und ihre Defizite weniger spürbar werden lässt. Die Beobachtung zeigt sehr deutlich, dass die Pflegekräfte das Verhalten der Bewohner nicht korrigieren wollen, auch wenn das Verhalten gerade nicht zum geplanten Ablauf passt. So wird z.B. eine unruhige Bewohnerin, die immer wieder aufsteht, durch die Pflegekraft zunächst zur Toilette begleitet, ein anderes Mal wird das Aufstehen der Bewohnerin genutzt, um sie zum Tanz aufzufordern. Unpassendes Verhalten wird somit nicht ablehnend korrigiert, sonder behutsam gelenkt.

Während der Einzeltherapien und der Inselmusik entsteht ein intensiver Kontakt zwischen der Therapeutin oder der Pflegekraft und dem Bewohner. Über das Medium der Musik oder die Stimme der Pflegekraft erfährt der Bewohner intensive menschliche Zuwendung. Hierbei erweist es sich als positiv, wenn Therapeut und Bewohner sich schon länger kennen:

Mitarbeiter: *„Und inzwischen ist sie ja auch eben Inselbewohnerin und jemand, die ja also wenig Resonanz zeigen kann und da hilft es mir eben auch einfach, dass wir so eine gemeinsame Geschichte haben einfach. Was wir miteinander erlebt haben, dadurch, dass ich, ich kenne sie zwar nur aus der letzten Station ihres Lebens, aber immerhin."* *(Interview 7, 2009)*

Ergebnisse der Musiktherapie und Musikalischen Begleitung
Die bisher beschriebene überaus intensive musiktherapeutische und pflegerische Arbeit würde wohl kaum durchgeführt werden, wenn sich nicht auch
sichtbar positive therapeutische und pflegerische Ergebnisse mit ihr verbinden ließen. Positive Ergebnisse werden z.B. für eine Bewohnerin als Fähigkeit beschrieben, in der Gruppe zu leben, als Reduktion von herausforderndem Verhalten (Aggressivität, Abwehrverhalten, Unruhe, Wandern) und als
Fähigkeit, mit anderen Menschen Kontakt aufzunehmen:

Mitarbeiter*: „ (...) dass die heute zum Beispiel mitgesungen hat oder dass
sie nachher getanzt hat, das ist etwas ganz Besonderes, weil sie eher so auf
Krawall gebürstet ist. Und eher, ja auch viele verbale Möglichkeiten auch
hat und ganz, sehr abwehrend immer noch ist. Hat ihr Leben lang alleine
gelebt, musste alleine durchkommen"*

Interviewer*: „und jetzt in einer Gruppe."*

Mitarbeiter*: „und jetzt muss sie in einer Gruppe sein und konnte sich überhaupt nicht, auf nichts einlassen und war wirklich nur am Flanschen und ist
hin- und hergewandert und war unruhig bis zum Geht-nicht-Mehr und dass
die Musik es ihr ermöglicht, in so einer Gruppe auszuhalten, das ist schon
mal ganz viel und wenn sie dann auch noch mitsingt, wie sie heute gemacht
hat"*

Interviewer*: „und mit der anderen Bewohnerin tanzt (...)"*

Mitarbeiter*: „das stimmt, das ist tatsächlich ein Erlebnis. Das ist etwas, das
kann ich mit Worten nicht machen, ich kann nicht sagen, nun tanzen Sie
doch mal oder es war doch so schön in Ihrer Kindheit, oder denken Sie
doch so. Aber ich weiß von ihr eben, dass sie im Chor gesungen hat und
zwar so, im (Abkürzung Chorname), das ist (Chorname), irgendwie so diese
Geschichte. Und dass sie also durchaus musikalisch ansprechbar ist. Von
daher bin ich ja immer noch mal, also, bei ihr bin ich immer wieder am
Bohren und heute ging es so darum, ob sie denn auch Kanon singen kann.
Natürlich kann sie das." (Interview 7, 2009)*

Mit der Musiktherapie wird aber auch ganz allgemein eine Steigerung
der Lebensqualität der Bewohner verbunden, die sich einerseits in einer un-

gewöhnlichen Wachheit der Demenzkranken, andererseits aber auch in entspannter Schläfrigkeit ausdrücken kann:

Mitarbeiter: „(…) Ich bin sicher, es hat Wirkung. Ich weiß nicht genau, welche. Aber ich bin auch zufrieden damit, wenn es die Wirkung hat, in dem Moment hat sich die Qualität ihres Lebens oder ihres Daseins verändert; und ich sehe das an dem Grad der Wachheit, die da plötzlich ist oder an dem Grad des entspannten Augenzumachens (…). "

Mitarbeiter: „Ich glaube, das Entspanntsein, das ist, glaube ich, eine sehr schöne Sache, wenn der Bewohner sich entspannen kann, also das kann er vielleicht nicht immer und da kann er das endlich. Also, das ist ja auch ein Loslassen. Also, ich hab das so empfunden heute. "

(…)

Mitarbeiter: „ (…) die war wirklich irgendwie, (…) wahrscheinlich eingeschlafen, aber was der Mensch trotzdem hört oder was er an Stimmung mitkriegt, denke ich, also ich sehe das nicht als Niederlage an, wenn mir jemand einschläft, oder so, sondern ich denke, das ist ein Grad der Entspannung und ich sehe es auf den Gesichtern, einfach. Ich sehe die Augen. "

Interviewer: „Was sehen Sie da? "

Mitarbeiter: „So, Schlitzaugen. Ein Strahlen, ein Leuchten, ein Wachsein. " (Interview 7, 2009)

Von den beteiligten Mitarbeitern wird auch angenommen, dass die Musik eine Art inneres Schauen auf das eigene Leben ermöglicht:

Mitarbeiter: „ (…) ich hab ja gar keine Schwierigkeiten irgendwie hinter diesen alten Gesichtern noch so den jungen Menschen zu sehen, oder so. Den ganz gesunden und vitalen Menschen und ich sehe da so die Augen leuchten und blitzen und manchmal ein Schalk und manchmal auch, auch heute, ich fand das auch so schön, diese Frau X, das war ja auch heute, also ein Ausdruck in den Augen, der so zeigte, sie war, also, sie hat auch diese ganze Spannbreite irgendwie überblickt, glaube ich. Sie guckte so in die Ferne und sie hat irgendwie bis in ihre Jugend oder Kindheit geblickt, nehme ich an. Und ein ganz aufmerksames, inneres Schauen, so. " (Interview 7, 2009)

Die Musiktherapie vermag, so berichten Mitarbeiter, außerdem die Stimmung der Bewohner zu verbessern:

Mitarbeiter: *„Und meistens geht es so, es geht mir so, wenn ich komme morgens, dann erkennt die mich tatsächlich nicht. (...) die jubeln da schon wieder, es ist furchtbar hier, und eigentlich ist sie ganz abgeneigt und diese ewige Jubelei hier, und die ist wirklich, die krieg ich, da würde ich sagen, die krieg ich wirklich jedes Mal. Die ist einfach stimmungsmäßig, also, der gehts einfach gut nach dieser Stunde. Sie kann sich darauf einlassen. (...).Und die ist wirklich manchmal am Schimpfen und die ist so schlecht gelaunt und so, das rechne ich mir wirklich zu, dass ihr das nach diesen 50 Minuten wirklich so geht, dass sie sich bedankt und all so was"* (Interview 7, 2009)

Aber nicht nur positive Emotionen, auch weniger positive, wie z.B. Weinen, sind mit der Musiktherapie verbunden. Dies wird aber im Rahmen der Musiktherapie nicht als unerwünscht aufgefasst, sondern als emotionale Lebendigkeit interpretiert und begleitet. Die musiktherapeutische Einzeltherapie scheint gerade für den Umgang mit negativen Emotionen, wie z.B. Wut, geeignet, wie folgende Erzählung illustriert:

Mitarbeiter: *„Ich begleite zum Beispiel eine Frau, was haben wir jetzt, 2009, ich habe begonnen 2001, da war sie gerade neu hier ins Haus gekommen und sie hatte ganz, ganz große Probleme, sich hier einzufinden. War sehr wütend, war noch mobil, war auch sehr verbal, sehr beredt und hat sich, also hat sich mit allen Mitteln gewehrt. Und das ging an die wirklich Substanz, auch sowohl der Pflegekräfte, als auch aller Menschen und dann, da bekam ich den Auftrag, ob ich, also praktisch mit ungeteilter Aufmerksamkeit, ihr begegnen könnte. Einfach, als jemand, der dann auch, damals hatten wir noch 50 Minuten, als ich auch im Einzelkontakt, 50 Minuten, da hatte ich Zeit für sie, das hat so manches kanalisiert. Ich meine, wenn so eine Frau, die noch ganz ja voller Wut ist und auch nicht weiß, was soll sie hier und sie will nach Hause, aber ja auch genau spürt, also, eigentlich haben die auch nicht so richtig Zeit, die Pflegekräfte oder so, also und schon gar nicht alles, was über eine viertel Stunde hinausgeht oder so. Und es kam hinzu, dass eben auch so eine musikalische Indikation da war, sie war in ihren jungen Jahren Arbeitsdienstführerin gewesen. (...) Und dort* *hat sie ganz viel, also als Führerin also diese Singereien auch gemacht. Die Leute angeführt und von daher hat, die konnte jeden Text, also ich bin noch bei ihr angefangen mit, ja, und sie konnte noch aus (Landschaft), sie hat mir erzählen können aus ganz, also ich, also eigentlich wie so eine Psychotherapie, also wirklich, sich zuwenden, hören, nicht so viel fragen, aber erzählen lassen und immer sozusagen, der Katalysator war die Musik, entweder, sie hatte auch mal Klavier gespielt und ich habe dann, was weiß ich, Schumann, kleine, also, was so jeder kennt oder von dem ich annehmen konnte, dass das jeder kennt an klassischen Werken (…) Und ich bin eigentlich mit dieser Frau so mitgegangen und jetzt ist sie in der Insel und jetzt ist es eigentlich eine Begleitung, ja, eine Sterbebegleitung." (Interview 7, 2009)*

Im Rahmen der Inselmusik und der musikalischen Sterbebegleitung sind die Reaktionen der Bewohner wesentlich subtiler. Die Mitarbeiter beobachten, dass Bewohner manchmal die Augen öffnen, versuchen mit den Augen zu fixieren, den Kopf bewegen, sich ihre Körperhaltung, ihr Gesichtsausdruck entspannt oder der Atemrhythmus ruhiger wird.[25]

Ausblick

Aufgrund der hier dargelegten Forschungsergebnisse ist davon auszugehen, dass die Bewohner in Haus Schwansen sowohl von den musiktherapeutischen Gruppen- und Einzeltherapien durch die Musiktherapeutin wie auch von der musikalischen Begleitung durch die Pflegekräfte profitieren. Dies deckt sich mit bereits vorhandenen Forschungsergebnissen zur Musiktherapie. So konnten z.B. Raglio et al. (2008) zeigen, dass musiktherapeutische Interventionen Verhaltensauffälligkeiten und psychiatrische Symptome der Demenz (BPSD=behavioral and psychiatric symptoms of dementia), wie z.B. Agitation, Angst, Apathie, Irritabilität, auffällige motorische Aktivität, Störungen des Nachtschlafes u.a. im Neuropsychiatric Inventory (NPI) gemessene Symptome, signifikant zu reduzieren vermögen (ebd., 161). Auch eine Verbesserung von Depressionssymptomen durch die Musiktherapie wird in dieser Studie beschrieben, hier war der Unterschied zur Vergleichsgruppe, die keine Musiktherapie erhielt, aber nicht signifikant. Neu ist si-

---

[25] vgl. hierzu den Abschnitt zur Inselmusik in diesem Buch

cherlich die Strategie der validierenden Musiktherapie, bei der eine sinnvolle Verbindung zu den Konzepten der Validation nach Feil (2005) und Richard (2000, 2006) geschaffen wird. Diese Verbindung bedarf sicherlich
noch intensiverer Forschung. Auch die Wirkung einer Musikalisierung all-
täglicher Pflegesituationen durch Singen und Musizieren sollte im Hinblick
auf ihren Nutzen für Pflegekräfte und Demenzkranke noch intensiver untersucht werden. Nicht zuletzt ist das vielleicht einzigartige Phänomen der *Inselmusik* als Ausdruck einer intensiven pflegerischen Beziehung zwischen
Pflegekraft und Bewohner zu verstehen und in seiner Bedeutung und Wirkung wissenschaftlich genauer zu beleuchten.

2.5.4 Das Tanzcafé in Haus Schwansen

Im Pflegestandard „Musiktherapie und musikalische Begleitung" (Haus
Schwansen 2007c) sind die Ziele, Maßnahmen, Hilfsquellen und möglichen
Probleme der musikalischen Aktivitäten festgelegt. Das wöchentlich stattfindende Tanzcafé fügt sich in diesen Rahmen ein, auch wenn es im Pflegestandard nicht explizit genannt wird. Im Folgenden wird das in Haus
Schwansen gelebte Konzept des Tanzcafés dargestellt. Hierbei werden die
Rahmenbedingungen, die Handlungsstrategien und Interaktionen der Akteure sowie die mit dem Tanzcafé verbundenen Konsequenzen (Strauss 1998,
57) beschrieben.

Rahmenbedingungen
Im Rahmen der ergotherapeutischen Arbeit findet in Haus Schwansen einmal in der Woche, jeweils am Mittwoch von 16.00-17.15 Uhr das sogenannte Tanzcafé statt, in dem den Bewohnern der großen Gruppe die Möglichkeit zum Tanz und zum geselligen Beisammensein gegeben wird. Hierzu
wird nach dem gemeinsamen Kaffeetrinken das Mobiliar des Wintergartens
umgeräumt und Platz für eine große Tanzfläche geschaffen, die von einem
Kreis aus Stühlen, Sesseln und Rollstühlen umgeben ist. Für die Durchführung des Tanzcafés ist primär die Ergotherapeutin verantwortlich, die mit 80
Prozent der tariflich vereinbarten Arbeitszeit in Haus Schwansen beschäftigt
ist. Manchmal wird sie durch Praktikanten der Ergotherapie unterstützt. Regelmäßig nimmt eine Angehörige am Tanzcafé teil, die dann mit verschie-

denen Bewohnern tanzt. Manchmal treten die Heimleiterin oder Pflegekräfte hinzu und beteiligen sich mit einigen Tänzen. Für das Tanzcafé hat die Ergotherapeutin im Laufe der Jahre eine CD-Sammlung mit alten Liedern und Schlagern der 20er, 30er und 40er Jahre zusammengetragen. Das Tanzcafé findet regelmäßig statt, sofern nicht die Ergotherapeutin durch Krankheit oder Urlaub verhindert ist. Eine Vertretung durch andere Mitarbeiter ist nicht vorgesehen.

Ziele, Ablauf und Handlungsstrategien
Das Tanzcafé als tanz- und bewegungstherapeutische Maßnahme wird weder im Heimkonzept des Hauses noch in einem Pflege- oder Therapiestandard schriftlich erwähnt. Maßgeblich für die Ziele und die Qualität des Tanzcafés sind allein der Kenntnisstand, die persönlichen Ziele, Handlungsstrategien und Fähigkeiten der für die Durchführung verantwortlichen Mitarbeiterin, wobei auf bereits vorhandene theoretische Konzepte oder Ergebnisse bisheriger Forschungsarbeiten zur Tanztherapie mit Demenzkranken nicht Bezug genommen wird:

Interviewer: *„Haben Sie in Ihrer Ausbildung eigentlich irgendwie so einen theoretischen Hintergrund zur Tanztherapie bekommen?"*

Mitarbeiter: *„Nein, überhaupt nicht."*

Interviewer: *„Überhaupt nicht. Also das machen Sie so aus sich selbst heraus?"*

Mitarbeiter: *„Also, das hat meine Vorgängerin auch nicht gemacht, die hatte nur 50 Prozent und ich hab 80 Prozent und Herr X sagte damals, wir wollten schon immer mal ein Tanzcafé machen und das unheimlich gut tut, wenn wir das machen würden. Und so ist das eigentlich entstanden, ich hab dann erst mal bei unserer Musiktherapeutin mir ein paar Musiktitel von ihr besorgt und bin dann in die Kaufhäuser gegangen und hab festgestellt, diese alten Schlager, die gibt es oft ganz preisgünstig auf CD und hab inzwischen eine Sammlung von 20, 30 CDs, ja, das hab ich mir selbst angeeignet und am Anfang hatten wir auch so einen Rhythmus, wir haben einfach Musik gespielt und getanzt, bis ich irgendwann merkte, nein, wir brauchen auch dort Strukturen, das ist einfach ganz wichtig."* (Interview 5, 2008)

Im Folgenden werden die persönlichen Ziele und Handlungsstrategien der durchführenden Mitarbeiter skizziert. Mit dem Tanzcafé werden folgende Ziele angestrebt:

- Erinnerungsarbeit,
- Bewegungstraining,
- Verbesserung der emotionalen Befindlichkeit.

Erinnerungsarbeit

Das Tanzcafé ist Teil der in Haus Schwansen gelebten Erinnerungsarbeit. Indem die Musik aus den 20er, 30er, 40er Jahren gespielt wird, haben die Bewohner die Möglichkeit sich an ihre Jugend zu erinnern, an die ersten Tanzstunden mit ihren Aufregungen und Gefühlen. Die Bewohner können so in ihre alte Zeit zurückkehren, sich jung fühlen und die damit verbundenen positiven Emotionen genießen:

Interviewer: *„(...) und was denken Sie darüber, was geht da in denen vor?"*

Mitarbeiter: *„(...) Also viele fühlen sich ja auch jung. Wir hatten da mal so einen älteren Herrn, der freute sich immer absolut, wenn ich ihn aufgefordert hab und ich hab ihn irgendwann auch mal gefragt, wie alt sind Sie denn, da war der Anfang 20 und ich denke natürlich so ein junger Mann und wenn ihn eine Frau auffordert, das ist schon was, sich jung fühlen und da kommen einfach auch Erinnerungen hoch, denke ich mal."* (Interview 5, 2008)

Bei der Auswahl der Musik wird darauf geachtet, dass die Bewohner die Musik von damals wiedererkennen können, wobei angenommen wird, dass diese Musik positive Emotionen bei den Bewohnern auslöst:

Mitarbeiter: *„Tanzmusik der 20er, 30er, 40er Jahre, wo unsere Bewohner so in der Pubertät oder im Tanzalter   waren. Es gibt ja da so ein Zeitfenster auch in der Musik, und das hab ich dann bei mir auch beobachtet, ich erinnere mich an Musikstücke, wenn ich sie höre und bin emotional betroffen, wenn ich das aus meiner Pubertät oder wo ich Anfang 20 war, das hat einen Wiedererkennungswert und so ist es bei den Bewohnern auch und ich merke immer, wenn ich ein neues Lied probiere und es singen zwei, drei Leute mit, dann weiß ich: Ja"* (Interview 5, 2008)

Der strukturelle Ablauf des Tanzcafés orientiert sich an dem Ablauf früherer Tanzveranstaltungen. Musik wird in einer bestimmten Reihenfolge (viermal drei Tänze) gespielt, wobei zuerst ein Begrüßungslied, dann Walzer und dann Polkas gespielt werden. Die Musik soll eine gute Stimmung im Tanzcafé erzeugen.

Mitarbeiter: *„Und ich hab eigentlich auch so eine bestimmte Reihenfolge. Ich nehme zuerst ein Begrüßungslied, dann eben möglichst Walzer im ersten Drittel, die nächsten drei Lieder das sind Polkas, so richtige, ja Stimmungsmusik. (...) Wobei ich gemerkt habe, die Bewohner mögen lieber etwas Flotteres. Ich denke, manchmal kann was Langsameres auch ganz gut tun, aber die wollen lieber etwas Flotteres. (Interview 5, 2008)*

Auch jahreszeitliche Elemente werden im Hinblick auf die Orientierung der Bewohner integriert. Am Schluss wird ein immer gleiches Abschiedslied gespielt.

Mitarbeiter: *„(...) und dann hab ich noch mal drei Lieder wie jahreszeitliche Musik eventuell, also „Wenn der weiße Flieder wieder blüht" im Mai oder im Sommer „Pack die Badehose ein", damit ich da auch so ein bisschen Orientierung einfach biete, jahreszeitlich. (...) Und das letzte noch mal Walzer und ein bestimmtes Abschiedlied, „So ein Tag so wunderschön wie heute". (Interview 5,2008)*

Die Tanzpartien werden durch zwei Pausen unterbrochen, deren Gestaltung sich ebenfalls an den Gepflogenheiten früherer Tanzstunden orientiert. Mit Orangensaft verdünnter Eierlikör wird in alten flachen Likörgläsern, die man auslecken kann, ausgeschenkt und mit Pralinen auf einem mit einer Tortenspitze angerichteten Silbertablett serviert. Hierzu geht eine Mitarbeiterin im Stuhlkreis herum und bietet den Bewohnern Likör und Pralinen höflich an. Die Bewohner genießen die Pause, prosten sich zu, es herrscht eine Feierstimmung und Gespräche können sich entwickeln:

Der Likör regt einige Bewohner zum Gespräch an, man spricht über den Likör: „Der brennt im Hals." „Ist nicht so gut wie selbstgemacht", sagt eine Mitarbeiterin zu einer Bewohnerin, die früher immer Eierlikör selbst gemacht hat. (Beobachtungsnotizen Tanzcafé 2008)

Mitarbeiter: *„Es gibt auch Likörchen und es gibt auch Pralinen oder so was und es ist Feierstimmung. Also, in den Köpfen werden dann Erinnerungen* *an gute Zeiten geweckt und die Stimmung wird übertragen."* (Interview 2, 2008)

Die Pausen werden außerdem als Rituale verstanden, welche den Ablauf der Veranstaltung strukturieren und damit Orientierung bieten. Die Pausen sollen alte Erinnerungen hervorlocken, dienen aber auch dem Zweck der Erholung und um die Bewohner während des Tanzcafés nicht zu überfordern:

Mitarbeiter: *„Dann mach ich immer drei Tänze, ganz wichtig ist, dass wir nur eine Stunde haben, sonst sind die Bewohner auch überfordert und unkonzentriert. Wir hatten einmal, hat eine Angehörige Livemusik für Ihre Mutter, sag ich mal, ausgegeben zum Geburtstag, es war ein Geburtstagsgeschenk und der Herr hat zwei Stunden hier Musik gemacht und in der zweiten Stunde waren die Bewohner erschöpft. Also eine Stunde ist einfach okay, dass sie wirklich motiviert und konzentriert dabei sind, dann eben viermal drei Tänze, so wie es auf dem Tanzsaal früher war, das waren auch drei Tänze, dann sind eben drei Pausen und (…) Dann gab es eine Pause, und dann ist man ja an die Bar gegangen oder hat irgendwie was getrunken oder ist an den Tisch gegangen und bei uns gibt es ja nach der ersten Pause eine Praline und einen Eierlikör, das ist so ein Ritual."*

(…)

Mitarbeiter: *„Weil die das halt von früher halt kennen, möglichst auch in flachen Likörgläsern, die man dann so ausschlecken kann (…)"* (Interview 5, 2008)

Bewegungstraining
Vor dem Hintergrund der Erkenntnis, dass regelmäßige Bewegung zu den „wichtigsten prophylaktischen und therapeutischen Mitteln gegen typische Einschränkungen und Erkrankungen des Alters" (Wojnar 2007, 155) zählt, verwundert es nicht, dass im Rahmen der Durchführung des Tanzcafés die Bewegung als Ziel im Handlungskonzept der Mitarbeiter aufgezeigt wird:

Mitarbeiter: *„Ja, na ja, und das fördert eben ganz viel, ne? Es ist einmal die Erinnerung, dann ist es die Bewegung, die Kontrakturenprophylaxe (…)"* (Interview 5, 2008)

126

Regelmäßige Bewegung trägt im Alter zum Erhalt der Flexibilität des Bewegungsausmaßes der Gelenke bei und kann damit Steifigkeit und Schmerzen entgegenwirken. Durch Störungen der Sehkraft, des Gleichgewichts und der abnehmenden Muskelmasse wird der Gang unsicherer. Im Verlauf einer Demenzerkrankung kommt es zur Abnahme der Ganggeschwindigkeit und der Schrittlänge, was als zuverlässiger Indikator für ein hohes Sturzrisiko gilt (Wojnar 2007, 156 ff.). Bei Demenzkranken schützt daher nicht Immobilisierung, sondern Förderung der Beweglichkeit vor Stürzen. Als besonders lustvolle Bewegungsart empfiehlt Wojnar das Tanzen für Demenzkranke, die sich schwer mobilisieren lassen (ebd.). Auch Arakawa-Davies beschreibt in ihrer Studie zur Tanz- und Bewegungstherapie bei Demenzkranken in Japan die Revitalisierung der Körperbewegung als ein Ziel der Tanztherapie (Arakawa-Davies 1997, 292). Einen positiven Effekt auf demenzkranke Menschen führt Petzold (1993) sehr eindrücklich aus: „Musik und Tanz wecken Erinnerungen, Körpererinnerungen und aktivieren/bekräftigen damit oft das Körperbewusstsein und die Koordination der Bewegung. Wir haben oft festgestellt, dass verwirrte alte Menschen mit geringem Körperbewusstsein und geringer motorischer Koordinationsfähigkeit in der Lage sind, in einem geschützten Setting zu bekannter Musik einen Foxtrott zu tanzen" (Petzold 1993, 248). Diese Erfahrung deckt sich mit der Wahrnehmung von Mitarbeitern in Haus Schwansen, wenn die Bewohner zeigen, wie gut sie trotz ihrer Demenz tanzen:

Mitarbeiter: *„Und da ist es häufig so, dass die Menschen mit dem Rollator kommen und mit Rollstuhl und sobald sie auf der Tanzfläche sind, sind die Gehbehinderungen vergessen und dann können sie tanzen. Dann fallen die Krücken und der Rollator, dann ist das nicht mehr nötig und dann"*

Interviewer: *„Und dann schunkeln sie."*

Mitarbeiter: *„Ja, genau. Dann können Leute tanzen, die vorher nicht laufen konnten." (Interview 2, 2008)*

Wie gut die Fähigkeit der Bewohner zu tanzen erhalten bleibt, erfahre ich auch selbst bei einer teilnehmenden Beobachtung:

Schließlich werde auch ich von ihr aufgefordert und tanze zwei Tänze mit ihr. Sie lächelt, freut sich. Während ich mit ihr tanze, merke ich, dass sie sich verbal nicht mehr so gut äußern kann, wobei das Wortverständnis noch erhalten zu sein scheint. (…) Sie beherrscht die Schritte sehr gut, ich weniger, also führt sie mich. (Beobachtungsnotizen Tanzcafé 2008)

Verbesserung der emotionalen Befindlichkeit

Dass künstlerische Therapien wie die Musik- und Tanztherapie in der Lage sind, die emotionale Befindlichkeit von Demenzkranken zu verbessern, wird von verschiedenen Autoren beschrieben, wobei Studien über den Effekt der Musiktherapie in hoher Zahl vorhanden sind (Aldridge/Kunzmann/Wichelhaus 2009). Arbeiten, die sich speziell mit der Tanztherapie in stationären Pflegeeinrichtungen für Demenzkranke beschäftigen, sind dagegen äußerst rar. Ein interessanter Beitrag ist hier der Forschungsbericht von Palo-Bengtsson und Ekman, die eindrücklich die Erfahrung der tanzenden Demenzkranken als „happy facial expressions, laughs and smiles congruent with body movement and handicap expressed feelings of joy and a positive experience" (Palo-Bengtsson/Ekman 1997, 110) umschreiben. Genau dieser Effekt wird auch im persönlichen Handlungskonzept der Mitarbeiter in Haus Schwansen angestrebt:

Mitarbeiter: *„Ja, na ja und das fördert eben ganz viel (…) es ist die Freude, ich denke, da werden ganz viel Glückshormone ausgeschüttet. Es war für mich so bezeichnend, eine Bewohnerin, die ich dann fragte, Frau Sowieso, heute Nachmittag ist Tanzcafé und kommen sie auch, nein ich hab so Rückenschmerzen, ich kann nicht, aber sobald die Musik erklang, dann lächelte sie und war am Tanzen und von Rückenschmerzen gar keine Spur." (Interview 5, 2008)*

Die Beobachtung der Bewohner während des Tanzcafés bestätigt, dass das Ziel, Freude und glückliche Momente bei den Bewohnern hervorzurufen, auch erreicht wird:

Dann wird auch die im Sessel fixierte Bewohnerin, die schon mehrfach versuchte aus ihrem Sessel aufzustehen, endlich losgemacht und zum Tanz aufgefordert. Sogleich sieht man ein Lächeln auf ihren Lippen. Als sie dann tanzt, singt sie mit. Überhaupt singen einige Bewohner mit, auch wenn sie nicht tanzen. Sie bewegen die Füße, klatschen in die Hände, summen, singen. (Beobachtungsnotizen Tanzcafé 2008)

Aber nicht nur die Verbesserung der emotionalen Befindlichkeit, auch die Stärkung des Selbstwertgefühls der Bewohner wird in Haus Schwansen angestrebt:

Mitarbeiter*: „(…) es geht einfach nur darum den Bewohnern zu spiegeln, das kann er noch (…) Wir arbeiten mit den Ressourcen, den Fähigkeiten und dass wir da einfach Lob aussprechen, dann freuen die sich einfach." (Interview 5, 2008)*

Interaktion zwischen den Akteuren

Der in Haus Schwansen praktizierte traditionelle Gesellschaftstanz wie der Walzer oder die Polka und die damit verbundenen Rituale wie das Auffordern oder das Zurückbegleiten zum Platz bieten den Bewohnern und ihren Betreuern Möglichkeiten für Nähe, Körperkontakt und Kommunikation. Der Tanz ermöglicht eine unverbindliche Kontaktaufnahme zu ansonsten fremden Menschen, was gerade für Demenzkranke von Bedeutung ist, da diese sich vielfach in einer ihnen fremden Welt fühlen. Der Wunsch nach Kommunikation, Kontakt und Nähe kann durch die Aufforderung zum Tanz zum Ausdruck gebracht werden. Sie symbolisiert das Interesse am anderen Menschen und drückt zugleich dessen Wertschätzung aus. Diese Wertschätzung wird den Bewohnern im Rahmen des Tanzcafés durch die teilnehmenden Mitarbeiter in einer äußerst respekt- und würdevollen Art entgegengebracht, die sich insbesondere in der Aufforderung zum Tanz und dem anschließenden Dank manifestiert:

Die Ergotherapeutin legt flotte Walzermusik auf, wobei das erste Stück etwas langsamer ist. Dann fordert sie eine Bewohnerin zum Tanzen auf und spricht sie an: „Darf ich bitten?" Die Aufgeforderte, und das ist hier in Haus Schwansen an den meisten Bewohnern sehr gut zu sehen, reagiert auf die Aufforderung unmittelbar mit einem freudigen Lächeln. Alle Bewohner werden nach und nach durch die Ergotherapeutin und die anderen Pflegekräfte aufgefordert. Auch die Heimleiterin tanzt einen Tanz. (Beobachtungsnotizen Tanzcafé 2008)

Mitarbeiter*: „(…) und ich bedank mich auch immer fürs Tanzen und sie sagt „Gerne" und diese alten Höflichkeitsformen, die man ja früher hatte. (…)" (Interview 5, 2008)*

Der respektvolle Umgang ist aber nicht nur im Rahmen des Tanzcafés von Bedeutung, sondern wird als eine Art Grundhaltung der Mitarbeiter gegenüber den Bewohnern und untereinander beschrieben:

Mitarbeiter: *„Also, hier gehen wir schon sehr respektvoll mit den Bewohnern um, dass sie gesiezt werden. Natürlich werden manche Bewohner mit Vornamen angesprochen, aber trotzdem gesiezt, es sei denn, es gibt irgendwelche Sonderregelungen, das kommt auch ab und zu mal vor."*

(...)

Interviewer: *„Hmm, und wie würden Sie die beschreiben, diese Grundhaltung?"*

Mitarbeiter: *„Dass die einfach sehr menschenfreundlich ist, respektvoll ist, Menschen gegenüber. (Interview 5, 2008)*

Als Ausdruck dieser wertschätzenden Grundhaltung finden wir im Tanzcafé auch das Anbieten von Getränken und Pralinen in der Tanzpause, welche von den Mitarbeitern in einer dienenden Haltung höflich den Bewohnern serviert werden, indem die Mitarbeiter mit einem hübsch angerichteten Tablett durch den Stuhlkreis gehen .

Ergebnisse

An dieser Stelle stellt sich die Frage, welche therapeutischen oder pflegerischen Ergebnisse aus der Arbeit im Tanzcafé abgeleitet werden können. Da mit der hier verwendeten Erhebungs- und Auswertungsmethodik nicht das Ziel verfolgt wurde, verallgemeinerbare Ergebnisse zu erzeugen, sondern lediglich einen Beitrag zur Theoriebildung zu leisten, haben die nachfolgend beschriebenen Ergebnisse lediglich den Status von Hypothesen und bieten damit wertvolle Ansatzpunkte für weitere Forschungsarbeiten auf dem Gebiet der Tanztherapie bei Demenzkranken. Folgende Hypothesen lassen sich zu den positiven Effekten des Tanzcafés ableiten:

- Die trotz Demenzerkrankung relativ lang noch verbleibende Fähigkeit zu tanzen wirkt sich positiv auf das Selbstwertgefühl der Bewohner aus.
- Das Tanzen verbessert die emotionale Befindlichkeit der Bewohner.
- Das Tanzcafé trägt bei den Bewohnern positiv zu einem Gemeinschafts- und Zugehörigkeitsgefühl bei.

Stärkung des Selbstwertgefühls

Das Tanzcafé bietet sowohl einen Rahmen für verbale und nonverbale Kommunikation der Bewohner untereinander als auch zwischen den Betreuern und Bewohnern. Dabei scheinen die Grenzen zwischen Bewohnern und Pflegenden im gemeinsamen Tun zu schwinden. Einige Bewohner können noch sehr gut tanzen und die Demenzerkrankung tritt bei ihnen vollkommen in den Hintergrund, wird unsichtbar, als ob sie nicht da wäre. Das Tanzen bietet so die Chance zur Normalität, zum Aufzeigen von Fähigkeiten, die trotz der Demenz noch verblieben sind. Dieses Gefühl, trotz eingeschränkter verbaler, kognitiver und körperlicher Fähigkeiten noch tanzen zu können, dürfte für den Demenzkranken, der sich ansonsten vielfach seiner schwindenden Fähigkeiten bewusst wird (Wilkinson et al. 1998, 195), äußerst stärkend sein. Die Beobachtung freudiger Gesichter unter den tanzenden Bewohnern in Haus Schwansen führt zu der Annahme, dass sich das Tanzen positiv auf das Gefühlsleben auswirkt. Die durch das Tanzen hervorgerufene Bestätigung verbliebener Fähigkeiten dürfte sich außerdem positiv auf das Selbstwertgefühl der Kranken und damit auf die Erhaltung ihrer Ich-Identität auswirken. Dies ist auch für manche Angehörigen von Bedeutung, wie die folgende Erzählung zeigt:

Mitarbeiter: *„Es gibt ja auch Bewohner, also wir hatten mal oben so einen Bewohner, der ist inzwischen nicht mehr da, und der konnte überhaupt nicht mehr sprechen und seine Frau hatte das Gefühl, der kann gar nichts mehr, das war auch nicht mehr der Partner, den sie mal hatte, klar, die verändern sich und, aber der konnte tanzen, er konnte noch Walzer tanzen, er konnte noch alle Tanzschritte, also kam seine Ehefrau immer zum Tanzcafé, um ihren Mann noch mal so ein bisschen zu erleben."* *(Interview 5, 2008)*

Dass die Tanz- und Bewegungstherapie in einem geschützten Rahmen den Teilnehmern die Möglichkeit bietet, sich ihrer Identität zu versichern, wird auch von Arakawa-Davies angenommen: „Dance/Movement therapy focuses on the body as a container of patients` history by providing physical stimulation and kinesthetic awareness in a nonjudgmental, supportive environment that reassures participants` sense of belongingness and self-identity" (Arakawa-Davies 1997, 293)

Verbesserung der emotionalen Befindlichkeit
Aufgrund der erkrankungsbedingten schwindenden Fähigkeiten erleben
Demenzkranke häufig Perioden extremer Frustration, Angst, Traurigkeit,
Ärger, Depression und sozialer Isolation (Wilkinson et al. 1998, 195;
Arakawa-Davies 1997, 293). Die Beobachtung in Haus Schwansen zeigt,
dass diese Gefühle während des Tanzens zurückzutreten scheinen, vielmehr
überwiegen positive Gefühle, die sich am Lachen oder Lächeln der Bewohner ablesen lassen. Diese positive Stimmung der Bewohner zeigt sich
manchmal auch über die Dauer des Tanzcafés hinaus:

Interviewer: *„Können Sie positive Effekte beobachten über einen längeren
Zeitraum?"*

Mitarbeiter: *„Also positive, kann ich so nicht sagen, ist schwer zu sagen,
also was ich bei, oder was man mir so erzählt, ich geh ja nach dem Tanzcafé (…) also letztes Mal hat die Bewohnerin eine halbe Stunde weiter gesungen, „So ein Tag, so wunderschön wie heute"."* (Interview 5, 2008)

Inwieweit auch länger andauernde positive Effekte auf die psychische
Befindlichkeit mit dem Tanzcafé zusammenhängen, vermag unsere explora-
tive Studie nicht zu belegen. Hierzu wären Beobachtungen von Fällen über
einen längeren Zeitraum, bzw. zu mehreren Zeitpunkten (vor, während und
nach dem Tanz) erforderlich.

Stärkung des Gemeinschafts- und Zugehörigkeitsgefühls
Das Tanzcafé ist ein Anlass, die Gemeinschaft in Haus Schwansen zu pflegen und ein Gefühl der Zugehörigkeit unter den Bewohnern und den Betreuern zu ermöglichen. Das gemeinsame Zuprosten, Trinken, Tanzen, Singen, Klatschen steht in konträrem Gegensatz zu einem Gefühl der sozialen
Isolation, die oftmals von Demenzkranken erfahren wird. Da das Tanzcafé
in Haus Schwansen jede Woche durchgeführt wird, ist eine regelmäßige
Teilnahme in der Gemeinschaft mit anderen Bewohnern möglich. Die häufige und regelmäßige Durchführung kann besonders hervorgehoben werden,
zeigen doch vergleichbare Studien eine weitaus geringere Durchführungs-
frequenz, so z.B. in der Studie von Palo-Bengtsson et al. in Stockholm, wo
die Tanzveranstaltung nur einmal im Monat durchgeführt wird (Palo-
Bengtsson/Winblad/Ekman 1998, 546). Dass auch die teilnehmenden Mit-

arbeiter von der positiven Stimmung des Tanzcafés profitieren können, unterlegt der folgende Dialog:

Mitarbeiter: *„Ja, wichtig ist für mich auch selber, also, so sonst hab ich immer das Gefühl, ich gebe ganz viel, ich gehe oft mittags nach Hause und denke, oh, ich bin einfach fertig, möchte mich nur noch hinlegen und schlafen, weil die Bewohner so viel nehmen einfach und der Mittwochnachmittag ist für mich immer auch ein persönliches Highlight, wo ich denke, da kommt auch ganz viel zurück, da spür ich einfach ganz viel."*

Interviewer: *„Hhm. Die Bewohner freuen sich sehr, ist meine Beobachtung und das muss ja für sie ein unglaublich stärkendes Gefühl sein."*

Mitarbeiter: *„Eben. Ganz genau, das sind Glückserlebnisse."* (*Interview 5, 2008*)

Der offensichtlich erlebte Nutzen für die Mitarbeiter wirft die Frage auf, warum nicht Pflegekräfte stärker in die Aktivität eingebunden sind und ihnen damit auch Gelegenheit gegeben wird, etwas äußerst Positives gemeinsam mit ihren Bewohnern zu erleben. Die Rolle der Pflegekräfte im Rahmen des „Social dancing" wird von Palo-Bengtsson und Ekman (1997) beschrieben. Sie unterscheiden zwei Gruppen von Pflegenden, eine Gruppe, die das Tanzen in ihre Rolle als Pflegende integriert haben und eine zweite Gruppe, die das Tanzen nicht zu mögen scheinen und demzufolge es nicht in ihre Rolle aufgenommen haben (Palo-Bengtsson/Ekman 1997, 111). In ihrer Studie gehen die Autorinnen aber von der Auffassung aus, dass man Musik- und Tanzaktivitäten durchaus als unabhängige Pflegeintervention auffassen kann, die nicht unbedingt in Zusammenarbeit mit anderen, spezialisierten Berufsgruppen wie Musiktherapeuten erfolgen muss (ebd., 103). Auch Glynn ist der Auffassung, dass „Krankenschwestern keine Musiker zu sein brauchen, um einen positiven Effekt zu erzielen" (Glynn 1992, 9, zit. nach Aldridge 2000, 41). Diese Auffassung wird von Aldridge nicht geteilt und er stellt die Bedeutung einer professionellen Ausbildung für die Durchführung der Musiktherapie deutlich heraus (Aldridge 2000, ebd.). In diesem Punkt sind sicherlich noch weitere Forschungsarbeiten erforderlich: Können Krankenschwestern und Altenpfleger bei der Durchführung eines Tanzcafés die gleichen Effekte erzielen wie Musiktherapeuten?

Mangelnde Integration

Nicht nur positive Effekte, auch Risiken sind mit dem Tanzcafé verbunden. So müssen die durchführenden Mitarbeiter vor allem darauf achten, dass alle Teilnehmer gleichermaßen in die Aktivität integriert werden, mit allen getanzt wird und nach Möglichkeit alle in einem Kreis sitzen, um ein Gefühl der Integration zu erzeugen:

Mitarbeiter: *„Manchmal, wenn wir nur wenig Tänzer sind, bringe ich die auch so ein bisschen zusammen, dass ich dann, wenn eine mit mir tanzen will und will immer wieder mit mir tanzen, dass ich dann schon mal eine andere aus dem Sessel nehme und (…) ich muss mich ja auch abwechseln, denn die Erfahrung zeigt einfach, dass die Bewohner sonst eifersüchtig sind, die wollen natürlich alle mal aus dem Rollstuhl sitzen und mobil sein.“*

Interviewer: *„Woran erkennen Sie das, dass die das alle wollen, also es gibt ja einige, die können sich da verbal ja gar nicht mehr äußern, ne“*

Mitarbeiter: *„Ja, also wir hatten eine Bewohnerin, am Anfang hab ich auch gedacht, ich lass einfach die Tische so, so wie es im Tanzcafé früher auch üblich war, hab Kerzen auf den Tisch gestellt und wollte einfach so Atmosphäre schaffen. Hab ganz schnell gemerkt, da saß eine Bewohnerin, die sich aber auch nie einbringt, die weinte, da hab ich gedacht, nee, das geht so nicht, die müssen im Kreis sitzen, damit sie sich zugehörig fühlen.“*

Interviewer: *„Ja, aha.“*

Mitarbeiter: *„Nicht so wie früher im Tanzsaal, wo vielleicht die Mauerblümchen auch ewig saßen und wenn man sie nun wirklich vergisst, den ganzen Nachmittag, im Kreis, wenn ich sie vergesse, sind sie ja trotzdem irgendwie dabei.“ (Interview 5, 2008)*

Herausforderndes Verhalten[26]

Die vorliegenden Untersuchungsergebnisse aus dem Hause Schwansen geben keine Hinweise darauf, inwiefern die Aktivität des Tanzens herausforderndes Verhalten zu beeinflussen vermag. Während der Beobachtung des

---

[26] Zur Definition von herausforderndem Verhalten vgl. Halek/Bartholomeyczik 2006

Tanzcafés konnte nur ein Verhalten als herausfordernd beobachtet werden. Hierbei handelte es sich um ein dauerhaftes Rufen einer alten Dame im Rollstuhl, auf das die Betreuer integrierend eingehen:

Eine andere alte Dame im Rollstuhl sagt immer wieder: „Was sollen wir denn jetzt machen?" Die Mitarbeiter antworten ihr, wenn sie während des Tanzens bei ihr vorbei kommen: „Wir tanzen" oder Ähnliches. Dann nehmen sie auch ihre Hand und schunkeln sie, auch wenn sie schon dabei mit einem anderen Bewohner tanzen. (Beobachtungsnotizen Tanzcafé 2008)

Auch hier zeigt sich, dass die durchführenden Mitarbeiter während des Tanzens mit einer Person versuchen, andere zu integrieren und möglichst allen Bedürfnissen gerecht zu werden. Es dürfte von besonderem Interesse sein und sicherlich sollte dies in weiteren Studien erforscht werden, ob die Teilnahme am Tanzcafé einen positiven Effekt auf die Häufigkeit von herausforderndem Verhalten wie Wandern, Schreien, Rufen, Fluchen oder Ähnlichem hat.

Motorische und kognitive Fähigkeiten
Die vorliegenden Ergebnisse geben leider keinen Hinweis darauf, wie sich die Teilnahme der Bewohner am Tanzcafé auf deren motorische und kognitive Fähigkeiten auswirkt. Aldridge geht aber davon aus, dass musiktherapeutische Behandlungen die kognitiven, körperlichen und emotionalen Fähigkeiten von Demenzkranken verbessern können (Aldridge 2003, 39). Betrachtet man die Aktivität im Tanzcafé als musiktherapeutische Maßnahme, so kann man davon ausgehen, dass ein Einfluss auf die motorischen und kognitiven Fähigkeiten vorhanden ist. Auch dies müsste noch intensiver untersucht werden.

2.5.5 Rituelle Handlungen und symbolische Objekte

Nicht nur in traditionellen Gesellschaften, sondern auch in der modernen westlichen, weitgehend säkularisierten Welt finden wir in der Alltagskultur sowohl Restbestände traditioneller als neuere Riten. So gibt es z.B. in manchen Familien nach wie vor das Gebet bei Tisch als täglich wiederkehrenden Dankesritus oder die Taufe und Konfirmation als wichtige religiöse Initiationsrituale. Die Begriffe *Ritus* und *Ritual* lassen sich definitorisch nur relativ unscharf voneinander trennen. Als *Ritual* werden „sozial geregelte, kollektiv ausgeführte Handlungsabläufe, die nicht zur Vergegenständlichung in Produkten oder zur Veränderung der Situation führen, sondern die Situation symbolisch verarbeiten" (Fuchs et al. 1978, 650) bezeichnet. Während ein Ritual einen Ablauf einzelner Handlungen darstellt, handelt es sich bei einem Ritus oder einzelnen rituellen Handlungen meist um einen Teilbereich dieses Handlungsablaufes, z.B. um ein Opfer im Rahmen einer umfangreichen Beerdigung (Endruweit/Trommsdorf 1989, 547). In Haus Schwansen gibt es sowohl Rituale als auch einzelne rituelle Handlungen. So ist die oben beschriebene Taizé-Andacht ein wiederkehrendes Ritual im Leben der Inselbewohner. Auch bei der hier noch weiter auszuführenden Abschiedszeremonie, die Mitarbeiter des Hauses gemeinsam gestalten, wenn ein Bewohner verstorben ist, handelt es sich um ein solches Ritual. Einzelne rituelle Handlungen sind z.B. das Hinaustragen von Verstorbenen durch den Haupteingang, das Singen eines Abschiedsliedes im Tanzcafé oder das Waschen eines Verstorbenen durch nächste Angehörige. Alle diese Handlungen dienen der symbolischen Verarbeitung der jeweiligen Situation: Das Tragen des Verstorbenen durch den Haupteingang soll einerseits zur Enttabuisierung des Todes beitragen und den zusehenden Bewohnern die Angst vor dem Sterben und dem Tod möglichst weitgehend nehmen. Andererseits wird dadurch aber *Wertschätzung* gegenüber dem Verstorbenen ausgedrückt. Seine Würde soll bis zum letzten Moment im Haus bewahrt werden.

Mitarbeiter*: „Wir versuchen ja, dem Tod und dem Sterben so das, also die Angst zu nehmen, dass es nichts Heimliches und nichts Unheimliches geben soll. Es ist nichts Heimliches dran, deswegen auch nicht aus der Hintertür raustragen, sondern durch den Hauptausgang, das ist, ich möchte auch nicht, dass ich denken muss, wenn ich tot bin, dann entsorgen sie mich aus der Hintertür, damit es kein Mensch merkt, weil es so furchtbar ist, nein, ich möchte mit allen Ehren, richtig und das ist ganz wichtig, dass man das auch den Bewohnern zutraut noch, dass sie das wirklich im Innersten genauso empfinden."* (Interview 12, 2009)

Ähnlich ist es auch, wenn Angehörige ihren Verstorbenen waschen und ankleiden. Auch diese Handlung hat symbolisches Potenzial: Sie steht einerseits für einen letzten Liebesdienst, den Angehörige für den Verstorbenen noch erbringen können und ermöglicht ihnen Abschied vom Verstorbenen zu nehmen. Andererseits ist aber gerade das Waschen und Ankleiden eine Handlung, die normalerweise nur unter vertrauten Menschen füreinander ausgeführt wird. Die damit verbundene Körperlichkeit findet allenfalls zwischen Eltern und Kindern oder zwischen Lebenspartnern statt und setzt *Vertrauen* voraus. So wie Eltern ihr Neugeborenes zum ersten Mal nach der Geburt waschen und ankleiden, so tun es hier erwachsene „Kinder" für ihre pflegebedürftigen Eltern bis über den Tod hinaus. Damit schließt sich auch der Kreislauf des Lebens: eine Generation hat die alte endgültig abgelöst.

Interessant ist auch der Ritus, dass Pflegekräfte beim Feststellen des Todes *die Zeit anhalten*. Sowohl die Uhr wird angehalten als auch der Kalender wird nach dem Sterbetag nicht mehr weitergeführt. Dies kann einen funktionellen Grund haben und dem Vermerk des Todeszeitpunktes in der Dokumentation dienen. Für die Mitarbeiter hat das aber auch eine symbolische Bedeutung. Der angehaltenen Uhr und dem Kalender wird der Status eines symbolischen Objektes zugewiesen, welches das Ende der Lebenszeit symbolisiert.

Mitarbeiter*: „(…) die Uhr wird angehalten, der Kalender wird nicht weitergestellt, sondern bleibt an dem Sterbetag, wenn die da so einen Kalender noch haben und dieses Drumrum, das Kuscheltier vielleicht noch am Bettende sitzt und so, macht es doch ein bisschen was anderes her als dieses Abschiedszimmer."*

Interviewer*: „Sie halten die Uhr an?"*

Mitarbeiter*: „Ja, ja da wird die Batterie also rausgenommen."*

Interviewer*: „Das finde ich ja"*

Mitarbeiter*: „Ja, gut, bei diesen elektronischen Dingern da, die in der Steckdose, da ziehen wir den Stecker dann."*

Interviewer*: „Hhm, so, um auch symbolisch zu zeigen"*

Mitarbeiter*: „Die Zeit ist zu Ende. Ja, genau, die Zeit ist vorbei. (Interview 14, 2009)*

Gerade am Symbol der elektrischen Uhr wird deutlich, dass Leben nur möglich ist, wenn ausreichend Lebensenergie zur Verfügung steht. Das Ziehen des Steckers oder das Herausnehmen der Batterie machen unweigerlich deutlich: Für ein weiteres Leben ist keine Energie, keine Kraft mehr vorhanden.

Das Abschiedslied beim Tanzcafé ist eine rituelle Handlung, die den Übergang von einer Situation in eine neue erleichtert. Sie hilft den Bewohnern zu verarbeiten, dass das Tanzcafé zwar jetzt zu Ende ist, es aber dennoch ein schöner Tag war (So ein Tag, so wunderschön wie heute...). Es erleichtert den Übergang zu nachfolgenden, vielleicht weniger bedeutsamen Aktivitäten wie z.B. Abendessen. Ihren rituellen Charakter erhält das Singen dieses Liedes durch seinen immer wiederkehrenden Platz am Ende des Tanzcafés.

Bei der Durchführung von Ritualen oder einzelnen rituellen Handlungen werden oft auch ganz bestimmte Objekte verwendet, die ein Symbol für etwas darstellen. So drückt das mit gefüllten Eierlikörgläsern bestückte Silbertablett Feierlichkeit aus, denn das Tanzcafé ist etwas Besonderes. Dass die Ergotherapeutin die Bewohner mit Eierlikör und Pralinen bedient, ist außerdem eine rituelle Handlung, die im Rahmen des Tanzcafés immer wieder ausgeführt wird und durch Haltung und Wortwahl der Mitarbeiterin *Wertschätzung* ausdrückt. Wie wir bei der Beschreibung der Abschiedszeremonie sehen werden, haben die Rosen auf der Bettdecke einer Verstorbenen eine ähnliche Bedeutung. Sie sind ein Geschenk an den Verstorbenen, *der es wert ist*, sie zu bekommen. Eine vergleichbare Bedeutung hat auch die Kerze, die für den Verstorbenen drei Tage lang in der Eingangshalle brennt und für alle Vorübergehenden den Tod eines Bewohners anzeigt.

Abschiedszeremonie

In einem Pflegeheim wie das Haus Schwansen gehört Sterben zum Alltag. Die Mitarbeiter werden immer wieder mit dem Sterben und dem Tod der Bewohner konfrontiert und müssen dies auf irgendeine Weise verarbeiten. Vor dem Hintergrund, dass sich über Jahre äußerst intensive Pflegebeziehungen zwischen den Pflegenden und den Bewohnern entwickeln, ist davon auszugehen, dass der Tod eines Bewohners den Mitarbeitern nicht leicht fällt. Um ihnen bei der Bewältigung des Todes zu helfen, gibt es eine ritualisierte Abschiedszeremonie, in der die Mitarbeiter einen Teil ihrer Trauer verarbeiten können.

Rahmenbedingungen

Im Untergeschoss von Haus Schwansen befindet sich der so genannte Abschiedsraum, ein kleiner Raum, der Platz für ein Bett, einen Stuhl, einen kleinen Tisch und eine Kommode bietet. In diesem Raum werden Verstorbene meist für die Dauer von drei Tagen aufgebahrt, wobei die Dauer des Aufenthaltes von den Wünschen der Angehörigen abhängt. Der Raum bietet einerseits den Angehörigen die Möglichkeit, hier noch eine Weile bei dem Verstorbenen zu verweilen und Abschied zu nehmen. Andererseits findet hier auch die Abschiedszeremonie für die Mitarbeiter statt.

Der Raum hat ein kleines Mosaikfenster in gotischer Form, dadurch wird das Tageslicht im Raum gedämpft und es breitet sich beinahe eine kirchenähnliche Atmosphäre aus. Der Raum ist außerdem kühl und ohne Heizung. Auf dem Tisch steht ein CD-Player, von dem leise Musik abgespielt werden kann. Zwei Kerzenleuchter stehen rechts und links vom Bett. In der Kommode befinden sich eine Reihe weiterer Utensilien: Kerzen, Kerzenanzünder, CDs. An der Wand hängen ein Kreuz und ein Gemälde, das eine Mitarbeiterin gemalt hat. Darauf ist am Horizont ein Licht zu sehen. Nach ihrer Auskunft soll dieses Licht den Ort symbolisieren, den wir nach unserem Tod erreichen, einen positiven, hellen Ort. Auch diesem Bild kann die Funktion eines symbolischen Objektes zugeteilt werden, dient es doch, vor dem Hintergrund seiner Bedeutung, der Verarbeitung des möglicherweise als schrecklich empfundenen Todes. Das Bild gibt Hoffnung, dass nach dem Tod etwas Schönes, Helles auf uns wartet.

Dieser kleine Raum mit seiner Ausstattung und etwa 15-20 Minuten Zeit sind die einzigen Rahmenbedingungen, die erfüllt werden müssen, um die Abschiedszeremonie durchzuführen. In seltenen Fällen, wenn ein weiterer Bewohner stirbt, muss auf das Zimmer des Bewohners ausgewichen werden, da der Abschiedsraum schon belegt ist. Üblicherweise werden, sofern erforderlich, eine Bibel, ein Musikinstrument und Noten mitgebracht.

Ziele, Ablauf, Handlungsstrategien und Interaktionen

Im hauseigenen Pflegestandard „Verabschiedung verstorbener Bewohner" (Haus Schwansen 2007a) sind die Ziele, der Ablauf, mögliche Probleme und Ressourcen festgelegt. Als Ziele werden definiert:

- „Das Ende der Pflege und Betreuung ist ritualisiert.

- Die gemeinsame Verabschiedung trägt zur seelischen Stabilität der Mitarbeiter bei.
- Der Rückblick auf das Leben des/der Verstorbenen im Haus Schwansen entlastet und verbindet" (ebd.).

Vorrangig dient die Abschiedszeremonie dem seelischen Gleichgewicht der Mitarbeiter. Sie sollen hier Gelegenheit erhalten über ihre Erlebnisse mit dem verstorbenen Bewohner zu sprechen und diese verarbeiten können. Damit die Mitarbeiter dies möglichst frei tun können, sollen Angehörige nur in Ausnahmefällen an der Zeremonie teilnehmen. In einigen Fällen, wenn Mitarbeiter und Angehörige sich sehr gut kennen, wünschen sich die Mitarbeiter aber auch, dass die Angehörigen an der Zeremonie teilnehmen:

Mitarbeiter*: „Manchmal möchten das auch Angehörige, also ich muss sagen, bei manchen Angehörigen sind wir auch so ganz froh, wenn die dabei sind, wenn man die selbst auch viel gekannt hat, wenn man, ja, so drei Jahre mit denen gegangen ist und die sind, was weiß ich, jeden zweiten Nachmittag sowieso da gewesen, dann können die dabei sein. Ist natürlich immer ein bisschen mehr mit einer Hemmschwelle, wenn, bei uns ist das so, dann wird ja auch gesprochen, wie ist das mit uns, mit den beiden, wie war es so, ist man gut klargekommen mit der Situation oder so und, na, dann haben einige eine Hemmschwelle und sagen nichts, aber, also ich würde mal sagen zehn Prozent, in zehn Prozent der Fälle ist dann noch mal ein Angehöriger dabei, möchte das." (Interview 14, 2009)*

Auch Bewohner können in Ausnahmefällen, wenn sie eine besondere Beziehung zu dem Verstorbenen hatten, an der Zeremonie teilnehmen:

Mitarbeiter*: „Wir hatten vor vielen Jahren, es ist bestimmt fünf, sechs, sieben Jahre her, hat Herr X noch einmal eine Bewohnerin mitgenommen, die sehr befreundet war mit der Verstorbenen und da, es war sehr gewagt, wir wussten alle nicht, was wird passieren, wenn sie, so verwirrt, wie sie ist, und sie ging rein mit ihm und sieht sie da liegen und geht hin und streichelt ihr noch mal so über die Hand und dann ging sie wieder raus. Es war eindeutig, dass sie gesehen hat, dass sie tot ist, ohne dass sie sich so fürchterlich aufgeregt hätte." (Interview 12, 2009)*

Der ritualisierte Ablauf der Abschiedszeremonie ist im Standard festgelegt, wobei sich hier auch der Vermerk „Individuelle Gestaltung hat Vorrang" (Haus Schwansen 2007a) findet. Der Ablauf ist folgendermaßen vorgesehen:

- „Kerzen anzünden,
- Bach-Kantate oder Taizé-Gesang zum „Ankommen" spielen,
- Einleitung mit: Wir verabschieden uns heute von ...Name....Sie/er ist gestern/heute im Alter von ... verstorben. Sie/er lebte seit ... im Haus Schwansen,
- ausgewählter Text,
- Aussprache über das Leben der/des Verstorbenen im Haus Schwansen, unsere gemeinsamen Erfahrungen, was wir erlebt und empfunden haben, was wir gelernt haben,
- evtl. Lieblingslied singen,
- Sterbeleben von Erich Fried,
- Vaterunser,
- Segen,
- Mitteilung über Zeit und Ort von Trauerfeier und Beisetzung" (ebd.).

Im Verlauf unserer Erhebungen konnten wir eine Abschiedszeremonie beobachten. Hier zeigte sich, dass der oben beschriebene ritualisierte Ablauf nur mit wenigen Änderungen durchgeführt wurde.

Die Verstorbene ist in ihrem Zimmer aufgebahrt, da das eigens für Verstorbene eingerichtete Abschiedszimmer bereits von einer anderen Bewohnerin belegt ist. Im Zimmer befinden sich Kerzenständer mit weißen Kerzen, die von der Pflegekraft angezündet werden, eine Gitarre steht schon bereit. Die Verstorbene selbst liegt fein angezogen im Bett, sie ist mit einem weißen Bettbezug zugedeckt auf dem sich sechs gelbe Rosen befinden. Sie ist ordentlich gekämmt, der Kiefer ist nicht hochgebunden, sondern sie liegt mit leicht geöffnetem Mund im Bett, ihre Zähne sind zu sehen. Die Verstorbene bietet einen schönen Anblick, ihr lebloser Körper strahlt Ruhe und Zufriedenheit aus. Nach und nach kommen die Pflegekräfte herein, leise und ruhige Musik ertönt aus einem transportablen CD-Player. Es sind insgesamt sieben Pflegekräfte anwesend. Die Pflegedienstleitung gestaltet die Abschiedszeremonie und führt etwa mit den Worten ein: „Schon wieder sind wir zusammengekommen, um uns von Frau X zu verabschieden. Erst gestern haben wir uns von Frau Y verabschiedet." Eine Pflegekraft, die eine sehr starke Beziehung zu der Bewohnerin hatte, hat den Psalm 91 für die Bewohnerin ausgesucht und liest diesen vor. Dann erzählen einige Pflegekräfte von Erlebnissen, die sie mit ihr hatten, z.B. dass sie sich gefreut hat, wenn der Hund kam. Sie hatte eine schwere Zeit zuletzt und sie war immer freundlich, sonnig und deswegen habe sie, die Pflegekraft, ein Lied für sie ausgesucht, was von der strahlenden Sonne handelt. (...) Dann wird gemeinsam das Vaterunser gebetet, die Pflegedienstleitung spricht eine Fürbitte. Danach singen alle das für diese Bewohnerin ausgesuchte Lied. Es folgt eine oder zwei Minuten des Schweigens, dann hört man von draußen andere Bewohner rufen und die Runde löst sich auf. Ich verlasse den Raum, um den Pflegekräften etwas unbeobachtete Zeit zu geben, einige Pflegekräfte bleiben noch darin, ich sehe, wie eine Pflegekraft die Verstorbene noch einmal an die Hand nimmt, bevor sie geht. (Beobachtungsnotizen Abschiedszeremonie 2009)

Während dieser Zeremonie haben die Pflegekräfte ein letztes Mal Gelegenheit etwas Gutes für den verstorbenen Bewohner zu tun. Sie singen und beten für den Verstorbenen, wobei sie seine Religion, seine Vorlieben und Eigenheiten berücksichtigen. Vorher richten sie ihn fein her, ziehen, meist auf Wunsch der Angehörigen, eine bestimmte Kleidung an, evtl. werden Bewohnerinnen, die sich immer geschminkt haben, auch jetzt noch ein letztes Mal geschminkt. Eine evtl. noch vorhandene Mullbinde oder Augenkompressen werden vor der Zeremonie abgenommen, so dass der Bewohner einen schönen Anblick bietet. Dann sprechen sie über ihre Erfahrungen mit dem Verstorbenen und dabei kommen nicht nur positive Dinge zur Sprache, sondern manchmal auch Schwierigkeiten. Hier haben die Mitarbeiter Gelegenheit über diese Schwierigkeiten noch einmal zu sprechen und damit abzuschließen:

Mitarbeiter*: „Da wird irgendein Spruch, ein Lied ausgesucht, einmal wird darüber gesprochen, wie ist es uns ergangen, was haben wir aus dieser Person lernen können, so, weil, ja man kann aus vielem ja auch lernen, warum macht er das immer so, warum läuft er immer weg, warum sucht er keine Nähe und so." (Interview 14, 2009)*

Bedeutung der Zeremonie für die Mitarbeiter
Obwohl die Zeremonie relativ weniger Mittel bedarf, absorbiert sie doch auch kostbare Zeit der Pflege- und Betreuungskräfte. Wie eine Mitarbeiterin im Interview berichtet, nehmen die Mitarbeiter meist nur an Zeremonien von Verstorbenen teil, zu denen eine tiefere Beziehung bestand. Einige Mitarbeiter nutzen das Angebot des Abschieds ganz bewusst nicht, da sie sonst die ganze Zeit weinen würden. Kritisch betrachtet, sollte dies eigentlich kein Hindernis, sondern gerade die Gelegenheit sein, Gefühle auszudrücken, aber möglicherweise wollen diese Mitarbeiter sich selbst diesen starken Gefühlen nicht aussetzen und bleiben dann lieber fern. Eine Mitarbeiterin stellt die hohe Bedeutung der Zeremonie für sich selbst im Interview dar:

Interviewer: *„Diese Abschiedszeremonie, was, was bringt Ihnen das persönlich, also"*

Mitarbeiter: *„Ja, man kann wirklich noch mal in sich gehen und man geht ja schon, nachdem der Bewohner gestorben ist, mal rein, wenn er noch nicht so ganz fertig gemacht wurde und so guckt, Mensch wie sieht er, verzehrt aus oder ängstlich oder, manche sehen ja so entspannt und hübsch aus, da denkt man, meine Güte, das ist ja, und sind allein gestorben und einige brauchen wirklich lange und müssen dann jedes Mal die Hand gehalten kriegen oder haben noch immer die Angehörigen dabei und gehen nicht und doch dadurch, dass man sich alle zusammen an einem bestimmten Zeitpunkt da nun trifft und die Kerzen brennen, die Musik ist an und man steht da in Andacht, ich glaub schon, dass, dass man sagen kann, gut, das ist jetzt zu Ende und das ist schön so."*

Interviewer: *„Also, Sie können dann für sich selber das abschließen."*

Mitarbeiter: *„Ja, man kann dann sagen, ja, sie ist jetzt in guten Händen oder derjenige." (Interview 14, 2009)*

Dieser Interviewausschnitt macht deutlich, dass die Zeremonie dabei helfen kann, den Tod des Bewohners zu akzeptieren und auch als etwas Gutes zu betrachten. Der Anblick des Verstorbenen kann in Verbindung zu seinem Leben gebracht und interpretiert werden. Ein entspannt, sogar hübsch aussehender Verstorbener kann zu der Gewissheit führen, dass der Tod für diesen Menschen nicht schmerzhaft gewesen sein kann. Insofern kann bei den Hinterbliebenen ein Gefühl der Erleichterung entstehen. Ein ängstlich oder verzehrt aussehender Verstorbener dürfte diese Wirkung nicht haben; der Tod macht aber deutlich, dass Angst und Leiden für diesen Menschen nun vorüber sind und auch hier kann die Betrachtung des Verstorbenen etwas Tröstliches haben. Die Abschiedszeremonie ist so für die Mitarbeiter sicher eine *Möglichkeit* den Tod der Bewohner zu verarbeiten.

2.5.6 Pflegetheoretische Ausrichtung

Wenn man den Kulturbegriff ernst nimmt und die Kultur der Pflege in Haus Schwansen beschreiben will, so muss man, wie eingangs bereits ausgeführt, sich mit pflegerischen Ideen, Konzepten, Wertvorstellungen, Handlungen, Symbolen und „Werkzeugen" dieser Kultur beschäftigen. Wir haben bisher eine Reihe pflegerischer und therapeutischer Konzepte kennen gelernt, die in Haus Schwansen zur Anwendung kommen. Es wurden rituelle Handlungen und Objekte mit Symbolcharakter thematisiert. In einem weiteren Kapitel werden wir uns noch intensiv mit den Handlungen und Ideen immanenten Wertvorstellungen beschäftigen. An dieser Stelle wollen wir etwas näher auf pflegerische Ideen, genauer auf eine Pflegetheorie eingehen, die in Haus Schwansen wegweisend für pflegerisches Handeln ist. Es handelt sich um die Pflegetheorie von Monika Krohwinkel (2008) und das von ihr entwickelte AEDL-Modell. Aufbauend auf andere bedürfnisorientierte Pflegemodelle von Roper et al. (1989) oder Juchli (1987) beschreibt Krohwinkel 13 Aktivitäten und existenzielle Erfahrungen des Lebens (AEDL). Sie führt den Begriff der *Fördernden Prozesspflege* ein, durch die Pflegebedürftige und ihre Bezugspersonen in ihren verschiedenen AEDL unterstützt werden (Krohwinkel 2008, 32). Krohwinkel unterscheidet folgende AEDL, die aber in Haus Schwansen zu den vier Lebensbereichen *Essen und Trinken, Psychosoziale Integration, Pflege und Ausscheiden* und *Bewegen* zusammengefasst werden (PFLEGE-ZEIT Dokumentationssysteme GmbH 2008, 6):

Tabelle 5: Zusammenfassung der AEDL von Krohwinkel in vier Lebensbereiche

Lebens-bereich	Essen und Trinken	Psychosoziale Integration	Pflege und Ausscheiden	Bewegen
AEDL	Essen und Trinken	Kommunizieren	Sich pflegen	Sich bewegen
		Sich beschäftigen	Ausscheiden	Vitale Funktionen des Lebens aufrechterhalten
		Sich als Mann und Frau fühlen und verhalten		Sich kleiden
		Soziale Bereiche des Lebens sichern		Ruhen und Schlafen
		Mit existenziellen Erfahrungen des Lebens umgehen		Für eine sichere Umgebung sorgen
				Sich kleiden

Die Zusammenführung der AEDLs zu vier Lebensbereichen resultiert aus praktischen Erfahrungen. So gehören nach Auffassung der Autoren von PFLEGE-ZEIT z.B. die Fähigkeiten *Sich kleiden* und *Sich bewegen* zusammen, da Bewegung die Voraussetzung dafür ist, dass jemand sich ankleiden kann (ebd.). „Die Zusammenfassung in vier Lebensbereiche erleichtert die Zuordnung und Festlegung und stellt Phänomene in einen nachvollziehbaren Zusammenhang" (ebd.). Wenn man hier weiter denkt, so hat das Aufrechterhalten vitaler Funktionen wie z.B. die Atmung auch mit Bewegung zu tun. Man denke an das erleichterte Abhusten beim aufrechten Sitzen oder bei aufrechter Bewegung. Probleme beim Ruhen und Schlafen können z.B. aus nächtlichem Wandern resultieren. Ebenso ist die Fähigkeit sich zu bewegen eine wichtige Voraussetzung, um für die eigene Sicherheit zu sorgen. So ist das Risiko, bei eingeschränkter Beweglichkeit einen Sturz zu erleiden, sehr hoch. Es macht also durchaus Sinn, bei der Planung der Pflege sich auf vier Lebensbereiche zu konzentrieren und damit die Wahrnehmung der Pflegekraft auf diese vier Lebensbereiche zu lenken. Dies dient nicht nur der Vereinfachung der Planung. Zusätzlich wird in Haus Schwansen aus diesen vier Lebensbereichen ein Leitziel für den Bewohner entwickelt, auf das bei der Ausführung von Pflege ein besonderer Schwerpunkt gesetzt wird.

Man könnte hier kritisch einwenden, dass dadurch wichtige Aktivitäten und existenzielle Erfahrungen des Lebens nicht berücksichtigt werden. Damit dies nicht passiert, erfolgt die Anamnese ausführlich anhand der 13 AEDL nach Krohwinkel, und bei der weiteren Planung sind wichtige Pflegeprobleme und Maßnahmen, z.B. Prophylaxen, zu allen AEDL in der Pflegedokumentation vorformuliert, so dass diese nur noch angekreuzt werden müssen (PFLEGE-ZEIT Dokumentationssysteme GmbH 2008, 30).

2.5.7 Ausblick

Eine Kultur der Pflege in einer Pflegeeinrichtung zu untersuchen und in allen Ausprägungen zu beschreiben ist in einer Einrichtung, wie das Haus Schwansen sie darstellt, ein äußerst komplexes Unterfangen. Jeder Versuch einer allumfassenden Darstellung muss daran scheitern, dass sich hier viele verschiedene Pflegekonzepte ausdifferenziert haben, die allein schon eine Untersuchung wert wären. So konnten die Effekte der verschiedenen angewendeten Pflegekonzepte wie z.B. der Integrativen Validation nur explorativ und in Form von Hypothesen dargestellt werden, womit die Wirkung dieses Konzeptes auf das Verhalten oder Befinden der Bewohner noch lange nicht hinreichend erforscht ist. Hierzu wären weitere und tiefer gehende Studien mit qualitativem und quantitativem Studiendesign erforderlich. Bei der Beschreibung der Pflegekultur in Haus Schwansen müssen außerdem viele wichtige Bereiche der Pflege unberücksichtigt bleiben, man denke z.B. an das bei Menschen mit Demenz wichtige Thema der Bewegung. In unserem explorativen Forschungsprojekt haben wir versucht das Besondere in Haus Schwansen herauszuarbeiten und für einen möglichst breiten Leserkreis darzustellen. Wir haben außerdem nach Gründen gesucht, die dazu führen, dass sich in Haus Schwansen eine äußerst engagierte Mitarbeiterschaft fürsorglich um das Wohl der Bewohner kümmert und die befragten Angehörigen sich sehr zufrieden mit der Qualität der Versorgung zeigen. Schon in einer recht frühen Phase des Projektes konnten wir feststellen, dass wir die Gründe für diese qualitativ hochstehende Versorgung in der Organisationskultur von Haus Schwansen suchen mussten. Wir konnten lernen, dass für eine Versorgung von derart hoher Qualität das Führungsverhalten und die Lern- und Entwicklungsmöglichkeiten für die Mitarbeiter von entscheidender Bedeutung sind und als Bedingungen für eine hohe Versorgungsqualität angesehen werden können. Im folgenden Kapitel werden diese Forschungsergebnisse zur Organisationskultur in Haus Schwansen detailliert dargestellt.

2.6 Zur Organisationskultur in Haus Schwansen – Ergebnisse der Exploration

Im Projektantrag des Leuchtturmprojektes Demenz TransAltern wurde als eines der Untersuchungsziele die „Analyse des angenommenen Zusammenhanges von der Qualität der Versorgungsstrukturen mit den Lern- und Entwicklungsmöglichkeiten durch eine institutionalisierte Lernkultur sowie deren Weiterentwicklungen" (IBW/Brücke Rendsburg-Eckernförde e.V. 2008, 4) formuliert. Um eine derartige Analyse vorzunehmen, musste sich der Fokus unserer Erhebungen nicht nur auf die Versorgungs- und Pflegequalität in Haus Schwansen richten, sondern auch auf die dort etablierte Lern- und Entwicklungskultur, verstanden als Teil der gesamten Organisationskultur. Die Relevanz der Fragestellung zeigte sich im weiteren Verlauf des Projektes deutlich, denn die Auswertungen der ersten Mitarbeiterinterviews ergaben zahlreiche Hinweise auf Besonderheiten in der Führung und Organisation, die uns veranlassten, im Sinne des *theoretical samplings* weitere Interviews und Beobachtungen, insbesondere mit den Führungskräften des Hauses durchzuführen. Im Folgenden wird das Konzept der Organisationskultur zunächst definiert, um vor diesem Hintergrund die Führungs-, Lern- und

Entwicklungskonzepte in Haus Schwansen als Subkategorien der Organisationskultur zu beschreiben.

2.6.1 Definition des Konzeptes Organisationskultur

Edgar Schein, emeritierter Professor für Organisationspsychologie und Management in Boston, definiert das Konzept der Organisationskultur (2008)[27] als ein Bündel stillschweigender Annahmen darüber, wie die Welt ist oder sein sollte. Diese Annahmen werden von einer Gruppe von Menschen, z.B. in sozialen Organisationen, geteilt und beeinflussen deren Wahrnehmungen, Gedanken, Gefühle und Verhalten. Die stillschweigenden Annahmen bilden den Kern dieser Kultur, als weiterer Baustein kommen die gemeinsam geteilten und nach außen postulierten Werte hinzu, die etwas darüber aussagen, was diese Gruppe in idealer Weise darzustellen wünscht. Das Verhalten der einzelnen Gruppenmitglieder stellt dann oftmals einen Kompromiss zwischen den Werten und Annahmen der Gruppe und den Erfordernissen der jeweiligen Situation dar (Schein 2008, 322).[28] Einen dritten Baustein bilden die so genannten „Artefakte" (Schein 1995, 30; 2003, 31). Hiermit meint Schein die sichtbaren Strukturen und Prozesse im Unternehmen; die räumliche Umgebung, die Sprache, die Produkte, Prozesse, den Stil der Kleidung u.v.m. (1995, 30).

---

[27] Obwohl in einigen deutschsprachigen Übersetzungen von Scheins Werken *organisational culture* auch als *Unternehmenskultur* bezeichnet wird, bleiben wir bei der Bezeichnung *Organisationskultur*, da dieser Begriff in der deutschsprachigen Pflegewissenschaft von Tewes (2002) bereits eingeführt und in Zusammenhang zur Pflegekultur gesetzt wurde (ebd., 87).

[28] Für ein tieferes Verständnis sei an dieser Stelle das Originalzitat eingefügt: "A culture is a set of tacit assumptions about how the world is and ought to be that a group of people share and that determines their perceptions, thoughts, feelings, and to some degree, their overt behaviour. Culture manifests itself at three levels: the level of deep tacit assumptions that are the essence of the culture, the level of exposed values that often reflect what a group wishes ideally to be and the way it wants to present itself publicly, and the day-to-day behavior that represents a complex compromise among the exposed values, the deeper assumptions, and the immediate requirements of the situation" (Schein 2008, 322).

Auch in Haus Schwansen hat sich eine Organisationskultur herausgebildet, in der Mitarbeiter und Leitungskräfte ganz bestimmte Werte teilen, die ihr Verhalten in Übereinstimmung mit den Erfordernissen der jeweiligen Situation entscheidend beeinflussen. Hiermit sind insbesondere die auch in der Pflege und Versorgung berücksichtigten Werte wie gegenseitige *Wertschätzung* und gegenseitiges *Vertrauen* gemeint. Wichtig ist außerdem der Wert der *Partizipation*, verstanden als Möglichkeit für die Mitarbeiter und Leitungskräfte Informationen und Aufgaben im wahrsten Sinne des Wortes zu *teilen*. Diese in unserem Datenmaterial entdeckten Werte finden wir auch in den Ausführungen von Schein (2008) zur „operator culture" (ebd., 324) wieder. Als grundlegende Annahmen beschreibt Schein Organisationskultur mit einer deutlichen Ausrichtung auf das jeweilige Lern- und Entwicklungspotenzial:

- Da Handlungen in jeder Organisation Handlungen von Menschen sind, hängt der Erfolg des Unternehmens entscheidend vom Wissen, der Geschicklichkeit, den Lernfähigkeiten und dem Engagement dieser Menschen ab.
- Erforderliches Wissen und die Fähigkeiten sind „lokal" und basieren auf dem Kerngeschäft der Organisation.
- Obwohl die Produktionsprozesse sorgfältig organisiert sind und Regeln und Routinen ausgearbeitet wurden, müssen die Mitarbeiter dennoch die Fähigkeit besitzen, zu lernen und mit Überraschungen umzugehen.
- Die meisten Arbeiten im Unternehmen beinhalten verschiedene gegenseitige Abhängigkeiten der einzelnen Elemente des Prozesses; daher müssen die Mitarbeiter als ein Team zusammenarbeiten, in dem Kommunikation, Offenheit, gegenseitiges Vertrauen und Engagement einen hohen Wert haben (ebd.).

Im Bereich der Kranken- und Altenpflege hängt der Erfolg immer entscheidend vom Wissen, der Geschicklichkeit, den Lernfähigkeiten und dem Engagement der Menschen ab, die diese Pflege leisten. Berücksichtigt man nur diesen Punkt, ist Haus Schwansen sicherlich keine Besonderheit. Die zweite Annahme stellt aber schon eher eine Besonderheit dar: Das Wissen und die Fähigkeiten der Mitarbeiter sollen hoch spezialisiert auf die Bedürfnisse der demenzkranken Bewohner zugeschnitten sein, sind also zunächst nur „lokal" von Bedeutung. Durch Öffentlichkeitsarbeit, Weiterbildungen und Beratung wird dieses Wissen aber in die Welt hinausgetragen. Auch die dritte Annahme ist besonders ein Merkmal der Pflege von Demenzkranken: Pflegende müssen die Fähigkeit haben zu lernen und mit Überraschungen im Kontakt mit den Bewohnern umzugehen. Gerade dies ist bei der Versorgung Demenzkranker von hoher Bedeutung, zumal das Wissen über die Krankheit und die Betreuung der Betroffenen sich gleichzeitig rasch weiterentwickelt. Inwieweit das letzte Merkmal der *operator culture* auf Haus Schwansen zutrifft, wird in den folgenden Abschnitten zu zeigen sein.

2.6.2 Führungs-, Lern- und Entwicklungskonzept

Wie bei den Pflegekonzepten werden gemäß dem Kodierparadigma der Grounded Theory zunächst die für das Führungs-, Lern- und Entwicklungskonzept als wichtig erachteten Rahmenbedingungen thematisiert. Hiernach werden die Strategien der Führungskräfte beschrieben, die in der Führung von Mitarbeitern und im Rahmen der Organisationsentwicklung von Bedeutung sind. Die Interaktion zwischen den Akteuren wird in einem weiteren Abschnitt beleuchtet und schließlich werden die aus dem Führungs-, Lern- und Entwicklungskonzept resultierenden Konsequenzen beschrieben.

Rahmenbedingungen
Die Entwicklung eines Führungs-, Lern- und Entwicklungskonzeptes nahm in Haus Schwansen seinen Ausgangspunkt vor 15 Jahren beim Bau des Hauses. Damals wurden die Mitarbeiter im Rahmen eines Organisationsentwicklungsprozesses über fünf bis sechs Jahre durch einen externen Berater begleitet. Der erste Workshop fand bereits auf der Baustelle im heutigen Wintergarten statt. Möglich war dies durch die Finanzierung der damaligen Eigentümerin, die diesen Organisationsentwicklungsprozess für wichtig erachtete und optimale Ausgangsbedingungen für die gemeinsame Arbeit schaffen wollte. Dass der Eigentümerin gute Startbedingungen wichtig waren, zeigte sich z.B. in einem Gespräch mit einem Finanzberater, der der Eigentümerin zu einem niedrigen Personalschlüssel riet, dessen Rat sie aber nicht befolgte.

Mitarbeiter: *„Ja, und mit dem Finanziellen, kann ich so als Beispiel so eine Situation erzählen, sind wir in Fleckeby gewesen damals, saßen da mit so einem Finanzberater auch und ging es da um wie viel Einzelzimmer und wie viel Doppelzimmer, wie kann man das kostenmäßig am besten machen, und da wurde auch ein Vorschlag gemacht, ja, das wäre gut, wenn wir mit einem niedrigen Personalschlüssel anfangen würden und Frau X sollte dann hier mit einsteigen und so, und das hat sie nicht gemacht."*

Interviewer: *„Was hat sie nicht gemacht?"*

Mitarbeiter: *„Niedrigen Personalschlüssel, sondern sie hat gleich für einen sehr guten Personalschlüssel gesorgt, so dass wir auch eine gute Startphase hatten."* (Interview 8, 2009)

Auf diesen ersten Organisationsentwicklungs-Workshops und in den sich daraus entwickelnden Arbeitsgruppen wurden die Mitarbeiter bereits in die Planung der Organisation miteinbezogen und konnten an der Entwicklung grundlegender Konzepte teilnehmen. Der Wert der *Partizipation* hatte also schon in der Gründungsphase von Haus Schwansen eine hohe Bedeutung und war sicherlich bereits damals, wenn auch nicht ausgesprochen, so doch implizit Bestandteil des Führungskonzeptes der Eigentümerin.

Mitarbeiter: *„Also, wir hatten auch die Möglichkeit uns, natürlich nebenbei und auch unter Zeitdruck und so, aber wir hatten die Möglichkeit uns auch schon mit so Dingen wie Standardentwicklung, Organisationsentwicklung, Supervision und so, damit konnten wir uns einfach damals schon beschäftigen. (…) und was dabei raus gekommen ist, die Mitarbeiter haben sogar, es sind hier Angehörige eingezogen und, also die waren da schon auch, die fühlten sich durchgehend im Organisationsentwicklungsprozess auch schon damals so mit ins Boot geholt. Das ist, glaube ich, etwas ganz Wichtiges gewesen und aus meiner Sicht war den Mitarbeitern, die noch da sind, so, aus der Anfangsphase auch so, die werden dadurch jetzt auch noch getragen."* (Interview 8, 2009)

Mitarbeiter in Entscheidungsprozesse einzubeziehen, mit ihnen gemeinsam eine Vision und Ziele für die Zukunft zu entwickeln, einen gemeinsamen Konsens zu finden, diese grundlegenden Prinzipien wurden schon in dieser frühen Phase gelebt und wirken bis heute in das Führungskonzept hinein. Hier schwingt auch der Wert des *Vertrauens* mit, denn Mitarbeiter an

Entscheidungsprozessen partizipieren zu lassen, bedeutet Vertrauen in ihre Kompetenz zu haben.

Mitarbeiter: *„(…) also beim ersten Workshop waren alle dabei. Also so aus der Anfangsphase, so, wo es auch so darum geht, wo wollen wir denn sozusagen hin und wo wir dann auch so Visionen entwickelt haben, das fand ich auch einen ganz interessanten Workshop, den wir da gemacht haben und vieles von dem, was wir damals an Visionen hatten, das ist auch tatsächlich eingetreten, also das kann man auch noch nachlesen. Und die Mitarbeiter wurden in diesen Entscheidungsprozess auch immer so mit einbezogen."*

Interviewer: *„Also, Sie haben gemeinsame Visionen damals entwickelt, da wollen wir hin, das sind unsere Ziele und daran haben Sie in den Jahren immer weitergearbeitet."*

Mitarbeiter: *„Ja. Da haben wir immer weiter gearbeitet. Und das ist heute auch noch so, also immerhin, einfach so versuchen, so, ja, einen gemeinsamen Konsens zu finden (…)."* (Interview 8, 2009)

Haus Schwansen Seminar und Brücke Akademie

Eine weitere förderliche Rahmenbedingung für das Lern- und Entwicklungskonzept in Haus Schwansen ist das Haus-Schwansen-Seminar, welches direkt an das Pflegeheim angebunden ist und in dem Weiterbildungen zu demenzspezifischen Pflegethemen angeboten werden. Hier werden nicht nur die Mitarbeiter aus Haus Schwansen regelmäßig in Integrativer Validation, Basaler Stimulation®, Kinaesthetics® u.a. geschult (vgl. Kapitel 2.3 Exploration der Bildungsarbeit im Haus-Schwansen-Seminar am Beispiel des Grundlagenseminars Basale Stimulation® in diesem Buch), sondern auch Weiterbildungen für Externe angeboten. Die dadurch erwirtschafteten Einnahmen können dann wiederum in Weiterbildungen für die internen Mitarbeiter reinvestiert werden, was das Haus in die positive Lage versetzt, seinen Mitarbeitern die Möglichkeit des kontinuierlichern Lernens und der persönlichen Weiterentwicklung zu geben. Auf diese Weise können den Mitarbeitern im Rahmen der Weiterbildungsplanung Weiterbildungen zum Praxisanleiter, zur Bereichs- und Pflegedienstleitung, zu Ethik und anderen relevanten Themen angeboten werden.

Für die Durchführung der Weiterbildungen gibt es in Haus Schwansen einen Seminarraum. Bei den Dozenten handelt es sich überwiegend um Mitarbeiter des Hauses. Die Leitung des Seminars hat eine Mitarbeiterin ehrenamtlich übernommen, die ansonsten mit einem Stellenanteil von 40 Prozent in Haus Schwansen als Pflegefachkraft beschäftigt ist und außerdem bundesweit als freie Dozentin arbeitet. Aufgabe der Seminarleitung ist die inhaltliche Gestaltung des Weiterbildungsprogrammes sowie die Akquise der Dozenten. Die Seminarleitung wird durch eine Verwaltungskraft unterstützt, die für die Anmeldungen, Abrechnung und sonstige organisatorische Aufgaben des Seminars zuständig ist.

Darüber hinaus betreibt der Träger von Haus Schwansen, die Brücke Rendsburg-Eckernförde e.V., seit dem 1.1.2007 die interne Weiterbildungseinrichtung *Brücke-Akademie*, die zusätzlich Schulungen für alle Mitarbeiter des Vereins anbietet. Hier werden den Mitarbeitern Weiterbildungen zu den verschiedensten Arbeitsfeldern der Brücke angeboten, z.B. zur psychiatrischen Pflege, zur Betreuung von Kindern und Jugendlichen, aber auch zu fachübergreifenden Themen wie z. B. zum Umgang mit verschiedenen EDV-Programmen, zu Stressbewältigung, Erste Hilfe oder Qualitätsmanagement. Auch die Mitarbeiter aus Haus Schwansen können hier Kurse belegen und haben in der Vergangenheit bereits Computerkurse belegt.

Etablierte Qualitätsmanagementsysteme
Als eine weitere, die Organisationskultur fördernde Rahmenbedingung können die beiden Qualitätsmanagementsysteme IQM (Integriertes Qualitätsmanagementsystem Demenz) und EFQM (European Foundation for Quality Management) angesehen werden. Das demenzspezifische IQM wurde von der Deutschen Expertengruppe Dementenbetreuung (DED) in Kooperation mit dem Beratungsunternehmen *Innovative Qualifikation in der Altenpflege GmbH* demenzbezogen weiterentwickelt und in einem dreijährigen Modellprojekt von 2002 bis 2006 in sechs Einrichtungen für die spezialisierte Dementenbetreuung erprobt. Eines der Modellhäuser war Haus Schwansen. Das integrierte Qualitätsmanagementsystem Demenz beinhaltet einen Katalog von 400 Qualitätsanforderungen, die dem neuesten Wissensstand der Dementenbetreuung entsprechen und im Rahmen einer Selbst- und Fremdbewertung zu prüfen sind (Deutsche Expertengruppe

Dementenbetreuung 2008). Dadurch, dass Haus Schwansen bereits in der Erprobungsphase mit dem QM-System arbeiten konnte, wurden positive Bedingungen für die spätere Nutzung des Systems geschaffen. Im Laufe der Zeit hat sich aus dem Kreis der Mitarbeiter ein IQM-Team gebildet, welches aus einer IQM-Koordinatorin, drei ausgebildeten Moderatorinnen und der Heim- und Pflegedienstleitung besteht.

Der heutige Träger von Haus Schwansen, die Brücke Rendsburg-Eckernförde e.V., hat als Qualitätsmanagementsystem das EFQM-Modell in ihre Organisation eingeführt. Auch bei diesem Modell findet eine Selbst- und Fremdbewertung statt. Was dieses Modell neben anderen QM-Systemen auszeichnet, ist sein Fokus auf Ergebnisse. Es werden also nicht nur Prozesse in den Blick genommen, sondern auch die Ergebnisse beurteilt. Dass der Blickwinkel auf die Ergebnisse eine besondere Bedeutung hat, kann man sich mit folgendem Beispiel klar machen: Man stelle sich eine Fabrik vor, die in einem wohl organisierten Prozess Regenschirme herstellt, nur leider sind diese Regenschirme aus Zellstoff und lassen sich nicht verkaufen. Die Verkaufszahlen und die Kundenzufriedenheit (Ergebnisse) dürften bei diesem Hersteller äußerst unzureichend sein, obwohl die Prozesse alle organisiert, in einem QM-Handbuch niedergelegt und auch von den Mitarbeitern *gelebt* werden. Ähnliche Prozesse sind in der Pflege von Demenzkranken denkbar und das EFQM-Modell kann damit als sinnvolle Ergänzung zu IQM gesehen werden. Diese von Seiten des Trägers geschaffene positive Rahmenbedingung kann als Ressource für Lernen und Entwicklung in Haus Schwansen genutzt werden.

Weitere Rahmenbedingungen

Als weitere Rahmenbedingungen wirken, wie in vielen anderen stationären Pflegeeinrichtungen, zeitweilig Belegungseinbrüche sowie steigende Energie- und Lebensmittelpreise und bereiten den Mitarbeitern finanzielle Sorgen. Hinzu kommt, dass in Haus Schwansen einige Erlösquellen bzw. Einsparpotenziale aus der Vergangenheit heute aus rechtlichen Gründen wegfallen müssen. So wurde z.B. früher ein Einzelzimmerzuschlag erhoben, der aber später als nicht rechtmäßig befunden wurde, da Sozialhilfeempfänger grundsätzlich nicht benachteiligt werden dürfen. Aushilfen wurde früher keine Lohnfortzahlung bei Krankheit gezahlt, wovon jedoch aus arbeitsrechtlichen Gründen Abstand genommen werden musste. Dies führte in Haus Schwansen zu personellen und organisatorischen Veränderungen, z.B. der Einführung der nettobasierten Dienstplanung, bei der die aktuellen Belegungsdaten bei der Personaldienstplanung berücksichtigt werden. Die Ausgaben des Hauses sollen möglichst zeitnah den Einnahmen angepasst werden.

2.6.3 Führungsstrategien

Unsere Untersuchungen zeigen deutlich, dass für das Führungs-, Lern- und Entwicklungskonzept neben den Rahmenbedingungen die Strategien der Führungskräfte von entscheidender Bedeutung sind. Zu diesen gehören:

- Einen partizipativen Führungsstil leben,
- Wertschätzende Rückmeldungen geben,
- als Führungskraft Vorbild sein,
- Lernsituationen schaffen,
- Gestaltungsspielräume für kreatives Arbeiten ermöglichen,
- Qualität entwickeln.

Einen partizipativen Führungsstil leben
Die Pflege eines partizipativen Führungsstiles wird im Heimkonzept dargestellt. Ziele sollen gemeinsam mit den Mitarbeitern in Besprechungen erarbeitet und in Zielvereinbarungen formuliert werden. Es werden außerdem Entscheidungen angestrebt, die im Einvernehmen mit den Mitarbeitern getroffen werden. Das kreative Potenzial der Mitarbeiter soll genutzt werden und die Mitarbeiter erhalten hierfür Gestaltungsspielräume. Als wichtiges Führungsinstrument dient außerdem ein umfangreiches Besprechungswesen (Haus Schwansen n.d., 18).

Dass der hier beschriebene partizipative Führungsstil auch tatsächlich gelebt wird, zeigen die Interviews mit den Führungskräften, die diesen Stil verinnerlicht haben. *Partizipation* bedeutet für die Führungskräfte eine offene Kommunikation mit den Mitarbeitern, eine *vertrauensvolle* Zusammenarbeit, ein offener Umgang mit Fehlern sowie die Akzeptanz unterschiedlicher Wahrnehmungen im Team, die alle ihre Gültigkeit haben. Eine Führungskraft beschreibt ihren ganz persönlichen Führungsstil so:

Führungskraft: „*Da ist ein wichtiger Führungsgrundsatz die Partizipation, die Beteiligung der Mitarbeiter. (…) Und das wird hier gelebt, wurde hier schon immer gelebt, in bestimmten Bereichen sicherlich anders, unter der vorherigen Führung, besonders was die wirtschaftliche Situation angeht war das nie so offen, wie es jetzt gemacht wird, auch so, so dass man also auch, dass alle Mitarbeiter auch informiert sind, woran es liegt und was los ist. Das ist das eine und das, also einmal die Partizipation, die Offenheit, also offen zu kommunizieren, was, was die Probleme, die Schwierigkeiten sind*"

Interviewer: „*(…) was ist Ihnen denn in punkto Führung, also Ihnen ganz persönlich in punkto Führung wichtig?*"

Führungskraft: „*Mir ganz persönlich ist eine vertrauensvolle, offene und gute Zusammenarbeit wichtig.*"

Interviewer: „*Ja.*"

Führungskraft: „*Und dazu gehört, dass wir eine gute Kommunikation haben, auch gute Kommunikationsstrukturen, dass alle informiert sind, auch ein konstruktiver Umgang mit Kritik, auch beidseitig, also auch, ich bin also auch immer dankbar dafür, wenn man mich auf irgendwas aufmerksam oder hinweist, also ich kann auch gut zu Fehlern stehen, glaube ich jedenfalls. Ich finde es hilfreich.*"

(…)

Führungskraft: „*Und das ist für mich wichtig, dass man sich austauscht, dass man Fehler machen darf, so nach dem Motto, wer so viel arbeitet, und wir arbeiten alle ganz, ganz viel hier, macht auch mal einen Fehler. Nur dann müssen wir gucken, wie kann man es besser machen, was ist passiert und wie können wir den zukünftig verhindern.*"

Interviewer: „*Also, vertrauensvolle Zusammenarbeit heißt für Sie eben auch, ja, dass man Konflikte anspricht und dass man über Fehler spricht, dass die da sein dürfen.*"

Führungskraft: „*Ja, und auch, dass unterschiedliche Wahrnehmungen da sein dürfen. Das ist auch was, was ich hier fast noch ein bisschen mehr gelernt hab, dass es auch von bestimmten Situationen unterschiedliche Wahr-*

nehmungen gibt und meine kann eine andere sein als zum Beispiel die einer Bereichsleitung. Und manchmal ist ja so, dass ich Bewohnern begegne oder Angehörigen begegne und was Bestimmtes wahrnehme. Und ich habe gelernt, dass ich, bevor ich dann reagiere und womöglich Angehörige anspreche oder ein Statement dazu abgebe, wo ich ja gerne auch zu aufgefordert werde, dass ich mich immer noch mal kurzschließe mit den Kollegen und das noch mal abstimme, ist das richtig, sehen sie das auch so, damit wir dann auch, ja, sage ich mal, eine Sprache sprechen und auch nach außen hin eindeutig sind." (Interview 11, 2009)

Partizipation heißt für die Führungskräfte in Haus Schwansen aber auch eine Beteiligung der Mitarbeiter an Führungs- und Leitungsaufgaben. Die Führungskräfte glauben ihre eigenen Stärken und Schwächen zu kennen, aber auch die ihrer Mitarbeiter. So erweist es sich für eine Führungskraft als hilfreich, Leitungsaufgaben an Mitarbeiter zu delegieren, deren Stärken zu nutzen und damit das Potenzial der Mitarbeiter auszuschöpfen, was sich wiederum positiv auf deren Motivation auswirkt. Obwohl diese Delegierung von Leitungsaufgaben prinzipiell zu einer Abflachung bestehender hierarchischer Strukturen führt und damit Probleme verbunden sein können, wird dieses Vorgehen in Haus Schwansen befürwortet, um die Mitarbeiter in ihren Fähigkeiten zu stärken und ihr Wissen und ihre Fähigkeiten nicht ungenutzt zu lassen. Damit dies gelingt, muss die Führungskraft über *Selbstvertrauen* verfügen, denn Mitarbeiter an eigenen Aufgaben partizipieren zu lassen bedeutet gleichzeitig sich der Möglichkeit von Kritik bezüglich der Art der Aufgabenerledigung auszusetzen. Vielleicht ist damit auch ein Stück Machtverlust verbunden, denn durch die Übernahme von Leitungsaufgaben erhalten die Mitarbeiter Informationen, deren Zurückhaltung die eigene Macht als Führungskraft stärken könnte. Mitarbeiter an eigenen Aufgaben partizipieren zu lassen, bedeutet aber vor allem *Vertrauen in die Kompetenz anderer* zu haben.

Führungskraft: *„ (…) bei einem Mitarbeiter hab ich gesehen, so dass (…) dieses logische Denken und da hab ich gesagt, ich brauch jetzt einfach mal Ihren Kopf und hab ihm die Situation erklärt, so, und das konnte der auch so gut annehmen, und, ja denke ich, für ihn auch ganz förderlich, so, weil der da ja auch sein Potential auch ausleben kann. Es gibt ja nichts Schlimmeres, als wenn irgendwo Energien schlummern hat und die nutzt man* *nicht und macht sie dann klein oder, ja, lernt sie nicht ausleben. " (Interview 8, 2009)*

Ebenso wichtig und ein Ausdruck von *Partizipation* der Mitarbeiter ist für die Führungskräfte auch das Einbringen von konstruktiver Kritik, wobei aber die Bereitschaft zur Herstellung eines gemeinsamen Konsenses erwartet wird. Mitarbeiter sollen authentisch sein, offen und ungeachtet der Folgen ihre Meinung sagen können. In dieser *kommunikativen Offenheit* manifestiert sich das gegenseitige *Vertrauen* der Mitarbeiter und Leitungskräfte und mit ihr ist der Wunsch und die Bereitschaft verbunden einen gemeinsamen Konsens zu finden. Dass durch *kommunikative Offenheit* Konflikte entstehen können, wird von den Führungskräften hierbei in Kauf genommen, da für jeden Konflikt eine Lösung gesucht wird, mit der alle leben können.

Führungskraft: *„Dass sie auch echt sind, das ist mir auch wichtig, dass sie auch sagen, was sie denken, dass sie offen sind, auch wenn es, ja, wenn es eventuell zu irgendwelchen Spannungen oder Konflikten oder so auch führen kann. "*

Interviewer: *„Dass sie dennoch sagen, was sie denken und was sie fühlen. "*

Führungskraft: *„Ja. (…) ein Mitarbeiter, der auch, der kritisch ist und so eine Persönlichkeitsstruktur auch hat, also auch mir gegenüber, hat die natürlich auch den Kollegen gegenüber und auch den Angehörigen gegenüber und auch den Bewohnern gegenüber. Also, dass er Dinge schon auch kritisch betrachtet, aber wo er immer auf der Suche ist, so einen Konsens auch so zu finden. "*

Interviewer: *„Also, Sie möchten schon einen Mitarbeiter, der die Dinge auch kritisch betrachtet, aber das eben versucht, im Positiven einzubringen. "*

Führungskraft: *„Ja. Genau. Und das erleb ich hier so bei den Leitungen, die wir hier so haben, erleb ich das so überwiegend. " (Interview 8, 2009)*

Ein fundamentales Instrument, um Mitarbeiter an Entwicklungen und Entscheidungen partizipieren zu lassen, ist in Haus Schwansen das umfangreiche Besprechungswesen. Dieses dient der Transparenz gegenüber den Mitarbeitern, wobei die Mitarbeiter die Gelegenheit haben sollen, sich umfassend über aktuelle Entwicklungen zu informieren. So findet einmal im Monat eine Besprechung der Abteilungsleitungen mit anschließender Hausbegehung statt, in den Wohngruppen einmal im Monat eine Teambesprechung. Sechsmal im Jahr treffen sich die pflegerischen Bereichsleitungen mit der Pflegedienstleitung und der Heimleitung. Weitere Führungsinstrumente sind die monatlich stattfindende, jeweils halbstündige Mitarbeiterversammlung sowie Mitarbeitereinzelgespräche einmal im Jahr (Haus Schwansen n.d., 18 f.). Dass die *Partizipation* der Mitarbeiter gewünscht wird, zeigt sich auch daran, dass die Mitarbeiter im Vorfeld der Mitarbeiterversammlung und der Abteilungsleiterrunde Themenvorschläge machen können. Die häufige Frequenz der Mitarbeiterversammlung wird von einer Führungskraft wie folgt begründet:

Führungskraft: *„Weil diese Mitarbeiterschaft ist einfach sehr groß und die Mitarbeiter müssen informiert werden über alles, was aktuell ist. Und es ist immer jeden Monat was Neues aktuell. Und ich denke, das ist eine gute Möglichkeit, dass Mitarbeiter und es gibt einige, die kommen wirklich regelmäßig fragen auch, es ist auch, ach so, das hab ich ganz vergessen, für die Abteilungsleiterrunde und für die Mitarbeiterbesprechung hängen im Vorfeld Zettel aus, wo sie Themenvorschläge machen können, die sie besprochen haben wollen. Das heißt also, sie können auch dort sich eingeben und sagen, das Thema ist mir wichtig, das möchte ich gerne ansprechen, sie können aber auch am Ende der Mitarbeiterversammlung unter „Verschiedenes" sagen, zum Beispiel unser Hausmeister macht das gerne, dass er sagt „ich wollt noch mal erinnern (…) so und so", also so ist dort auch eine gute Möglichkeit sich einzubringen und einzugeben." (Interview 11, 2009)*

Wertschätzende Rückmeldungen geben

Der partizipative Führungsstil beinhaltet eine offene Kommunikation mit den Mitarbeitern, die im Rahmen des Besprechungswesens und in informellen Kontakten gelebt wird. Ein ebenso wichtiges Merkmal der Kommunikation zwischen Mitarbeitern und Leitungskräften ist aber auch die gegenseitige *Wertschätzung* der Person, die durch Kommunikation oder symbolische Handlungen von Seiten der Führungskräfte zum Ausdruck kommen soll. Die durch das Training in Integrativer Validation erlernte Fähigkeit, Wertschätzung auszudrücken, wird also nicht nur den Bewohnern gegenüber gelebt. Gerade gegenüber Mitarbeitern, denen üblicherweise ein niedrigerer Sozialstatus als den Pflegekräften zugesprochen wird, soll diese Wertschätzung von Seiten der Führungskräfte durch Kommunikation zum Ausdruck kommen.

Führungskraft: *„Und natürlich nicht nur diese Kombination mit der Pflege, sondern auch mit der Hauswirtschaft, das ist ja ganz wichtig oder auch mit der Küche, also da liegt mir auch dran, dass ich da immer im Gespräch bin und dass ich auch eine Rückmeldung gebe, wie ich sie denn auch so sehe. Ja, das mach ich auch. Dass ich die Arbeit eben auch sehr wertschätze, die sie so machen."* *(Interview 8, 2009)*

Eine andere Führungskraft beschreibt das gleiche Thema auf ähnliche Weise und bringt zum Ausdruck, dass auch die Mitarbeiter aus dem Bereich der Hauswirtschaft hoch qualifiziert im Umgang mit den Bewohnern sind, da sie ebenso in Integrativer Validation geschult sind.

Führungskraft: *„Gerade auch Reinigung zum Beispiel, muss man sehr aufpassen in so einem multiprofessionellen Team, dass die genau so wertgeschätzt werden, wie zum Beispiel die Pflege. Und sie sind ja hier genau so geschult in Validation und haben ganz viele Begegnungen mit den Bewohnern und fangen auch viel ab und unterstützen auch viel und sind ganz wichtig, genauso wie Küche. Ich denk immer so Hauswirtschaft, Küche ist in einem Wohnhaus genau so, hat genau so eine zentrale Bedeutung wie zu Hause auch. Es ist einfach ein ganz wichtiger Faktor."* *(Interview 11, 2009)*

Um den Mitarbeitern gegenüber Wertschätzung auszudrücken, werden von den Führungskräften symbolisch bestimmte Handlungen vollzogen. Hierzu gehört z.B., dass eine Führungskraft ehrenamtliche Mitarbeiter mal in ein Café einlädt oder der tägliche Rundgang durch das Haus. Der Besuch der Führungskraft in den einzelnen Abteilungen und das Begrüßen der Mitarbeiter bedeutet für diese eine Form von Wertschätzung. Den Führungskräften ist es ein Anliegen, die Mitarbeiter aufmerksam wahrzunehmen.

Führungskraft: *„Das Haus besuch ich einmal am Tag."*

Interviewer: *„Ach so."*

Führungskraft: *„Wobei ich die also Wohngruppen meine und Wintergarten* *und Insel. Insel schaff ich nicht immer einmal am Tag, aber Wintergarten und Wohngruppen immer."*

Interviewer: *„Und Sie sagten, das hat was mit Wertschätzung für Sie zu tun. Können Sie das noch ein bisschen erklären?"*

Führungskraft: *„Mit Gesehenwerden, mit Gesehenwerden, mit, mit Begrüßen." (Interview 11, 2009)*

Für die Führung des Hauses bedeutet Wertschätzung auch die Anerkennung der Leistung der Mitarbeiter durch Außenstehende. Wenn interessierte Kollegen aus anderen Einrichtungen sich in Arbeitsseminaren oder Weiterbildungen informieren, Medien über Haus Schwansen berichten oder ein Preis gewonnen wird, erfahren die Mitarbeiter eine weitere Wertschätzung ihrer Arbeit. Um dies zu bewerkstelligen, bedarf es natürlich wieder des Einsatzes der Führungskräfte, denn die Presse kommt selbstverständlich nicht von allein und um einen Preis muss man sich mühevoll bewerben. Auch dass Mitarbeiter gemeinsam mit den Führungskräften Artikel in Fachzeitschriften veröffentlichen, will organisiert sein und bedarf eines Klimas, in dem Mitarbeiter wie auch Führungskräfte die dafür notwendige Motivation aufbringen.

Führungskraft: *„(...) also was dafür ganz wichtig ist, ist (...) diese Wertschätzungen, dass man das auch rüberbringt, dass man auch mal, oder, ja, das ist die Frau X zum Beispiel, die so viel extra macht, also eine Wertschätzung ja, dass wir auch einen Artikel geschrieben haben, dass der veröffentlicht ist und das hat ihr sehr gut getan, dass ihre Arbeit so wertgeschätzt wurde, aber auch dass ich sie mal zum Kaffee einlade und mit ihr einfach ins Café gehe und das eben auch versuche, rüberzubringen. Oder auch andere Kollegen, wie unsere Gärtnerin, die hat mit so einer tollen Hand das alles so wunderbar gestaltet draußen, dass man das auch rüberbringt, das ist ganz wichtig. Was natürlich auch Wertschätzung ist, wenn Anerkennung von außen kommt und die kommt ja. Das ist das Leuchtturmprojekt, das ist der Preis, den wir gewonnen hatten, die Medien, das sind die interessierten Kollegen, die kommen und hier Arbeitswochen verbringen und auch einfach Anerkennung rüberbringen." (Interview 11, 2009)*

Den Mitarbeitern die nötige Wertschätzung zukommen zu lassen fällt den Führungskräften auch deswegen nicht schwer, weil die wertschätzende

Grundhaltung Bestandteil der Integrativen Validation nach Richard ist (Feldbinder 2002, 22). Dessen ist man sich in Haus Schwansen wohl bewusst:

Interviewer: *„Also, Sie versuchen, zu fördern.“*

Führungskraft: *„Ja.“*

Interviewer: *„und nicht zu fordern.“*

Führungskraft: *„Nee, also nicht irgendwie abzuurteilen, oder das ist verkehrt oder so, das würde ich nicht sagen, oder ganz selten auf jeden Fall. Dann müsste es wirklich schon ziemlich gravierend kommen.“*

Interviewer: *„Ja, ja, klar. Ja.“*

Führungskraft: *„Im Grunde genommen ist es wieder die Validation.“*

Interviewer: *„Ja, genau, die dann einerseits den Bewohnern entgegengebracht wird und auch den Mitarbeitern.“*

Führungskraft: *„Ja, genau. Und ich glaube auch, das ist auch so ein Erfolg, dass Mitarbeiter Bewohner so akzeptieren, wie sie sind, weil sie das selbst auch erleben, auch von der Leitung so erleben.“ (Interview 9, 2009)*

Nicht zuletzt wird die Wertschätzung der Arbeit von Mitarbeitern im spontanen Lob durch Vorgesetzte ausgedrückt, welches nach Auffassung einer Führungskraft eine stärkere Bedeutung hat als ein Lob, welches im Rahmen des Mitarbeiterjahresgespräches gegeben wird.

Führungskraft: *„Also, wenn ich da jetzt so in so einem Mitarbeiterjahresgespräch sitze und da suche ich meinetwegen das raus und das hab ich gesehen und das hab ich gesehen, das find ich viel besser, wenn ich das erlebe auch, dass ich dann direkt zu dem hingehe und das einfach sage, wie gut ich das finde und wie wichtig mir das ist, so. Das mach ich schon.“ (Interview 8, 2009)*

Als Führungskraft Vorbild sein
Einen sicherlich nicht unwesentlichen Beitrag zur Führungs-, Lern- und Entwicklungskultur eines Unternehmens leisten immer auch die Führungskräfte selbst, die mit ihrer Persönlichkeit und ihrem Verhalten Mitarbeiter motivieren und fördern, aber auch demotivieren und hemmen können. Eine

förderliche, aber nach Auffassung der Verfasserin zunehmend seltener anzutreffende Verhaltensweise bei Führungskräften ist ihre Haltung als fachliches und menschliches Vorbild, wie man in Haus Schwansen sehr eindrucksvoll beobachten kann. Hier nimmt die Pflegedienstleitung nicht nur Führungs- und Leitungsaufgaben wahr, sondern bringt sich aktiv in die praktische Pflege und Betreuung der Bewohner ein, sei es im Rahmen der Musiktherapie und Musikalischen Begleitung (Inselmusik), als helfende Hand beim Essen, als Betreuer von Bewohnern, die den Pflegedienstleiter in seinem Büro besuchen und dort auch verweilen dürfen oder als Pflegekraft, die mit Bewohnern in Krisen validierende Gespräche führt. Der Pflegedienstleiter ist außerdem ausgebildeter Kinaesthetics®-Trainer[29], verfügt also über ein pflegefachliches Expertenwissen auf diesem Gebiet. Das Wohl der Bewohner ist ihm ein Anliegen, was einerseits in seinem Engagement zur Durchführung der Pflegevisite, andererseits aber auch durch seine Teilnahme an den Pflegekonferenzen zum Ausdruck kommt.

PDL: *„Das finde ich auch, was ganz, ganz Wichtiges. Und ich selber erlebe die auch noch als ganz produktiv, also auch für mich persönlich. Wenn ich da die Möglichkeit habe, mir für fünf oder zehn Minuten eine Biografie von einem Bewohner anzuhören, der hier schon seit sechs oder sieben Jahren ist, dann macht das natürlich auch was mit mir, dann seh` ich den auch erstmal eine Zeit lang wieder so aus einem anderen, ja, sehe ich ihn durch eine andere Brille."* (Interview 8, 2009)

Im Interview mit dem Pflegedienstleiter kommt deutlich zum Ausdruck, dass ihm in der Führung der Mitarbeiter die Betreuung der Bewohner wichtig ist. Dementsprechend hoch sind seine Erwartungen an die Mitarbeiter, die die Bereitschaft mitbringen müssen, sich auf Menschen mit Demenz einzulassen und ihnen gegenüber *Wertschätzung* zu zeigen.

PDL:*„Ja. Also, das sag ich auch immer bei den Bewertungsgesprächen, also, wir haben hier einen guten Ruf und wir haben auch eine gute Qualität, aber das hängt natürlich nur damit zusammen, wie die Mitarbeiter sich einbringen. So, das ist einfach so. Wenn ich da jemand habe, der das hier so mehr sieht, ja, er kommt zur Arbeit und er geht wieder, so ungefähr, und macht seine Arbeit auch, das ist eigentlich nicht das, was ich mir so wün-*

---

[29] Nach Maietta-Hatch

sche, sondern auch schon so kreatives Denken, so. Und dass ich auch sehe, dass sie eben auch wertschätzend mit den Bewohnern umgehen. Das ist natürlich auch ein großes Anliegen, dass sie so mit diesem Krankheitsbild Demenz, dass sie sich auch so darauf einlassen können, das ist mir auch ein ganz großes Anliegen." (Interview 8, 2009)

Dass der Pflegedienstleiter persönlichen Kontakt zu den Bewohnern hält und gleichzeitig in der Pflege tätig ist, ist ihm ein Anliegen, für das er bereit ist, auch über das übliche Maß hinaus zu arbeiten. In seinem Selbstverständnis als Pflegedienstleiter hat er nicht nur Führungsaufgaben, sondern vor allem auch pflegefachliche Aufgaben integriert. Um für Krisensituationen der Bewohner gerüstet zu sein, versucht er eine *vertrauensvolle* Beziehung zu ihnen aufzubauen und es kommt deutlich zum Ausdruck, wie wichtig ihm dieser Teil seiner Arbeit ist. Die Integration pflegefachlicher Aufgaben bedeutet für ihn eine Notwendigkeit und er zweifelt, ob er seinen Beruf überhaupt noch ausüben wollte, wenn er nicht selbst Beziehungen zu den Bewohnern aufbauen und sein pflegerisches Fachwissen einbringen könnte. Auch hier manifestiert sich wieder der Wert der *Partizipation*, diesmal in umgekehrter Richtung. Mitarbeiter partizipieren nicht nur an Leitungsaufgaben, auch umgekehrt partizipieren Führungskräfte an Pflege- und Betreuungsaufgaben.

PDL: *„Ja, ich mache ja sonst nicht so viel, ich mach die Musiktherapie und ich unterstütze beim Essen anreichen. Das sind erst mal die Dinge, die ich noch mache. Na ja, und was ich auch mache, dass ich mich natürlich mit den Bewohnern hier im Alltag immer, dass ich da immer in Kontakt bin, so wie Frau X, die da bei mir im Büro sitzt oder Frau Y, oder was weiß ich. Das ist für mich auch so wichtig, dass ich, dass ich so die erste Zeit zu den Bewohnern auch einen guten Kontakt herstellen kann."*

Interviewer: *„Wenn die neu sind?"*

PDL: *„Wenn die neu sind. Das ist mir auch ein großes Anliegen. Damit die da die Möglichkeit haben auch, ja, in so eine vertrauensvolle Beziehung auch und so einzugehen. Gerade so später in Krisensituationen, ist es dann einfach ganz günstig so was zu machen. Aber es eben auch so zu erleben."*

(...)

Interviewer: „Und, wie finden Sie die Zeit dafür? Ich meine, es ist ja schon so, es sind ja doch Störungen könnte man sagen. Sie werden bei Ihrer Arbeit gestört. "

PDL: *„Hhm, wenn jetzt Frau X da zum Beispiel sitzt oder"*

Interviewer: „Ja, ja, das ist jetzt ein bisschen negativ ausgedrückt, aber, ja, es ist eine Zusatzaufgabe, die Sie dann sozusagen gleichzeitig erfüllen müssen. "

PDL: *„Ja. Also ich mach natürlich schon so, über das normale Maß hinaus arbeite ich, das mach ich schon. "*

Interviewer: „Also, Sie arbeiten mehr eigentlich, auch zeitlich, oder?"

PDL: *„Ja, aber ich glaube, auf der anderen Seite, also das ist ja, ich hab so die funktionelle Seite, so als PDL und organisatorisch und muss gucken, dass das mit den Rahmenbedingungen also auch alles funktioniert und dass wir hier auch den Voraussetzungen des MDK entsprechen und so und mit solchen Dingen auch und viele von diesen Dingen finde ich einfach überflüssig und eher hemmend und ich finde sie sinnlos, so will ich das mal sagen und dass sie mir sehr viel Zeit nimmt und ich bin ja mal in diesen Beruf gegangen, weil es mir einfach wichtig ist, mit Menschen zusammen zu sein, zusammen zu arbeiten und über dieses nebenbei, was ich da so mache, hab ich ja die Möglichkeit, das zu tun, also das ist ja sozusagen mein Nährstoff, also, wenn ich das so, in dieser Form nicht hätte, dann wüsste ich gar nicht, ob ich hier heute noch sitzen könnte. " (Interview 8, 2009)*

Zwar kommt in diesem Interview die Intention, ein Vorbild sein zu wollen, nicht ausdrücklich zur Sprache; möglicherweise ist dies von Seiten der Pflegedienstleitung auch gar nicht bewusst beabsichtigt. Von einigen Mitarbeitern wird das pflegefachliche Engagement des Pflegedienstleiters aber als vorbildlich gewertet und als weitere Voraussetzung dafür gesehen, dass die verschiedenen Pflegekonzepte in Haus Schwansen Fuß fassen konnten:

Mitarbeiter: *„Und, ja, der auch ein Vorbild einfach ist und zum Beispiel beim Mittagessen sitzt er und macht bei einer Dame meistens so geführte Bewegungen zum Mittagessen, so dass die anderen Mitarbeiter sich das abschauen können. Das ist ein großer Part. Früher hat er ganz viele Jahre morgens immer noch einen Bewohner grundpflegerisch versorgt und hat* *sich die schwierigsten Leute so ausgesucht und hat dann anschließend mit den Mitarbeitern gemeinsam dann überlegt, wie können sie da einen Zugang finden. Das schafft er jetzt nicht mehr."*

Interviewer: *„Ja, ja, klar."*

Mitarbeiter: *„Aber das ist, glaube ich, eine ganz wichtige Grundlage gewesen, warum diese verschiedenen Ansätze dann auch so akzeptiert wurden und auch als machbar angesehen wurden, weil er das einfach auch vorgemacht hat."* (Interview 9, 2009)

Als Vorbild schafft der Pflegedienstleiter Lernsituationen, in denen den Mitarbeitern ein Lernen am Modell ermöglicht wird. Hier zeigen sich die engen Beziehungen zwischen Führen, Pflegen, Lernen und Entwickeln in einer Person. Der Pflegedienstleiter ist als Führungsperson gleichzeitig ein fachkompetenter Pfleger, aber auch ein wohlwollender Lehrer und ein ehrgeiziger Organisationsentwickler[30]. Dass sich das pflegefachliche Engagement und die Kompetenz des Pflegedienstleiters positiv auf dessen Akzeptanz bei den Mitarbeitern auswirken, darauf lässt folgendes Zitat schließen:

Mitarbeiter: *„Ja, aber die Arbeit an sich, das ist ja nun mal wichtig und das hab ich noch keinen Tag bereut. Und was ich so bewundere an diesem Pflegedienstleiter, (...) so was gibt es gar nicht mehr."*

Interviewer: *„Ja, (...) was ist denn da?"*

Mitarbeiter: *„Wie er sich so um die Menschen kümmert, um die Krankheit und er redet auch sehr bewusst mit jedem Bewohner, so, so fragt und er weiß genau, was da los ist, obwohl er gar nicht in der Pflege arbeitet, gar kein Pfleger mehr ist. Aber er weiß genau, was da, ja da gibt es ja diesen Bewegungs (...) er weiß über alles Bescheid. Und immer wieder neue Ideen und er ist, wie soll ich sagen, wie sagt man da, ja gedacht an die Bewohner, also dass es den Bewohnern gut geht. Wir haben noch nie jemanden gehabt, glaube ich, mit einem offenen Dekubitus."* (Interview 10, 2009)

---

[30] In den nachfolgenden Abschnitten gehen wir auf andere Lern- und Entwicklungssituationen noch genauer ein.

Und nicht zuletzt die Bewohner in Haus Schwansen spüren, dass der Pflegedienstleiter und die Heimleiterin für sie da sind, wie folgender Abschnitt sehr schön verdeutlicht:

Interviewer: *„Ja, ich hab das auch schon bei dem Pflegedienstleiter beobachtet, dass bei ihm immer in seinem Büro eine Dame sitzt, eine Bewohnerin. "*

Mitarbeiterin: *„Ja, also gestern Abend sagte sie noch, sie zeigt immer auf das Zimmer von Herrn Q, da wohnt mein Freund, also der ist jetzt nicht da. "*

(...)

Mitarbeiterin: *„Ganz genau. Na ja, das macht er ja auch immer wieder, auch so, die zunächst unruhig sind, für schwierige Bewohner, dass er die mit rein nimmt und denen mal was auf der Gitarre vorspielt oder so. Die Zeit nimmt er sich, er hat ja eigentlich sonst auch genug zu tun, aber, das ist eben, wo setzt man auch seine Prioritäten. Das ist ihm schon auch ganz wichtig. Und das spüren natürlich die anderen Mitarbeiter, wie der Herr, so das Gescherr, so geht das dann ja auch weiter und das ist, das erleb ich ja so bei unserer neuen Heimleiterin, neu ist ja jetzt auch schon übertrieben, die ist ja schon zwei Jahre da, aber erleb ich bei Frau Y auch so. Dann geht sie mal mit den Bewohnern durch den Garten, die unruhig sind und so, also, da find ich ist auch die gleiche Haltung. "*

Interviewer: *„Also, (...) als Vorbilder fungieren. "*

Mitarbeiter: *„Ja, ganz genau. " (Interview 9, 2009)*

Lernsituationen schaffen

Haus Schwansen kann, so haben die Untersuchungen gezeigt, zu Recht als *lernende Organisation* bezeichnet werden, denn Lernen und Entwicklung gehören hier zum Alltag. Einen wesentlichen Beitrag leistet hierzu das Haus-Schwansen-Seminar, in dem die Mitarbeiter an Weiterbildungen zu pflegefachlichen und anderen relevanten Themen teilnehmen können. So wird z.B. die Weiterbildung zur Integrativen Validation als Pflichtweiterbildung nicht nur für Pflegekräfte, sondern für alle Mitarbeiter angeboten. Pflege- und Präsenzkräfte müssen außerdem Grund- und Aufbaukurse zu

Kinaesthetics®, Basaler Stimulation®, Ernährung u.a. besuchen.[31] Die Teilnahme an diesen Weiterbildungen bildet den Grundstein für weitere Lern- und Reflexionsmöglichkeiten. In zahlreichen, kontinuierlich stattfindenden Arbeitsgruppen wird das in den Weiterbildungen erworbene Wissen vertieft, auf die Praxis bezogen sowie die Qualität der Versorgung reflektiert und weiter professionalisiert. Eine Besonderheit der Arbeitsgruppen besteht darin, dass sie nicht aus festen Teilnehmern bestehen, sondern dass alle Mitarbeiter, die am geplanten Termin der Arbeitsgruppe arbeiten, daran teilnehmen können. Auf diese Weise haben alle Mitarbeiter die Möglichkeit, sich mit dem Thema der Arbeitsgruppe auseinanderzusetzen, zu lernen und sich und ihre fachliche Kompetenz und Erfahrung einzubringen. Die Arbeitsgruppen finden zu folgenden Themen statt (Haus Schwansen n.d., 18):

- Konzeptentwicklung (unregelmäßig),
- Pflegefachkräftegespräch (einmal monatlich),
- Standarderstellung (sechsmal im Jahr),
- Kinaesthetics®-Arbeitsgruppe (einmal monatlich),
- Basale Stimulation®-Arbeitsgruppe (einmal monatlich),
- Musiktherapie-Arbeitsgruppe (viermal im Jahr),
- Wohngruppen-Arbeitsgruppe (sechsmal im Jahr).

Praktisch erfolgt die Teilnahme an den Arbeitsgruppensitzungen während der Mittagszeit anstelle einer ausführlichen Übergabe. Lediglich die wichtigsten Informationen werden dann bei der Übergabe mündlich kommuniziert, ansonsten wird das Reitersystem der Pflegedokumentation genutzt. Für die Bewohner sind in diesem Zeitraum die Auszubildenden und Praktikanten verantwortlich. Man könnte annehmen, dass mit dieser Praxis Qualitätseinbußen bei der Weitergabe von bewohnerbezogenen Informationen verbunden sind. In Haus Schwansen ist man sich dieser Gefahr bewusst. Dennoch wird den Arbeitsgruppen eine höhere Priorität eingeräumt, da man davon ausgeht, dass sich die dabei entwickelte Qualität um ein Vielfaches für die Bewohner auszahlt.

Mitarbeiter: *„Das ist die Übergabe, die dauert dann nur fünf Minuten und*

---

[31] Für eine detaillierte Betrachtung eines Grundlagenkurses zur Basalen Stimulation vgl. Kapitel 2.3.

das war so bisher in der Vergangenheit auch immer wieder Thema, dass wir ja alle, wir haben ja sehr, sehr viele Besprechungen, wir haben ja ein sehr ausgeprägtes Besprechungswesen, dass so durchschnittlich dreimal die Woche die Übergabe nur sehr kurz und knapp ist. Wir haben allerdings ja ein Reitersystem, so dass sich jeder ja informieren kann, aber das ist natürlich was anderes, ob man das hört oder ob man vielleicht die Zeit sich nimmt oder auch vielleicht nicht, um noch mal durchzulesen, was brauch ich jetzt an Wissen."

Interviewer: *„Und wie beurteilen Sie das, also wenn die Übergabe dann ausfällt? Haben Sie, geht das dann trotzdem mit der Pflege, oder muss man auf was verzichten?"*

Mitarbeiter: *„Ja, ich glaube, da entstehen, was ich so erlebe, entstehen auch Wissenslücken. Wobei ich dies immer noch für wertvoller halte."* (Interview 9, 2009)

Dass die erlernten Pflegekonzepte in der Praxis umgesetzt und dauerhaft implementiert werden konnten, ist sicherlich darauf zurückzuführen, dass die Arbeitsgruppen ein kontinuierlicher Bestandteil des Alltags sind und praktisch immer weiter fortgeführt werden. Sie bauen auf den im Seminar durchgeführten Grund- und Aufbaukursen auf und finden sozusagen keinen Abschluss, sondern bieten den Mitarbeitern fortlaufend die Möglichkeit, Praxis und Theorie miteinander zu verbinden. Auch praktische Anleitungen kommen in aller Regel nicht zu kurz.

Mitarbeiter: *„Nee, das ist im Grunde genommen, das ist der Weg, dass zunächst ein Grundkurs oder ein Aufbaukurs gemacht wird und dass man dann kontinuierlich so ca. acht Wochen bis vierteljährlich jeweils eine Arbeitsgruppe zu diesem Thema anbietet und das sind ja immer Reflexionen, Fallbesprechungen, wo man sich teilweise vor Ort anschaut, was müsste verändert werden oder aber oben in unserem Seminarraum, wo wir verschiedene Dinge ausprobieren, wie ist für Bewohner die Wirklichkeit und um dann daraus so zu entwickeln und was können wir für sie tun, wie können wir entsprechend mit ihnen umgehen."*

Interviewer: *„Und, Sie sagten eben auch vor Ort angucken, was heißt das konkret, also, was machen Sie dann konkret?"*

Mitarbeiter: *„Also, Herr Q macht das zum Beispiel in Kinaesthetics, dass er durchaus auch mit den Mitarbeitern dann in die Praxis geht."*

Interviewer: *„Ja, also es finden auch richtige praktische Anleitungen statt vor Ort."*

Mitarbeiter: *„Ja."*

Interviewer: *„Also, nicht nur theoretisches Wissen zu vermitteln, sondern in der Praxis sozusagen."*

Mitarbeiter: *„Ja, zum Teil, also in der Basalen Stimulation haben wir so das Problem, wir haben diese Arbeitsgruppen immer in der Mittagszeit und dann liegen die Bewohner im Bett und dann ist es schwierig. Das mach ich dann eher so, wenn ich Nachtdienst habe, da hab ich dann auch viel mit Aushilfen zu tun, dass ich die da auch anleite."* (Interview 9, 2009)

Die Arbeitsgruppen orientieren sich in ihrem methodischen Aufbau überwiegend an den Bedürfnissen der Teilnehmer, die, z.B. in der Arbeitsgruppe zur Basalen Stimulation®, in einem Reflexionsbogen ihre Erfahrungen und Schwierigkeiten mitteilen. Und obwohl diese vielfältigen Lernsituationen angeboten werden, gibt es auch in Haus Schwansen zuweilen Umsetzungsschwierigkeiten, die die Arbeitsgruppenleitungen veranlassen, hier noch nachzubessern:

Interviewer: *„Und dieser Reflexionsbogen, den füllen die einfach so aus und dann sammeln Sie die ein und dann"*

Mitarbeiter: *„Die sammel ich alle ein."*

Interviewer: *„Und gucken die dann gleich durch, oder?"*

Mitarbeiter: *„Ja, und sehe dann, was ist in der letzten Zeit gelaufen und was ist nicht gelaufen und, natürlich gibt es auch immer wieder Themen, wo die sich schwer tun, zum Beispiel mit den Ganzkörperwaschungen. Die müssen ja eh die Bewohner auch reinigen. Das kann man auch alles basal stimulierend machen, wie anders. Und da erleb ich manchmal, dass denen die Umsetzung da schwer fällt. Da tun die sich irgendwie schwer. Ich weiß noch nicht genau warum, woran das liegt."* (Interview 9, 2009)

Aus Sicht der Führungskräfte sind die Arbeitsgruppen eine notwendige Bedingung dafür, dass das theoretisch erworbene Wissen auch praktisch im

Arbeitsalltag umgesetzt wird, wobei die Mitarbeiter Begleitung, Rückmeldung und Unterstützung durch die Gruppe erfahren. Das Wissen über die Pflegekonzepte und die damit verbundenen alltagspraktischen Fertigkeiten finden durch die Arbeitsgruppen unter den Mitarbeitern Akzeptanz; sie werden gleichsam durch diesen Prozess institutionalisiert.[32]

Mitarbeiter:*„Ja, also man hat ja, in den Kursen kriegt man zunächst Impulse. Das ist so der Erstkontakt, die Grundkurse ist so der Erstkontakt mit diesem Konzept, aber das erleb ich ja auch immer in anderen Einrichtungen, dann gehen die vor Ort und dann sagen die sich, oh ja, das ist ja interessant, oh ja, das mach ich mal. Dann machen die das ein paar Mal und dann versandet das. Und das ist einfach so, weil das andere ist dann irgendwie schon noch einfacher in dem Sinne, weil das kenn ich ja. Und dann muss es wieder einen neuen Impuls geben und dafür sind diese Arbeitsgruppen ganz wichtig."*

Interviewer: *„Ja, und ich glaub auch, dass das getragen wird in einer Gruppe, das ist doch wahrscheinlich auch noch von ganz großer Bedeutung, denn ich meine, wenn ich alleine als Einzelkämpfer doch was machen möchte, also das ist doch schon ungeheuer schwierig."*

Mitarbeiter:*„Das denke ich auch. Das ist ganz, ganz wichtig auch und das ist ja auch immer wieder so eine Absprache, einen Konsens zu finden, wie gehen wir damit um und andererseits auch ein Handwerkszeug an die Hand zu kriegen, oh ja, ach ja, da ist es vielleicht schwierig, aber jetzt haben wir eine Idee gefunden. Das ist auch so etwas, was wir tragen müssen."*

---

[32] An dieser Stelle sei noch einmal auf den symbolischen Interaktionismus verwiesen, denn man hat hier unvermittelt den von Berger und Luckmann (1991) beschriebenen Prozess der *gesellschaftlichen Konstruktion von Wirklichkeit* vor Augen, der in der Tradition des symbolischen Interaktionismus steht. In dieser wissenssoziologischen Theorie beschreiben die beiden Autoren eindrücklich, wie Wissen in der Alltagswelt im wechselseitigen sprachlichen Austausch der Akteure etabliert, kontinuierlich reproduziert und legitimiert wird (Berger/Luckmann 1991, 36 ff.). In Haus Schwansen wird durch den Erfahrungsaustausch in den Arbeitsgruppen das Wissen kontinuierlich reproduziert, möglicherweise aber auch verändert oder durch neues Wissen aus Fortbildungen ergänzt. Mit der Entwicklung von Pflegestandards, die auch Hinweise auf wissenschaftliches Wissen beinhalten (Haus Schwansen 2006), erhält das Wissen in der Institution seine Legitimation.

Interviewer: *„Ja. Ja, also so haben die Mitarbeiter durch die Gruppe eben auch Unterstützung."*

Mitarbeiter: *„Ja."* *(Interview 9, 2009)*

Lernen und Entwicklung ist aber nicht nur in den Weiterbildungen und Arbeitsgruppen ein Thema, sondern für jeden einzelnen Mitarbeiter werden Lern- und Entwicklungssituationen geschaffen. So finden z.B. jährlich Mitarbeitereinzelgespräche statt, in denen die Entwicklung des einzelnen Mitarbeiters thematisiert und Förderungsmöglichkeiten erarbeitet werden. Eine Führungskraft beschreibt diese Gespräche so:

Führungskraft: *„Ja, da ist es wichtig, regelmäßig mit den Mitarbeitern auch ins Gespräch zu gehen und da haben wir eingeführt, es ist noch nicht komplett eingeführt, Mitarbeiterjahresgespräche zu führen. Das wurde vorher auch gemacht, aber nicht in so einem regelmäßigen Turnus und wir wollen versuchen, jetzt in einen regelmäßigen Turnus zu gehen, wobei das natürlich sehr zeitaufwändig ist, aber in der Regel lohnt sich die Zeit, sich wirklich aus dem Geschäft rauszunehmen, in vier oder sechs Augen, die Kollegen machen meistens Sechs-Augen-Gespräche, dass sie ihre Vertretung dazu nehmen und dann ein Mitarbeiterjahresgespräch führen. Dafür haben wir ein Raster, das ist bei der Brücke eingeführt, daran kann man sich erstmal so längs hangeln, das ist ganz schön, da ist die Stellenbeschreibung drin und da ist die Frage nach weiteren Entwicklungs- und Fortbildungsmöglichkeiten drin und man kann sehr schön eben dieses Gespräch auch nutzen und sich auch mal lösen von diesem Bogen und sagen, früher hieß es hier „wie geht es Ihnen mit uns und wie geht es uns mit Ihnen", das kann man trotzdem in diesem Gespräch machen, so. Dann auch Besonderheiten ansprechen, noch mal und das ist auch eine gute Möglichkeit zu gucken, so, wo will der Kollege sich weiterhin entwickeln und was braucht er dazu. Und da sind natürlich die ganzen Handwerkszeuge sowieso noch mal gefragt, aber auch jetzt zum Beispiel der Kollege, der gesagt hat, er möchte Praxisanleiter werden. Das war so ein Ergebnis eines Mitarbeiterjahresgespräches und der wird jetzt geschult."* *(Interview 11, 2009)*

Ein weiteres wichtiges Führungsinstrument, durch das Lernen und Entwicklung des einzelnen Mitarbeiters gefördert werden, ist die Pflegevisite. Sie dient vorrangig der Evaluation der Versorgungs- und Pflegequalität der

Bewohner durch die Pflegedienstleitung, bietet aber zugleich die Möglichkeit eine Rückmeldung an die Mitarbeiter zu geben, die, unter der Voraussetzung, dass diese fördernd formuliert wird, weiteres Lernen ermöglicht. Die Pflegevisite soll weniger als Kontrollinstrument, sondern vielmehr als Lernsituation verstanden werden. Zwar überprüft der Pflegedienstleiter sehr genau die Qualität der Versorgung an kritischen Stellen, z.B. schaut er in den Mund und sucht hinter den Ohren nach möglichen Pflegemängeln. Dies geschieht jedoch immer im fördernden Sinn gegenüber der Pflegekraft und im Hinblick darauf, dem jeweiligen Bewohner die bestmögliche Versorgung zukommen zu lassen. Dem Pflegedienstleiter ist sehr wichtig, dass der Pflegevisite nicht der Makel der Kontrolle anhaftet:

PDL: *„Denn wir würden das jetzt sozusagen so machen, dass wir das jetzt hier miteinander abgleichen, einmal, was haben Sie gesehen und wie ist heute Morgen die Situation gewesen und dann gucken wir, wo ist denn da der Unterschied zwischen dem, wie Sie das sehen und so wie ich das sehe, und was können wir denn daraus verbessern. Das ist die Grundidee von dieser Pflegevisite. Und ich hab das früher gar nicht Pflegevisite genannt, sondern Pflegeauswertung, weil ich das viel schöner fand. Eine Pflegeauswertung finde ich schöner, Visite hat immer so was, wie Sie sagen, so was Kontrollierendes so zu tun. Aber da es diesen Begriff Pflegeauswertung nicht gibt, wurde dann bei PFLEGE-ZEIT gesagt, wir nennen das Pflegevisite, obwohl ich diese Pflegeauswertung schon gemacht hab, bevor die Pflegevisite überhaupt ins Gespräch gekommen ist."* (Auswertungsgespräch Pflegevisite 2009)

Im Auswertungsgespräch zwischen dem Pflegedienstleiter und der Mitarbeiterin werden nach der Analyse der Pflegeprobleme der Bewohnerin pflegefachliche Themen detailliert besprochen. Im nachfolgenden Gesprächsauszug werden z.B. die Unterschreitung der Solltrinkmenge und die daraus folgenden Konsequenzen thematisiert:

PDL: *„(...) wir gucken nach, Solltrinkmenge ist 1433 ml, wenn sie zehn Prozent weniger trinkt, das wären dann ungefähr 1300, so, wenn sie nur 10 Prozent weniger trinkt, dann brauchen wir nur an einem Tag machen, aber wenn sie weniger als 10 Prozent trinkt, (...) dann muss man das über drei Tage machen."*

Mitarbeiter: „(…) auf dem Zettel."

PDL: „Ich fänd das sowieso gut. Wäre das nicht besser, wenn wir da mal"

Mitarbeiter: „Einen Durchschnitt haben."

PDL: „Ja, ein Ernährungsprotokoll oder eine Ernährungs-, nee, essen tut sie gut, das brauchen wir nicht."

Mitarbeiter: „Also gegessen hat sie heute Morgen zwei Schnitten Brot."

PDL: „Ja, hab ich auch gesehen. Wunderbar. Gut, dann lassen Sie uns doch mal eine Einfuhrkontrolle machen für drei Tage, weil das ja schon eine besondere Situation auch ist." (Auswertungsgespräch Pflegevisite 2009)

An diesem Beispiel erkennt man, wie intensiv sich der Pflegedienstleiter mit den Pflegeproblemen der Bewohner auseinandersetzt und die Pflegekraft anleitet bzw. gemeinsam mit ihr nach Lösungsmöglichkeiten sucht. Da es sich bei der Mitarbeiterin um eine Pflegefachkraft handelt, zeigt das Beispiel auch, dass selbst erfahrene Pflegefachkräfte zuweilen Unterstützung durch Vorgesetzte bzw. Experten gebrauchen und schätzen.

Im folgenden Dialog kommt zum Ausdruck, dass die Pflegevisite durchaus auch mit Angst besetzt sein kann und der Mitarbeiterin den Schlaf zu rauben vermag. An diesem Auswertungsgespräch nimmt eine neue Mitarbeiterin teil, die an ihrem früheren Arbeitsplatz schlechte Erfahrungen mit der Pflegevisite gemacht hat. Hier kann sie nun die Pflegevisite als etwas Positives erleben und erfahren, dass sie keine Angst zu haben braucht:

PDL: „Sie haben da schlechte Erfahrungen mit gemacht und darum sind Sie da heute Morgen auch in so eine Stresssituation reingekommen, es tut mir natürlich leid, ja, das tut mir wirklich leid, denn das hätten Sie sich auch sparen können, wenn Sie mich einfach nur mal drauf angesprochen hätten.

Mitarbeiter: „Hhm."

PDL: „Aber Sie haben sich ja auch bei den Kollegen erkundigt, wie das denn so ist. Und wie war das da so?"

Mitarbeiter: „Die haben alle gesagt, alles ganz easy, kannst Fragen stellen, er hilft, er macht, er tut, er zeigt dir, er erklärt dir, ich sag ja."

PDL: „Ja. Und haben Sie das heute Morgen denn auch so vorgefunden?"

Mitarbeiter:*"Ja, das stimmt."*

PDL:*"Ja, also, wenn Sie jetzt im Nachhinein so, wenn Sie sich das so mal so anschauen und ich würde sagen, wir machen das jetzt noch mal, so, wie würden Sie denn dann rangehen?"*

Mitarbeiter:*"Viel relaxter."*

PDL:*"Okay, alles klar. Also, dass Sie dann sozusagen"*

Mitarbeiter:*"Und mit Schlaf."*

PDL:*"Genau, und mit Schlaf. Dass Sie dann so durch diese Erfahrung dann auch einfach, ja, dass es einfach leichter ist. Und Sie hatten mich gefragt, warum denn gerade Sie und es ist schon so, dass ich das mit (...) den Pflegekräften so mache auch, damit die so die Möglichkeit haben zu wissen, worauf legen wir denn hier Wert in der Pflege, was ist uns ganz wichtig, denn das vollzieht sich ja sozusagen auch durch den gesamten Alltag, das ist ja unser Alltag, worauf wir immer so achten."* (Auswertungsgespräch Pflegevisite 2009)

In diesem Gesprächsausschnitt zeigt sich eine weitere Funktion der Pflegvisite, nämlich neuen Mitarbeitern zu zeigen, auf welche Aspekte der Pflege in Haus Schwansen besonderer Wert gelegt wird.

Gestaltungsspielräume für kreatives Arbeiten ermöglichen
Die Mitarbeiter in Haus Schwansen haben eine Vielfalt an Möglichkeiten ihr kreatives Potenzial einzubringen. Einerseits bieten die in der Einrichtung umgesetzten Pflegekonzepte, wie die Basale Stimulation®, die Musikalische Begleitung, die Kinaesthetics® oder die Integrative Validation, vielfältige Möglichkeiten für eine äußerst interessante und anspruchsvolle Tätigkeit. So können Mitarbeiter z.B. in regelmäßigem Abstand eine gemütliche Gesprächsrunde für die älteren Damen anbieten, in der die Techniken der Validation angewendet werden, oder sie begleiten die Bewohner im Alltag musikalisch. Andererseits können die Mitarbeiter aber auch im Rahmen von Nebentätigkeiten oder ehrenamtlicher Arbeit ihr Potenzial einbringen. So dürfen sie z.B. während des einmal wöchentlich stattfindenden Cafés „Süße Ecke" selbst gebackenen Kuchen im Rahmen einer Nebentätigkeit verkaufen. Ihnen wird die Möglichkeit geboten, Spaziergänge mit den Be-

wohnern zu machen, die dann von den Angehörigen bezahlt werden. Mitarbeiter können außerdem Artikel in Fachzeitschriften über Haus Schwansen veröffentlichen, was einen weiteren motivierenden Effekt hat. Aber auch ehrenamtliche Arbeit, wie z.B. die Durchführung der Taizé-Andacht oder die ehrenamtliche Sterbebegleitung, ist möglich und wird von Mitarbeitern zusätzlich geleistet:

Mitarbeiter: *„Das ist eine so nette Aushilfe, eine 400-Euro-Kraft, die über ihre, die guckt nie auf ihre Stunden und sie kommt immer, wenn jemand stirbt, macht Sterbebegleitung, ist für Angehörige da, sie macht die Taizéfeiern in der Insel, sie ist einfach jemand, der, ihr liegt das am Herzen, die Spiritualität hier in dem Hause weiter zu leben. Sie ist auch 15 Jahre jetzt hier. Und, das ist ein Geschenk."* *(Interview 11, 2009)*

An dieser Stelle ist kritisch anzumerken, dass die gute Pflege- und Betreuungsqualität in Haus Schwansen vorwiegend dem überdurchschnittlichen Engagement der Mitarbeiter und ihrer zusätzlichen freiwilligen Arbeit geschuldet ist. Das Bild der Selbstaufopferung schlägt hier durch, selbstlos wird den Kranken gedient ohne dafür einen Lohn zu erwarten. Man kann es positiv formulieren: Durch die freiwillige Arbeit wird das Spektrum der angebotenen Leistungen in Haus Schwansen erweitert und die Mitarbeiter haben die Möglichkeit ihre Stärken einzubringen und ein positives Feedback zu erfahren. Dennoch muss deutlich gemacht werden, dass diese Art der Qualität nicht durch die Erlöse aus der Pflegeversicherung sowie durch den von den Bewohnern oder Angehörigen zu zahlenden Eigenanteil finanziert wird. Die Finanzierung dieser zusätzlichen Arbeit erfolgt aus dem Geldbeutel der Mitarbeiter; Zeit und Energie, die sie ansonsten in bezahlte Arbeit investieren könnten, schenken sie den Bewohnern von Hans Schwansen. Dies ist keineswegs selbstverständlich und für Haus Schwansen ein hoher Gewinn.

Qualität entwickeln
Eine weitere, nicht unwesentliche Strategie, die das Führungs-, Lern- und Entwicklungskonzept in Haus Schwansen prägt, ist das Qualitätsmanagement mit dem demenzspezifischen Integrierten Qualitätsmanagementsystem (IQM). Bestandteil dieses Systems ist der Qualitätsentwicklungsplan, in

dem im Hinblick auf größtmögliche Transparenz gegenüber den Mitarbeitern die Qualitätsprojekte geplant werden:

Führungskraft: *„Transparenz ist, dass über alle wichtigen Dinge die Mitarbeiterinnen und Mitarbeiter informiert sind. Zum Beispiel was, ach so, wir machen, wir führen einen Qualitätsentwicklungsplan.“*

Interviewer: *„Ja.“*

Führungskraft: *„Der alle Projekte auflistet, an denen wir zurzeit arbeiten. Also, die sind zeitlich terminiert, da sind Verantwortungen bestimmt, da sind bestimmt, wer mitarbeitet, Prioritäten auch, welches sind so die wichtigsten Projekte und auch eine Zeit, eine Zeitvorgabe, was wir denken, wie lange wir dafür brauchen. Und wenn wir die Projekte abgeschlossen haben, kommen die in die nächste Kategorie abgeschlossene Projekte und dort wird dann noch mal geprüft, wieviel Zeit haben wir tatsächlich gebraucht und dann haben wir noch eine dritte Kategorie mit Projekten, die wir in Planung haben, aber noch nicht angefasst haben. Und diese Projekte, wir arbeiten da regelmäßig und stellen sie den Mitarbeitern auch vor. Das hat was mit Transparenz zu tun, damit alle wissen, an welchen Projekten arbeiten wir zurzeit und auch zu sehen, was haben wir eigentlich schon geschafft. Oft ist es ja so, man wühlt und wühlt und wühlt und sieht immer nur den Berg, der vor einem ist, aber auch den Berg zu sehen, den wir bewältigt haben und auch ein Projekt, wenn es abgeschlossen ist, in der Mitarbeiterversammlung vorzustellen und auch noch mal zu würdigen mit dem Ergebnis, was dabei rausgekommen ist, das, das ist eine Form von Transparenz und Wertschätzung, finde ich, die wichtig ist.“* (Interview 11, 2009)

Die aus der Selbst- und Fremdbewertung ermittelten Verbesserungspotenziale werden geprüft, ob sie einer sofortigen Umsetzung bedürfen oder ob damit noch gewartet werden kann. Die Führungskraft beschreibt das so:

Führungskraft: *„Wenn das ein akutes Problem ist, gehen wir es sofort an. Das sind dann Sofortmaßnahmen. Und, das ist auch ganz schön hier im Haus, da wird nicht lange gefackelt. Das war zum Beispiel bei Beschwerdemanagement. Wir haben das zwar, wir haben also diverse Möglichkeiten des Beschwerdemanagements, aber wir hatten es noch nicht beschrieben und vor allen Dingen noch nicht vernünftig ausgewertet. Und das ist ja auch ein Prüfkriterium für den MDK und da haben gesagt, da warten wir* *nicht mit, das machen wir sofort, haben es geschrieben und jetzt fehlt noch die Auswertung, also." (Interview 11, 2009)*

Auch ganz simple Qualitätsmanagementinstrumente wie die regelmäßige Hausbegehung zeigen ihre Wirkung. Hierbei gehen die hauswirtschaftliche Leitung, die Heimleitung, der Pflegedienstleiter, die Hygienefachkraft und die jeweilige Wohnbereichsleitung durch den Wohnbereich und untersuchen das Haus auf Mängel in der Ausstattung oder anstehende Reparaturen. Die Begehungen finden einmal im Monat statt und innerhalb eines Jahres wird das ganze Haus begutachtet. Von den Begehungen wird ein Protokoll erstellt und es werden Verantwortliche für die Umsetzung von Maßnahmen festgelegt. In Haus Schwansen betrachtet man dieses Instrument als sehr wert- und wirkungsvoll.

2.6.4 Interaktion zwischen Führungskräften und Mitarbeitern

Im vorhergehenden Abschnitt wurden vornehmlich die Strategien der Führungskräfte beschrieben, dennoch sind auch hier schon eine ganze Reihe von Interaktionen mit Mitarbeitern dargestellt worden. In diesem Kapitel wollen wir etwas stärker auf tatsächlich beobachtete Interaktionen zwischen Führungskräften und Mitarbeitern eingehen und diese genauer analysieren. Wie reden die Führungskräfte mit den Mitarbeitern? Zeigen sich in der Kommunikation mit Mitarbeitern Werte wie z.B. *Vertrauen*? Lassen die Führungskräfte die Mitarbeiter wirklich *partizipieren*? Wie leben sie ihre Rolle?

Im Folgenden wird ein Ausschnitt aus einem Dialog zwischen dem Pflegedienstleiter und Mitarbeitern während einer Musik-Arbeitsgruppensitzung dargestellt. In dieser Sitzung zeigt der Pflegedienstleiter einen Film, in dem er selbst bei Bewohnern der Insel eine *musikalische Begleitung* durchführt, ihnen auf der Gitarre etwas vorspielt, leise summt, mit verschiedenen Instrumenten arbeitet. Bevor der Film gezeigt wird, leitet er diesen mit Worten ein:

PDL:*„Ja, vielleicht können wir das ja so machen, ich habe einen (...) also ich mach ja regelmäßig, man kann sagen regelmäßig in der Insel auch gemeinsam Musik mit den Bewohnern, (...) was ich ja mach, das hab ich ja früher bei der Kinaesthetics auch so gemacht, dass ich so Videoaufnahmen* *von mir machen lasse oder ich lasse die Kamera einfach mitlaufen, das hab ich da unten mal gemacht, um mal so zu zeigen, wie gestalte ich denn eigentlich da diese Stunde auch. Und wenn Sie Lust haben, können Sie sich das mal anschauen und dann können wir ja vielleicht darüber ins Gespräch kommen."* (Musik-AG 2009)

Interessant ist hier, dass der Pflegedienstleiter die Mitarbeiter nicht auffordert, sondern *einlädt,* sich den Film anzuschauen. „Wenn Sie Lust haben..." enthält prinzipiell die Möglichkeit, dass die Mitarbeiter keine Lust haben und ist damit lediglich eine Einladung. Auch die Worte „ und dann können wir ja vielleicht darüber ins Gespräch kommen" ist eine sehr vorsichtige Formulierung, „vielleicht" bedeutet, dass ein Gespräch darüber nicht zwingend zu Stande kommen muss. Diese eher zurückhaltende Einladung macht deutlich, dass der Pflegedienstleiter den Mitarbeitern nichts überstülpen will, er lässt ihnen prinzipiell die Freiheit zu entscheiden, ob sie sich den Film ansehen und ob sie darüber reden möchten. Zwar ist nicht damit zu rechnen, dass die Mitarbeiter sich anders verhalten, z.B. aufstehen und den Raum verlassen. Sehr wahrscheinlich vertraut der Pflegedienstleiter auf die Motivation der Mitarbeiter, sich auf sein Angebot einzulassen. Durch seine Haltung wird deutlich, dass er nicht etwas bestimmen möchte, sondern ein Gespräch auf Augenhöhe möchte. Dass sich dieses Gespräch auch tatsächlich entwickelt zeigt die persönliche Frage einer Mitarbeiterin:

Mitarbeiter*: „Aber, was macht es so mit Dir, denke ich, der da sitzt und so viel (…) betreiben muss. Also ich kenn das letztendlich auch, dass sich da auch so Ohnmachtsgefühle wirklich einstellen können. Man möchte ja gerne mal (…) eine Reaktion zu sehen. Möchte man schon gerne."*

PDL*: „(…). Aber sie lebt ja und wenn sie lebt, dann erreich ich sie. Das ist ja so, sie ist ja sozusagen ein lebendes System. So, und sie lebt ja auch schon ganz, ganz lange, so, und sie lebt nur deshalb, weil sie so etwas oder etwas anderes bekommt, weil sie nicht im Bett liegt und dahinvegetiert, sondern eine Möglichkeit hat, sich selber zu spüren. Und das war auch so eine Erfahrung, deshalb mit dieser Bewegung und diesem, ja, das finde ich auch noch mal so gut, dieses Händeöffnen oder mit dem Rosenöl (…) glücklich das zu machen. Es ist schon eine Mischung, die ich da ausmache."* (Musik-AG 2009)

Die Mitarbeiterin fragt den Pflegedienstleiter nach seinen Gefühlen und verweist auf ihre Gefühle der Ohnmacht, die sich zuweilen einstellen. Hier zeigt sich, dass in der Gruppe so viel *Vertrauen* herrscht, dass man auch über unerwünschte Gefühle offen sprechen kann. Man könnte sich auch Mitarbeiter vorstellen, die behaupten, die Durchführung der Inselmusik sei für sie überhaupt kein Problem, nur damit sie keine Schwächen vor ihrem Chef zeigen müssen. Dies ist hier aber nicht der Fall, Probleme und Schwierigkeiten werden offen thematisiert.

Durch die Filmvorführung lässt der Pflegedienstleiter die Mitarbeiter an seiner Arbeit als Pflegender *partizipieren*. Sie haben die Möglichkeit, ihn genau und vielleicht auch kritisch zu beobachten und er stellt sein Handeln zur Diskussion. Sicherlich gehört hierzu auch eine Portion *Selbstvertrauen*, denn es könnten ja auch Schwächen oder Fehler entdeckt werden. Diese Möglichkeit hindert den Pflegedienstleiter aber nicht an seiner Darstellung.

Das Verhalten des Pflegedienstleiters und seiner Mitarbeiter lässt deutlich werden, dass der Pflegedienstleiter über *Autorität* im Sinne der Definition von Popitz (1986) verfügt. Popitz versteht Autorität zunächst als eine Art „Gebundenheit eines Menschen an das, was ein anderer tut oder unterlässt" (Popitz 1986, 11). Diese Anpassung an das Verhalten der Autoritätsperson wird aber nicht durch Zwangsmittel erreicht, sondern sie erfolgt auch über den Kontrollbereich der Autoritätsperson hinaus. „Wer Autorität ausübt, hat es nicht nötig, „grobe" Mittel einzusetzen. Er kann auf die Drohung mit physischen und materiellen Strafen verzichten. Autorität ist – oder erscheint – gleichsam waffenlos, ein Erfolg der leisen Mittel" (ebd., 12). Die *Einladung* des Pflegedienstleiters zeigt offenkundig, dass er es nicht nötig hat Zwangsmittel einzusetzen, damit die Mitarbeiter ihm folgen. An einer anderen Stelle unserer Beobachtungen zeigt sich, dass die Gebundenheit an den Pflegedienstleiter auch in pflegefachlichen Fragen sehr weit geht. So wird er als Experte konsultiert, wenn die Pflegekräfte Rat brauchen, er genießt also auch fachlich Autorität.

Die Pflegekraft Frau L bemerkt, dass Herr M ein neues Gangbild hat, sehr schief geht. Herr M ist außerdem sehr unruhig, läuft rastlos hin und her. Die Pflegekräfte Frau Z und Frau L tauschen sich über mögliche Ursachen aus. Später hat Frau L dies anscheinend mit der Pflegedienstleitung besprochen, denn sie kommt in die Wohngruppe zurück und berichtet, dass der

Pflegedienstleiter 40 Tropfen Novalgin angeordnet habe. Diese werden nun Herrn M verabreicht. Außerdem soll er gut beobachtet werden. (Beobachtungsnotizen Untere Wohngruppe 2009).

Popitz verwendet hier auch den Begriff der „Überlegenheit" (ebd., 14). „Wer anderen Autorität über sich gibt, erkennt eine Überlegenheit des anderen an" (ebd.). Unser Beispiel zeigt deutlich, dass die Pflegekräfte die fachliche Überlegenheit des Pflegedienstleiters anerkennen, denn sonst würden sie ihn nicht freiwillig um Rat fragen.

2.6.5 Konsequenzen der Führungsstrategien

Unsere Untersuchungen zeigen, dass die Bemühungen der Führungskräfte um die Qualität der Versorgung auf der einen und um eine offene, positive Organisationskultur auf der anderen Seite sichtbare Konsequenzen haben. Als Konsequenz der Führungsstrategien weist die Organisationskultur in Haus Schwansen folgende Merkmale auf:

- Es herrscht eine Kultur des Vertrauens.
- Die Kommunikation ist offen und dadurch einfach.
- Die Mitarbeiter identifizieren sich mit dem Haus und engagieren sich.
- Man kann sich als Mitarbeiter persönlich weiterentwickeln.
- Haus Schwansen ist eine lernende Organisation.

Vertrauen

In der Organisationskultur von Haus Schwansen ist vor allem *Vertrauen* ein Wert, der an vielen Stellen augenscheinlich wird. Sowohl in den Interviews mit Mitarbeitern als auch in denen mit Führungskräften kommt deutlich das gegenseitige Vertrauen zum Ausdruck. Dieses Vertrauen zeigt sich auf der Ebene der Mitarbeiter untereinander, zwischen Mitarbeitern und Führungskräften und auch zwischen Mitarbeitern und Angehörigen. Es drückt sich z.B. in der Gewissheit eines Mitarbeiters aus, Fehler machen zu dürfen ohne von Seiten der Leitung negative Sanktionen befürchten zu müssen. Dies führt dazu, dass Mitarbeiter zu ihren Fehlern stehen und diese anderen Teammitgliedern und ihrem Vorgesetzten erzählen:

Mitarbeiter: *„Leute wir dürfen Fehler machen. Ich hab noch nie erlebt, dass, wenn ich einen Pflegefehler gemacht habe, dass mir irgendwelche*

Vorwürfe entgegengekommen sind. Also, wenn ich mal vergesse, ein Bett zu machen, dann kriege ich Vorwürfe. Aber wenn ich wirklich Mist baue, dann steht wirklich von der Leitung bis zur Putzfrau stehen alle hinter mir. " *(Interview 1, 2008)*

Aus dieser Aussage könnte man auch folgern, es handele sich nicht um eine Vertrauens-, sondern um eine „Vertuschungskultur", in der Fehler von allen Beteiligten nach außen hin möglichst verheimlicht werden. Dass dies nicht so ist, legen nicht nur die vielen Maßnahmen zur Qualitätssicherung nahe, sondern auch Eindrücke von Angehörigen, die Erfahrungen mit Fehlern gemacht haben. So berichtet eine Angehörige wie folgt:

Angehörige: *„Mit allen eigentlich, kann man, also man kann Kritik äußern, damit wird umgegangen, da wird auch dann wieder zurückgefragt, wie ist das gemeint oder, also das finde ich einfach ganz wesentlich, auch als ich sagte, ich mach diese Ausbildung da zum Heimbeiratmultiplikator, als ich dann Frau X erzählt, dass ich das machen möchte und so und das ist einfach überhaupt kein, kein Zeigen, nicht irgendwie, oh Gott, was will sie denn jetzt schon wieder, sondern die sind, oh ja, klasse, da sind wir auch interessiert daran. Vielleicht lernen wir da noch mehr und so, und wenn ich jetzt was äußere oder so, dann, ja, das ist, das find ich einfach gut, wie damit umgegangen wird. " (Angehörigeninterview 2, 2009)*

Das Vertrauen der Angehörigen in die Kompetenz der Mitarbeiter ist aus der Perspektive der Mitarbeiter auf den offenen Umgang und die Möglichkeit zurückzuführen, jederzeit in die Pflegedokumentation zu schauen und Fragen zu stellen. Außerdem dürfen die Angehörigen bei pflegerischen Maßnahmen anwesend sein, können mithelfen oder diese auch selbst ausführen. So ist es z.B. selbstverständlich, dass eine Tochter jede Woche kommt, um ihre Mutter zu baden. Nicht zuletzt durch die Pflegekonferenz, die gemeinsam mit den Angehörigen durchgeführt wird, geben die Leitungskräfte den Mitarbeitern den organisatorischen Rahmen, eine vertrauensvolle Beziehung zu den Angehörigen zu pflegen. Dass dies nicht selbstverständlich ist, zeigt folgender Ausschnitt aus einem Mitarbeiterinterview:

Mitarbeiter: *„Und dann hatte ich auch noch zu der Tochter, hatte ich eine sehr gute Beziehung, weil wir ja hier im Pflegeheim ja dazu angehalten sind, einen sehr guten Kontakt zu den Angehörigen zu pflegen, sprich, wir* *gehen mit denen die Dokumentation durch, wir klären Fragen, die dabei auftauchen, die dürfen bei der Pflege dabei sein.* "

Interviewer: *„Ja, prima.* "

Mitarbeiter: *„Also, die hatte großes Vertrauen, die war auch öfter, also mitten in der Pflege öfter und die wusste, dass da nichts schief gelaufen ist, also in Anführungsstrichen schiefgelaufen ist.* "

Interviewer: *„Ja, dass Sie Ihnen also wirklich vertrauen kann und dass es eben auch so passiert ist. Ja.* "

Mitarbeiter: *„So, und diese Situation die war eben zum Einen, dass die Leitung sich hinter mich gestellt hat und zum Anderen, dass die Leitung mir den Raum gibt mit den Angehörigen guten Kontakt zu pflegen.* "

(…)

Interviewer: *„Ja, ja. Und das Heim oder die Leitung gibt Ihnen den Rahmen, um gut mit den Angehörigen, also eine gute Beziehung aufzubauen.* "

Mitarbeiter: *„Ja.* "

Interviewer: *„Hhm. Ist das nicht eigentlich selbstverständlich?* "

Mitarbeiter: *„Das ist nicht selbstverständlich.* "

Interviewer: *„Ja. Erleben Sie das, oder haben Sie das woanders anders erlebt?* "

Mitarbeiter: *„Das habe ich. Ja, da durfte der, also meistens ist es so, dass die Angehörigen so gut wie möglich von der Dokumentation von der Pflege ferngehalten werden.* " *(Interview 1, 2008)*

Die vertrauensvolle Beziehung zwischen Führung und Mitarbeitern wird von den Mitarbeitern als notwendige Bedingung angesehen, um gute Pflege leisten zu können. Die Mitarbeiter fühlen sich von ihren Führungskräften „gut gepflegt", wie ein Mitarbeiter es ausdrückt:

Interviewer: *„Also, das heißt, ich versuche das mal so ein bisschen zu verstehen, korrigieren Sie mich, wenn ich was Falsches sage, ne. Also, das heißt, wenn es irgendwie Schwierigkeiten gibt, haben Sie eigentlich schon das Gefühl, Sie können auf Ihre Leitung vertrauen, die steht dann hinter Ihnen?* "

Mitarbeiter: *„Auf jeden Fall."*

Interviewer: *„Hhm, das ist doch wundervoll."*

Mitarbeiter: *„Ja. Also, im Prinzip, ich sag das immer so, man kann nur, also langfristig, kann man nur das weitergeben, was man auch bekommt."*

Interviewer: *„Ja, ja."*

Mitarbeiter: *„Und wenn ich von der Leitung gute Pflege bekomme, dann kann ich gute Pflege auch weitergeben." (Interview 1, 2008)*

Vertrauen zwischen Führungskräften und Mitarbeitern wird vor allem von der Bereitschaft des Pflegedienstleiters getragen, auf gleicher Augenhöhe mit den Mitarbeitern zu agieren und auch selbst in der Pflege aktiv zu sein. Dies trägt in der Wahrnehmung der Mitarbeiter zu einem entspannten Arbeitsklima bei. Vertrauen drückt sich in dem Terminus „angstfreies Arbeiten" aus, den ein Mitarbeiter gebraucht, um zu beschreiben, dass er keinen Druck von Seiten der Leitung wahrnimmt, sondern stattdessen die Leitung durch deren Mitarbeit als Unterstützung empfindet:

Interviewer: *„Also, was macht er, die Anamnese macht er selbst?"*

Mitarbeiter: *„Die Pflege."*

Interviewer: *„Ach so, aha."*

Mitarbeiter: *„Wenn Sie so viel Ahnung haben wie ich, dann brauch ich ja nicht neben dran stehen. Dann kann ich das ja selber machen."*

(...)

Mitarbeiter: *„Und das sind einfach entspannte Situationen."*

Interviewer: *„Ja, das macht es dann einfach für Sie. Dass man nicht so unter Druck kommt."*

Mitarbeiter: *„Ja, das ist einfach angstfreies Arbeiten."*

Interviewer: *„Ja, ja. Ich meine, der Druck ist ja wahrscheinlich sowieso hoch schon, wegen der Zeit und dann"*

Mitarbeiter: *„ Ja, wir müssen eben gewisse Dinge erfüllen und wir als Pflege müssen gewisse Dinge erfüllen, die Leitung muss gewisse Dinge erfüllen und die Leitung verhält sich so, dass wir uns gegenseitig unterstützen."*

Interviewer: *„Ja, das ist schön."*

Mitarbeiter: *„Und das hängt einfach von der Leitung ab."*

(...)

Mitarbeiter: *„Das ist sozusagen diese Mitarbeiter (...), diese menschliche Komponente, die hier gepflegt wird, die wir dann auch weitergeben können. Wenn von oben Druck wäre und Unverständnis, dann könnten wir unsere Qualität vielleicht noch eine Weile aufrechterhalten, aber nicht mehr lange."*

Interviewer: *„Wie würden Sie es denn empfinden, also wenn von oben jetzt Druck käme? Wie glauben Sie, würde sich das denn auf Ihre Pflege auswirken? Das ist natürlich ein bisschen hypothetisch, was ich hier sage, weil Sie das momentan nicht so erleben."*

Mitarbeiter: *„Nein, das ist ganz einfach. Wenn ich in ein Zimmer gehe, dann habe ich den Bewohner im Kopf und denke an den Bewohner. Und wenn ich von oben Druck kriege, dann hab ich nicht nur den Bewohner im Kopf, sondern"*

Interviewer: *„Dann haben Sie den Druck im Kopf."*

Mitarbeiter: *„Nein, dann hab ich, je nachdem wo der Druck herkommt, also jetzt zum Beispiel wäre das dann Herr X oder Frau Y, meine direkte Vorgesetzte, dann hätte ich die im Kopf. Und das ist natürlich für Leute, die Leitung sind, sehr verlockend, weil das ist ja auch ein gutes Gefühl, wenn man im Kopf aller Mitarbeiter ist, ne."*

Interviewer: *„Ja."*

Mitarbeiter: *„Wenn man schon nicht geliebt wird, dann wenigstens gefürchtet. Ja, das sind menschliche Mechanismen. Das ist einfach so."* (Interview 1, 2008)

Ein weiterer Mitarbeiter beschreibt ebenfalls die offene, vertrauensvolle und angstfreie Kommunikationskultur in Haus Schwansen:

Mitarbeiter: *„(...) also finde ich so, ein großes Merkmal in unserem Haus"*

Interviewer: *„Ja."*

Mitarbeiter: *„dass einfach, so sich äußern kann zu jedem Thema und das,* *was einem durch den Kopf geht, dass man das sagen kann und dass alles auch immer ausdiskutiert wird."*

Interviewer: *„Ja."*

Mitarbeiter: *„Also man braucht auch keine Angst haben, dass man, ja, auch bei Leitung irgendwie, gut, man eckt bestimmt irgendwann mal an"*

Interviewer: *„Ja."*

Mitarbeiter: *„aber die Mitarbeiter, und ich erleb das bei mir ja selber auch, also ich sag das, was mir durch den Kopf geht und guck, wie ich es geregelt bekomme, also ich hab keine Angst, dass jetzt irgendwas zurückkommt, oder so."*

Interviewer: *Ja, also muss man nicht Angst haben, dass irgendwelche Nachteile für einen entstehen, oder so.*

Mitarbeiter: *„Nein, überhaupt nicht."*

Interviewer: *„Überhaupt nicht."*

Mitarbeiter: *„Das macht es auch irgendwie so in der Kommunikation einfacher." (Interview 3, 2008)*

Vertrauen der Führungskräfte in die Kompetenz der Mitarbeiter zeigt sich in der Bereitschaft, Mitarbeitern Freiräume für die Entwicklung und Umsetzung neuer Ideen zu geben, ohne dass die Leitung ständig über alle Entwicklungsschritte informiert ist. Die Mitarbeiter nehmen den Freiraum wahr und erkennen, dass ihre Vorschläge dankbar angenommen werden.

Mitarbeiter: *„Sein Bemühen ist immer, er sagt, es gibt einen Weg, der für alle gangbar ist und er bleibt wirklich dabei, den zu suchen und er nimmt wirklich dankbar jede Anregung, die aus dem Team kommt."*

Interviewer: *„Also, er ist offen für Vorschläge und Ideen."*

Mitarbeiter: *„Ja. Er treibt sie auch auf."*

Interviewer: *„Ja, also er nimmt sie ernst und wie greift er sie auf, können Sie noch ein Beispiel dazu sagen."*

Mitarbeiter: *„Ja, mit dieser Pflegedokumentation. Wir hatten ja damals eine Prüfung und"*

Interviewer: *„ Vom MDK. "*

Mitarbeiter: *„Ja, also das war irgendwie 99 oder so oder 2000 oder irgendwie so um den Dreh und die fanden unsere Pflegedokumentation zwar gut, aber nicht so aktuell und dann hat er eine Pflegeplanungs-AG einberufen und sich einen Berater von außen geholt und wir haben dann Ideen gesammelt, Ideen gesammelt, Ideen gesammelt und irgendwann waren wir soweit, dass wir unser eigenes Pflegedokumentationssystem entwickelt haben. "*

Interviewer: *„Das haben Sie sozusagen mitentwickelt? "*

Mitarbeiter: *„Das hab ich mitentwickelt. Also da entwickelte sich ja auch ein Projekt daraus, da war ich dann zu 50 Prozent freigestellt, aber es ist eigentlich wirklich aus dem Team entstanden. "*

Interviewer: *„Ja, das ist ja eine tolle Sache. "*

Mitarbeiter: *„Und die Leitung, die wusste oft gar nicht mehr richtig Bescheid. Er hat uns wirklich auch diesen ja Freiraum. "*

Interviewer: *„Freiraum. "*

Mitarbeiter: *„Es geht immer um Freiraum. "*

Interviewer: *„Ja, also Sie haben das Gefühl, Sie haben wirklich Freiraum, auch etwas Eigenes aufzubauen und zu entwickeln. "*

Mitarbeiter: *„Ich hab so viel Freiraum, etwas Eigenes zu tun, wie eben der Bewohner auch diesen Freiraum hat, etwas Eigenes zu tun. " (Interview 1, 2008)*

An dieser Stelle ist zu fragen, worin eigentlich der Vorteil einer solchen Vertrauenskultur besteht. Warum verhalten sich die Führungskräfte und Mitarbeiter derart vertrauensvoll miteinander? Eine Erklärung bietet der Systemtheoretiker Niklas Luhmann (2000) an. Ihm zufolge hat Vertrauen die Funktion der Reduktion von Komplexität. Die Welt enthält nach Luhmann eine Überfülle von Möglichkeiten, d.h. sie ist übermäßig komplex. Sie enthält mehr Möglichkeiten als die, auf die das System reagieren kann (Luhmann 2000, 5). Der Mensch kann zwischen verschiedenen Handlungsmöglichkeiten frei wählen und muss sich entscheiden, auch dies bedeutet tendenziell eine Überforderung. Wenn ein Mensch aber auf gutes und richtiges Handeln anderer Menschen vertrauen kann, ergeben sich mehr Chancen für eine komplexere Realität (ebd., 28). Luhmann erklärt diesen Mechanismus mit einem Beispiel aus dem Straßenverkehr: „Wenn ich mich darauf verlasse, dass andere mit mir abgestimmt handeln oder unterlassen, kann ich mein eigenes Interesse selbst rationaler verfolgen, zum Beispiel im Straßenverkehr zügiger fahren" (ebd.). Bezogen auf Haus Schwansen bedeutet dies: Wenn ich als Leitung auf die Kompetenz meiner Mitarbeiter vertraue, ihnen einen Freiraum für die Entwicklung von etwas Neuem, hier einem Pflegedokumentationssystem, gebe und zusätzlich darauf vertraue, dass die Mitarbeiter mit mir abgestimmt handeln, dann besteht überhaupt erst die Möglichkeit für die Entwicklung einer Komplexität, die ein eigenes Pflegedokumentationssystem mit einschließt. Schneller fahren bedeutet in Haus Schwansen den Bewohnern eine Versorgung und Pflege anzubieten, die ohne das Vertrauen der Leitung in die Kompetenz der Mitarbeiter unmöglich wäre. Durch das Vertrauen in die Mitarbeiter wird das Komplexitätsproblem „auf diese Weise verteilt und dadurch verkleinert: Einer vertraut dem anderen vorläufig, dass er unübersichtliche Lagen erfolgreich meistern wird, also Komplexität reduziert, und der andere hat auf Grund solchen Vertrauens größere Chancen, tatsächlich erfolgreich zu sein" (ebd., 31).

Dass die Führungskräfte der Kompetenz der Mitarbeiter Vertrauen entgegenbringen, zeigt sich auch daran, dass Mitarbeiter in Entscheidungen eingebunden werden, was einerseits als positiv erlebt wird, andererseits aber auch heißt, dass Mitarbeiter die Verantwortung für Entscheidungen mit tragen.

Mitarbeiter: *„Das ist auch so eine Struktur von Haus Schwansen, dass wir als Mitarbeiter nicht nur auf Leitungsebene, auch auf der etwas mittleren Ebene und sogar auch auf der unteren Ebene auch in diese Prozesse mit eingebunden werden. So dass man sich auch mitverantwortlich fühlt"*

Interviewer: *„Ja."*

Mitarbeiter: *„Was man mitgestaltet, man fühlt sich aber auch ein bisschen mitverantwortlich, aber das ist natürlich auch, dafür muss man auch Entscheidungen mittragen, die manchmal nicht so glücklich sind."*

Interviewer: *„Ja."*

Mitarbeiter: *„So, diese berühmten zwei Seiten, ich kann ganz viel mich einbringen und am Prozess mitarbeiten, aber ich muss auch das andere mittragen. "*

Interviewer: *„Ja, also man hat ja dann dadurch auch Verantwortung, wenn man mitgestalten darf, so meinen Sie das? "*

Mitarbeiter: *„Genau. " (Interview 3, 2008)*

Vertrauen in die Kompetenz der Mitarbeiter und die daraus resultierende Übernahme von Verantwortung zeigt sich auch in der Zusammenarbeit mit Ärzten. Die Übernahme von Verantwortung geht sogar so weit, dass Medikamente von den Pflegekräften selbständig abgesetzt werden, wenn die Pflegekräfte das für erforderlich halten:

Mitarbeiter: *„Also, wir befinden uns auf einem etwas unsicheren Gleis, aber wir sind verpflichtet, wenn wir sehen, dass ein Medikament schlecht tut, es auch abzusetzen. "*

Interviewer: *„Hhm. Hhm. "*

Mitarbeiter: *„Also, dazu sind wir wirklich verpflichtet. Wenn wir das nicht tun, dann haben wir ein viel größeres Problem, wie wenn wir es tun. "*

Interviewer: *„Hhm. Und das erkennen die Ärzte aber auch und oder wie reagieren die so darauf? "*

Mitarbeiter: *"Bei einer entsprechenden fachlichen Vorgehensweise begegnen sie uns eigentlich immer sehr wohlwollend. "*

Interviewer: *„Hhm. "*

Mitarbeiter: *„Also, teilweise sind die so, so vertrauensvoll, dass Ihnen schon beinah unheimlich wird. "*

Interviewer: *„Ihnen unheimlich wird oder den Ärzten? "*

Mitarbeiter: *„Ja, mir. "*

Interviewer: *„Ja, warum? "*

Mitarbeiter: *„Ja, wenn ich sage, ich will das und das und das will ich, dann krieg ich das. "*

Interviewer: *„Ja, ja. Das ist ja, ja ich denke, das ist wahrscheinlich darauf* *zurückzuführen, dass sie einfach Ihre Fachkompetenz auch das dann von den Ärzten sehr geschätzt wird oder Ihre Erfahrung, ne."*

Mitarbeiter: *„Ja. Das kommt eben auch über diese Faxe, ne, weil wir die Situation dann wirklich gut darstellen."* (Interview 1, 2008)[33]

Dass Vertrauen der Nährstoff zu sein scheint, auf dem die übrige Kommunikation in Haus Schwansen fußt, soll in den folgenden Abschnitten gezeigt werden. Vertrauen bildet die Grundlage für soziale Unterstützung, denn nur wer Probleme offen zu erkennen gibt, dem kann geholfen werden. Vertrauen ist die Grundlage für Lernen, denn nur wer Schwächen eingesteht, kann hinzulernen. Vertrauen bildet die Grundlage für eine offene und angstfreie Kommunikation. Vertrauen in die Kompetenz der Mitarbeiter und nicht zuletzt das Selbstvertrauen der Leitungskräfte ist auch die Voraussetzung für eine gelungene Partizipation der Mitarbeiter.

Offene und einfache Kommunikation

Wie im vorhergehenden Abschnitt beschrieben, führt die Kultur des Vertrauens zu einer einfachen, offenen und angstfreien Kommunikation. Förderlich ist zudem eine gemeinsame Wissensbasis, die die Mitarbeiter in Haus Schwansen erworben haben. Dadurch, dass alle an den grundlegenden Weiterbildungen zu den Pflegekonzepten in Haus Schwansen teilgenommen haben, verstehen sie sich fachlich sehr gut untereinander und wissen ohne viele Worte, was gemeint ist. Sie entwickeln eine gemeinsame Sprache, die die Grenzen zwischen ausgebildeten Fachkräften und Hilfskräften zum Schwinden bringt, wobei die gemeinsame Wissensbasis als positiv erachtet wird.

Mitarbeiter: *„Ja, ich sehe einen unglaublichen Zeitdruck und ich sehe auch, wir können uns hier im Pflegeheim eigentlich alle sehr gut unterhalten, weil wir diese Fortbildung alle genossen haben. Deshalb, wenn ich hier sage,*

---

[33] Möglicherweise entsteht hier der Eindruck, die Pflegekräfte würden die Medikation selbst bestimmen, gemeint ist aber, dass sie die Symptome der Bewohner in einem Fax an den behandelnden Arzt so genau formulieren, dass der Arzt das Medikament aufschreibt, welches die Pflegekräfte auch erwarten. Die Entscheidung über die Verordnung und das Absetzen der Medikamente obliegt dem Arzt, der die Informationen der Pflegekräfte für seine therapeutischen Entscheidungen nutzt.

gerade so unter den Kollegen, wir sind unter dem zeitlichen Ablauf des Bewohners, dann wissen alle, was gemeint ist."

(…)

Mitarbeiter: *„Also ich kann mich mit einer Aushilfe genauso gut über Pflege unterhalten, was Kinaesthetics und Massage usw. angeht, wie"*

Interviewer: *„Wie mit einem Examinierten"*

Mitarbeiter: *„Wie mit meiner Bereichsleitung."*

Interviewer: *„Hhm. Das ist ja schon ziemlich ungewöhnlich, ne, also das kennt man aus anderen Häusern ja nicht so."*

Mitarbeiter: *„Aber das macht ein Team aus."* (Interview 1, 2008)

Man ist hier geneigt kritisch zu hinterfragen, ob denn die in Haus Schwansen erworbene gemeinsame Wissensbasis eine grundlegende Berufsausbildung als Alten- oder Krankenpfleger/in entbehrlich macht. Man könnte die Pflege und Betreuung in Haus Schwansen ja als training-on-the-job erlernen; die Voraussetzungen für Lernen sind ja, wie wir gesehen haben, zur Genüge vorhanden. Dennoch wird die Verantwortung examinierter Pflegekräfte anders eingeschätzt, da sie andere Aufgaben haben:

Mitarbeiter: *„Also eine Fachkraft hat andere Aufgaben wie eine Hilfskraft. Wenn eine Hilfskraft ihre Aufgaben gut erfüllt, dann läuft der Laden und wenn eine Fachkraft ihre Aufgaben gut erfüllt, dann läuft der Laden auch. Aber wenn sie gegenseitig sich ausspielen, dann läuft der Laden eben nicht. Also, weil dieses Ausbildungsniveau auf diesen Grundsäulen, also Basale, Kinaesthetics, IVA, weil sie da gleich sind und nur in diesem Verantwortungsschema sich unterscheiden, dadurch ist auch der Unterschied nicht so groß."* (Interview 1, 2008)

Für die gute Kommunikation in Haus Schwansen wird in einem Interview auch auf den Begriff der *Kultur* Bezug genommen. Als verursachend für die so genannte „gute Kommunikationskultur" sehen die Mitarbeiter das umfangreiche Besprechungswesen an:

Mitarbeiter: *„Genau. Wir haben eigentlich eine, sagen wir mal, eine gute Kommunikationskultur."*

Interviewer: *„Hier im Hause, so untereinander?"*

Mitarbeiter: *„Ja. Wir haben ja noch gar nicht über alles gesprochen. Es gibt von der Kommunikation her gibt es noch einen Erfahrungsaustausch, der findet alle zwei Monate statt, der examinierten Mitarbeiter, dann gibt es eine Mitarbeiterversammlung, die auch alle zwei Monate stattfindet, dann gibt es ein Leitungskräfteversammlung, auch, wie oft sind die dabei, glaube ich, auch alle 14 Tage, dann gibt es eine Wohngruppenversammlung, auch alle vier Wochen."* (Interview 2, 2008)

Soziale Unterstützung im Team und durch Führungskräfte
Das gegenseitige Vertrauen ist sicher auch die Grundlage, auf der die Mitarbeiter Unterstützung durch ihr Team und durch Führungskräfte bei Problemen und persönlichen Krisen erfahren. Diese Unterstützung wird als positive „Energie" erfahren. Obwohl persönliche Probleme oder Krisen im Arbeitsleben möglicherweise als persönliche Schwächen interpretiert werden und sich damit tendenziell nachteilig auf die Karriere auswirken können, wird in Haus Schwansen diese „Schwäche" nicht ausgenutzt, sondern der Betroffene wird in Gesprächen unterstützt.

Mitarbeiter: *„Dann versucht man, also ich hab das schon bei vielen Kollegen erlebt, die so eine Krise erlebt haben mit persönlicher (…). Und die wurden eigentlich, eigentlich wurden alle aufgefangen."*

Interviewer: *„Aha."*

Mitarbeiter: *„Über kurz oder lang. Manchmal dauert es und das ist sehr anstrengend."*

Interviewer: *„Also hat sich diese persönliche Krise dann auf die Arbeit ausgewirkt?"*

Mitarbeiter: *„Ja, klar. …. Unpünktlich"*

Interviewer: *„Ach so, hhm. Und was ist dann passiert, wie meinen Sie das, aufgefangen?"*

Mitarbeiter: *„Ja, man spricht dann eben. Man guckt sich das an, man spricht, man spricht im Team darüber."*

Interviewer: *„Ja, und man kann auch sagen, mir geht es nicht gut, ich habe diese Probleme oder?"*

Mitarbeiter: *„Ja, meistens läuft es natürlich nicht so. Meistens läuft es anders, dass, ja wir sind eben eine soziale Gemeinschaft, dann weiß der das, dann weiß der das. Und dann krieg man irgendwann so ein Bild, wie es dem eigentlich geht, damit das ganze Team eigentlich weiß, wie es dem geht."*

Interviewer: *„Ja."*

Mitarbeiter: *„Und das nicht mobbingmäßig ausgenutzt wird, sondern so ein bisschen unterstützend und helfend, das ist eine unglaubliche Energie, die man dann bekommt."* (Interview 1, 2008)

Gleichwohl wird bzgl. der sozialen Prozesse im Team aber auch eine weitere Professionalisierung in der Wahrnehmung gewünscht. An dieser Stelle wird auch deutlich, wie hoch die Ansprüche der Mitarbeiter an ihre eigene Arbeit und den Zusammenhalt im Team sind:

Mitarbeiter: *„Was wir noch ein bisschen brauchen könnten so als Fortbildung, das wäre Gruppendynamik. Das fänd ich klasse."*

Interviewer: *„Im Team?"*

Mitarbeiter: *„Hhm."*

Interviewer: *„Hhm, wieso? Können Sie das erklären?"*

Mitarbeiter: *„Weil das noch so ein bisschen fehlt."*

Interviewer: *„Und woran merken Sie das, dass das fehlt?"*

Mitarbeiter: *„Wie jetzt an diesem Beispiel von dem Mitarbeiter, dass wir einfach zu spät erkannt haben, dass da was im Argen liegt."*

Interviewer: *„Ja, ja."*

Mitarbeiter: *„Und das ist einfach ein gruppendynamischer Prozess und wenn wir da besser ausgebildet wären, hätten wir es vielleicht früher erkannt, bzw. wäre die Arbeit, das wieder glattzubügeln, nicht so groß gewesen."* (Interview 1, 2008)

Aber nicht nur das Team, auch die Führungskräfte unterstützen die Mitarbeiter bei Problemen. Das Wohlbefinden der Mitarbeiter wird als Voraussetzung für das Wohlbefinden der Bewohner angesehen, wie folgendes Zitat zeigt:

Mitarbeiter: *„(...) wenn ich dann sehe, ja, da hängt ein Mitarbeiter durch,* *muss ich wahrnehmen, besprechen wir, so, dann mach ich einen Termin mit demjenigen und dann setzen wir uns zusammen und versuchen das auszuklamüsern. Also, die Probleme, die da sind, werden erkannt, finde ich und da wird auch immer agiert. Oder wenn ein Mitarbeiter irgendwie Schwierigkeiten hat, geht er zu Herrn X, Herr X nimmt sich immer Zeit, guckt, wann ist ein Termin, wo kann man sich zusammensetzen, so.“*

Interviewer: *„Also, Sie nehmen die Probleme wahr und reagieren im Grunde genauso wie bei den Bewohnern, oder?“*

Mitarbeiter: *„Ja, müssen wir, weil der ist wichtigstes Mitglied, sag ich mal. Ohne den Mitarbeiter können wir nichts machen. Und wenn der Mitarbeiter sich gut und wertgeschätzt fühlt, wie der Bewohner, dann kann er das auch an den Bewohner weitergeben. Und nur so funktioniert es, auf kleinster Ebene.“ (Interview 3, 2008)*

Hohe Identifikation und starkes Engagement der Mitarbeiter
In einigen Interviews kommt eine hohe Identifikation der Mitarbeiter mit Haus Schwansen deutlich zum Ausdruck. Diese Identifikation macht sich auch dadurch bemerkbar, dass keiner der befragten Mitarbeiter sich vorstellen kann woanders zu arbeiten und die Fluktuation unter den Kollegen allgemein als gering eingeschätzt wird. Die Mitarbeiter genießen es offenbar, abseits der praktischen Pflegetätigkeit mit den Bewohnern zu sprechen, mit ihnen zu essen, sich mit ihnen zu beschäftigen, was sie teilweise als Erholung empfinden. Eine Mitarbeiterin drückt die Zufriedenheit mit ihrem Arbeitsplatz so aus:

Mitarbeiter: *„Und dann hatte ich mich ja auch erkundigt und dann war der Pflegeschlüssel ja auch toll und dann hatte ich da nur, als ich dann hier angefangen bin, vier Leute zu versorgen oder so und da hab ich gemerkt, dass ich wirklich Zeit habe für die Bewohner. Ich konnte mit den Bewohnern sprechen (...). Und dann hab ich gedacht, was machst du, du bist ja schon fertig, was machst du jetzt und dann hab ich halt gesagt, was jetzt zu tun ist und dann gemeinsam gesessen am Tisch und dann mit den Bewohnern gefrühstückt und gegessen, man hatte die Zeit mit den Bewohnern zu essen. Und das war für mich so was Tolles, das darf nicht wahr sein, das ja hier, das ist ja wie Erholung hier. Und, ja, so vergingen dann die Jahre und so* *von der Arbeit hab ich, ja, von der Arbeit her hab ich nicht einen Tag bereut hier im Haus. Nach X Jahren." (Interview 10, 2009)*

Die Identifikation geht teilweise so weit, dass Haus Schwansen mit einer Familie verglichen wird, in der die Arbeitskollegen eigentlich keine richtigen Kollegen mehr, sondern viel näher *zusammengeschweißt* sind.

Mitarbeiter: *„(...) Also ich kann nur für mich sprechen, ich kann mir nicht vorstellen, in einer anderen Einrichtung zu arbeiten, in der diese Konzeption mit Validation, Wertschätzung der Bewohner in den Mittelpunkt zu setzen und alles darumzubauen und zu versuchen, die Bedürfnisse irgendwie zu befriedigen und auf eine Art, die auch, okay, die für mich auch das Arbeiten menschenwürdig macht. Nullachtfünfzehn-Pflegen kann ich auch, mach mein Tempo durch, geh um fünf nach Hause und das ist es ja, denke ich, es ist auch ein Teil, man muss auch mit leben, man ist hier, das ist so ein Stück Familie eigentlich, das hört sich immer so kitschig an, aber es ist schon ein Stück, also Haus Schwansen nimmt dich schon auch gefangen."*

Interviewer: *„Ja."*

Mitarbeiter: *„Mit dem ganzen Drumherum und darauf muss man sich einlassen."*

Interviewer: *„Ja."*

Mitarbeiter: *„Man muss sich natürlich auch abgrenzen können, das muss man auch finden, die Grenze ziehen und sagen, jetzt ist auch mal gut und ich kann nicht in dem Moment, ich kann nicht alles befriedigen zu hundert Prozent, das ist alles klar."*

Interviewer: *„Ja."*

Mitarbeiter: *„Aber in dem Moment, wo ich hier bin, versuchen wir das Bestmögliche draus zu machen."*

(...)

Mitarbeiter: *„Die, die die Anfangsphase miterlebt haben, einige sind etwas später dazugekommen. Wir haben relativ in den letzten Jahren wenig Fluktuation gehabt, das spricht immer, finde ich, für das Team, so, das schweißt auch zusammen. Ich habe in meinem Bereich noch zwei Mitarbeiter, die von Anfang an, nee, drei Mitarbeiter, die von Anfang an da waren und wir ha-*

ben Höhen und Tiefen durchlitten, das schweißt alles zusammen, also dass wir auch mit Engpässen, in Situationen auch anders umgehen, also man tauscht sich auch anders aus. Also für mich ist das schon irgendwie gar keine normale Arbeitskollegin mehr, sondern es ist so, so ein Teil einer, ja wir sind eine Familie." (Interview 3, 2008)

Bemerkenswert ist weiter, dass diese hohe Identifikation mit dem Haus auch ein überdurchschnittliches Engagement der Mitarbeiter einschließt. So berichten mehrere Mitarbeiter, dass sie einen Teil ihrer Freizeit in Haus Schwansen investieren. Zum Beispiel existieren die Taizé-Andacht und die Sterbebegleitung nur aufgrund des ehrenamtlichen Einsatzes zweier Mitarbeiterinnen, die ansonsten als Aushilfe in Haus Schwansen beschäftigt sind. Der Grund für dieses hohe Engagement wird in untenstehendem Gesprächsauszug beschrieben. Offensichtlich ist für einige Mitarbeiter, die in der Gründungsphase schon dabei waren und heute noch in der Einrichtung beschäftigt sind, die geleistete Arbeit auch ein Teil ihres Lebenswerkes geworden, mit dem sie sich identifizieren und für das sie sich gern engagieren. Die Möglichkeit mitwirken zu können, bietet einen zusätzlichen Anreiz.

Interviewer: *„Und, was glauben Sie ist der Grund, warum die Mitarbeiter so engagiert sind hier für dieses Haus?"*

Führungskraft: *„Einmal, weil sie hier eine Vision entwickelt haben und aufgebaut haben und leben, also umgesetzt haben. Das ist bei einigen fast ein Lebenswerk, dann, weil sie eine hohe Identifikation haben mit der Einrichtung und weil sie, ja, weil sie mitwirken können."* (Interview 11, 2009)

Im Hinblick auf sich verschärfende Rahmenbedingungen werden außerdem von Mitarbeitern Arbeiten übernommen, für die sie eigentlich bisher nicht zuständig waren, die sie aber bereitwillig übernehmen, um die gute Versorgungsqualität und die positive Zusammenarbeit in Haus Schwansen zu erhalten.

Führungskraft: *„ (...) das ist ein anstrengender und schwieriger Prozess, aber auch wieder ein Prozess, wo sich zeigt, was für eine Power in diesem Team ist und was für eine Kreativität und was für eine Bereitschaft, den Geist des Hauses zu erhalten. Diese Kultur zu erhalten, das ist schon"*

Interviewer: *„Wie zeigt sich das, können Sie mal ein paar Beispiele vielleicht nennen, also, oder ein Beispiel?"*

Führungskraft:*„Ein Kollege zum Beispiel hat in nächtelanger Arbeit gerechnet und gerechnet und gerechnet und hat eine Arbeit gemacht, die eigentlich gar nicht seine wäre und hat Vorschläge Herrn X und mir unterbreitet, da waren wir sprachlos, wie gut und wie fundiert er da sich eingedacht hat in die Thematik. Das zum Beispiel. Was auch ganz schön ist, ist, dass das ganze Haus überlegt und als es jetzt klar war, wir hatten in der Pflege mehr Personal eingesetzt als refinanziert ist und wir müssen das korrigieren, nicht sofort, aber Stück für Stück, haben die anderen Abteilungen, hat die Küche gesagt, also, wir wollen die Pflege jetzt unterstützen. An der Stelle können wir das Essen da hinbringen, da können wir denen das abnehmen. Die Wäscherei ist gekommen und hat gesagt, so, die Wohngruppenreinigung, das muss nicht mehr die Präsenzkraft machen, das machen wir. Oder Betten beziehen, wieso, liebe Pflegeleute, macht ihr das immer noch selber. Das können wir für euch machen. (…) Aber das ist auch was, also das ist wiederum, das ist das Besondere in diesem Haus."* (Interview 11, 2009)

Persönliche Entwicklungsmöglichkeiten
Haus Schwansen bietet einen großen Raum für die persönliche Entwicklung der Mitarbeiter. Zu den nahe liegenden Möglichkeiten gehören die Weiterbildungen, die alle Mitarbeiter absolvieren können. Nicht so offensichtlich ist die Kultur des Vertrauens mit all ihren Auswirkungen, einer offenen Kommunikation, Nähe und Unterstützung im Team, Partizipationsmöglichkeiten und lernender Organisation, die dem Einzelnen die Fähigkeit abverlangt, Kritik von anderen anzunehmen. Eine Mitarbeiterin berichtet sehr ausführlich über ihre persönliche Entwicklung in Haus Schwansen:
Interviewer: *„Hhm. Und dieses persönlich Sich-Weiterentwickeln, mögen Sie darüber sprechen. Inwiefern haben"*

Mitarbeiter: *„Ja."*

Interviewer: *„Sie sich persönlich weiterentwickeln können?"*

Mitarbeiter: *„Ja, kann ich ganz offen sagen. Also, man lernt hier, am Anfang muss man sich ja erstmal orientieren, man kann auch mit diesem, diesem sehr offenen, wenn man aus einer anderen Einrichtung kommt, wo es vielleicht nicht so der Fall war, dann ist man erstmal überrascht."*

Interviewer: *„Ja."*

Mitarbeiter: *„so, da muss man erstmal lernen, sag ich mal, ganz offen zu sein."*

Interviewer: *„Ja."*

Mitarbeiter: *„Das ist oft schon mal so ein Lernprozess, so, das ist mir am Anfang, ich kann sagen, nicht besonders groß schwer gefallen, weil ich aus einer anderen Einrichtung kam, wo das eigentlich auch schon war. Das fand ich immer sehr gut. Was mir am Anfang Schwierigkeiten bereitet hat, war so der Umgang auf dieser etwas höheren Leitungsebene, dass man so, wie soll ich sagen, in allem so mit eingebunden wurde, weil das hab ich so in der Form nicht kennengelernt, so, dass man so ein bisschen, ich kann nicht sagen auf gleicher Ebene, also man fühlte sich so zumindest auf gleicher Ebene, damit muss man auch erstmal lernen, umzugehen, was das heißt, damit auch, manchmal auch Kritik einzustecken, so, man kriegte dann ja auch Rückmeldungen von den (...). So, aber immer so einer Art, wo man nicht so vor den Kopf gestoßen wird, sondern schauen Sie mal bei sich, ob wir da noch was tun können, für Sie, das fand ich immer sehr angenehm."*

Interviewer: *„Also, so aufbauend."*

Mitarbeiter: *„Es ist immer sehr konstruktiv und aufbauend."*

Interviewer: *"Ja, ja. Also ins Positive hin, nicht zerstörerisch."*

Mitarbeiter: *„Also, ich habe wirklich gelernt, Kritik anzunehmen, das hab ich, da bin ich eigentlich nicht so ganz gut davor immer, so, das hab ich hier gelernt, da hab ich dran gearbeitet, dass man sich selbst reflektiert."* (Interview 3, 2008)

Haus Schwansen als lernende Organisation

Die Grundbedeutung einer „lernenden Organisation" definiert Senge (1996, 24):

> „Es ist eine Organisation, die kontinuierlich die Fähigkeit ausweitet, ihre eigene Zukunft schöpferisch zu gestalten. Eine solche Organisation gibt sich nicht damit zufrieden, einfach zu überleben. ‚Überlebenstraining', häufig auch als ‚adaptives Lernen' bezeichnet, ist wichtig und sogar notwendig. Aber bei einer lernenden

Organisation muss sich zu diesem adaptiven ein schöpferisches Lernen hinzufügen, das unsere kreative Kraft fördert."

Dass Haus Schwansen eine lernende Organisation ist, die ihr Handeln ständig reflektiert, korrigiert und schöpferisch neu ausrichtet, haben die Mitarbeiter tief verinnerlicht. So werden die Führungskräfte von den Mitarbeitern als diejenigen Akteure identifiziert, die unermüdlich, gemeinsam mit den Mitarbeitern an der Qualität der Pflege und Versorgung arbeiten:

Interviewer: *„(…) Was denken Sie, wie kommt das, dass es hier so gut laufen kann?"*

Mitarbeiter: *„Weil unsere Leitung, diese Dinge, über die wir eben gesprochen haben, fördert. Da unsere Leitung diese Dinge, hhm, ja, fördert und immer wieder auch immer wieder dran arbeitet, unermüdlich, dass wir nicht uns nicht verloren gehen."*

Interviewer: *„Hhm. Ist das denn alles eine Idee von X."*

Mitarbeiter: *„Nee, nee, das sind Dinge, die haben sich auch im Laufe der letzten 15 Jahre so entwickelt und aufgebaut, nicht, und wir müssen halt gucken, dass uns diese Qualitätsdinge nicht unterwegs verloren gehen durch Zeitdruck und durch Stress und durch Arbeitsverdichtung, ne."*

Interviewer: *„Ja."*

Mitarbeiter: *„Ja, also, unsere, das Haus hat immer die ganze Zeit immer an diesen Qualitätskriterien gearbeitet und ja, die Qualitätssicherung ist genauso mit auf unserem Zettel wie, wie Essen geben und Toilettengänge durchführen oder so, ne. Also, die Qualitätssicherung ist nicht ein Kann, sondern ist ein Muss."* (Interview 2, 2008)

Auch das Instrument der Pflegevisite gibt den pflegenden Mitarbeitern die Möglichkeit zu lernen und ihre Kompetenz weiter zu entwickeln. Diesem Zweck dienlich ist, dass die Pflegevisite von den Mitarbeitern weniger als Kontrolle, sondern vielmehr als Hilfe verstanden wird. Auch hier wird Vertrauen gleichsam als Währung eingebracht, denn nur wenn der Mitarbeiter darauf vertrauen kann, von Seiten der Leitung keine Sanktionen zu erfahren, kann er auch offen mit evtl. Versäumnissen oder Fehlern umgehen:

Interviewer: *„Wie erleben Sie das so mit der Pflegevisite?"*

Mitarbeiter*: „Ja, so wie ich es gesagt habe. Also für mich ist es eine intensive Beschäftigung mit den Bewohnern, wo alles, was den Bewohner betrifft, eben alles noch einmal durchgeguckt wird und kontrolliert wird, ist das alles noch aktuell oder gibt es was, was nicht mehr sein muss oder gibt es was, was wir besser machen können. Das Pflegeziel wird noch einmal überprüft und geguckt, ist es noch aktuell oder muss man was daran ändern. Nö, ich finde es hilfreich eigentlich."* (Interview 2, 2008)

Für eine Kultur des Lernens sind die vielen Arbeitsgruppen hilfreich, in denen alle Mitglieder Vorschläge zur Lösung fachlicher Probleme machen können und in denen sie gemeinsam aus ihren Erfahrungen lernen können. Fachliche Entscheidungen werden hier gemeinsam getroffen:

Mitarbeiter*: „Also, ich konstruier jetzt mal den Fall, es kommt jemand ins Haus, der bewegungsbehindert ist und es eine Art, die wir noch nicht so gut kennen, womit wir nicht so gut umgehen können, dann wird dieser Mensch, der Bewohner, wird das nächste Mal Thema in der Qualitätsrunde Kinaesthetics sein. Dann wird überlegt, wie können wir diesen Mensch in seiner Beweglichkeit fördern und bei seinen Bewegungsabläufen unterstützen."*

Interviewer*: „Hhm. Und das wird dann gemeinsam besprochen und dann einigt man sich auf eine gemeinsame"*

Mitarbeiter*: „Ja, es wird gemeinsam besprochen. Wir machen Übungen, praktische Übungen und probieren dann aus, wie geht es am besten, ne. Der eine sagt, ich hab es immer bislang so versucht und die Erfahrung damit gemacht und der andere sagt und ich hab die und die Idee dazu aus der Kinaesthetics heraus und dann wird nicht gesagt, wir müssen es jetzt so und so machen, sondern es wird, jeder bringt seine Vorschläge und die übrigen Teilnehmer kriegen dadurch Anregungen und werden dann entscheiden, wie sie es dann machen."* (Interview 2, 2008)

Die Kultur der lernenden Organisation wird zwar als positiv, aber teilweise auch als anstrengend erlebt. Mitarbeiter müssen immer bereit für Veränderungen sein und schätzen die Arbeit in einer Organisation, die nicht ständig lernt, als „bequemer" ein.

Mitarbeiter*: „Wir sind immer auf dem Weg."*

Interviewer: *„Ja."*

Mitarbeiter *„(...) in diesem Haus. Es gibt eigentlich keinen Stillstand so in dem Sinne, dass man sagt, okay, wir haben jetzt ein Ziel erreicht und könnten uns doch mal ausruhen und machen das einfach so. Wir sind ja auch so ein Heim, sag ich mal so oder auch unsere Zielsetzung ist ja auch so, Wissen weiterzugeben, mit an Entscheidungsprozessen teilzunehmen und Projekte auf den Weg zu bringen. Wir sind ja irgendwo, immer mischen wir ja so ein bisschen mit in Haus Schwansen und es wird ja auch, es werden Dinge an uns herangetragen, so, ne. Und, das finde ich aber auf der anderen Seite auch spannend, das ist für unser Haus auch gut. Stillstand ist immer, ist nicht so gut, obwohl es auch für Mitarbeiter nicht immer einfach ist, ich glaub (...) neue Projekte sollen wir holen so, ne. Manchmal"*

Interviewer: *„Wieso ist das nicht einfach?"*

Mitarbeiter: *„Weil, manchmal, wenn man in der Kontinuität bleibt, da hat man dann die Sicherheit, ich weiß, was mich jeden Tag erwartet und kann mich auch so ein bisschen zurücklehnen und ausruhen, so, ne."*

Interviewer: *„Ein bisschen bequemer."*

Mitarbeiter: *„Es ist ein bisschen bequemer und man kann mal Luft holen."*

Interviewer: *„Ja."*

Mitarbeiter: *„Und in Haus Schwansen kann man wenig Luft holen." (Interview 3, 2008)*

Hier kommt auch eine Gefahr der lernenden Organisation zum Ausdruck: die Gefahr der Überforderung durch dauerhafte Anstrengung. Haus Schwansen verlangt seinen Mitarbeitern viel ab und sicherlich sind Pausen erforderlich, damit Mitarbeiter sich auch einmal erholen können. Es muss Zeit bleiben, um Rückschau darauf halten zu dürfen, was gemeinsam bereits erreicht wurde. Diese dringend erforderliche Rückschau kann den Mitarbeitern ein stärkendes Gefühl und neue Kraft geben, mit der sie weitere notwendige Projekte ins Leben rufen können. Dass Haus Schwansen nicht still steht und weiterhin zu schöpferischem Lernen bereit ist, zeigen die jüngsten Bemühungen um die Etablierung einer hauseigenen Ethikkommission, in der ethische Konflikte reflektiert und Lösungen gemeinsam gefunden werden. Probleme wie z.B. Nahrungsverweigerung, die in der Pflege von Menschen mit Demenz häufig vorkommen, finden hier einen Rahmen für Entscheidungen, die im Einklang mit ethischen Prinzipien stehen. Damit müssen Pflegekräfte derartige Konflikte nicht allein schultern, sondern werden von einer interdisziplinär zusammengesetzten Gruppe getragen, die ihnen in ethischen Entscheidungen hilft. Auch hier hat Haus Schwansen wieder einmal einen eigenen Weg eingeschlagen und es darf zu hoffen sein, dass viele Einrichtungen davon profitieren.

2.7 Wertschätzung als Schlüsselkategorie der Pflege- und Organisationskultur in Haus Schwansen

Durch die Beobachtungen, Befragungen und deren Auswertungen konnten in unserem Leuchtturmprojekt TransAltern wesentliche Merkmale der Pflege-, Organisations- und Lernkultur in Haus Schwansen beschrieben und für das Modellhaus die zentralen Konzepte *Wertschätzung, Vertrauen* und *Partizipation* herausgearbeitet werden. Diese Konzepte dienen als handlungsleitende Wertvorstellungen sowohl für die Pflege und Betreuung der Bewohner als auch für die Gestaltung der Beziehung zwischen Führungskräften und Mitarbeitern. Sie kommen in den Beobachtungen und Befragungen durch zahlreiche Indikatoren zum Ausdruck. Die Tabellen auf den folgenden Seiten geben einen Überblick über die drei genannten Werte, ihre Subkategorien und beispielhafte Ausprägungen in der Pflege- und Organisationskultur von Haus Schwansen. Eine besondere Bedeutung kommt dem Konzept der *Wertschätzung* zu, welches sich wie ein roter Faden durch die Interaktionen in Haus Schwansen zieht und daher als die zentrale Schlüsselkategorie bezeichnet werden kann. Die Kategorie *Wertschätzung* kann in drei Subkategorien spezifiziert werden: *Wertschätzung* wird in Haus Schwansen durch eine *Begegnung mit Respekt, das Aufrechterhalten von Würde* sowie das Zeigen von *Verständnis und Zuneigung* ausgedrückt. Die jeweils gegenteiligen Formen wie Respektlosigkeit, Entwürdigung oder Abneigung kamen in keinem der Interviews oder Beobachtungen zum Ausdruck. Wertschätzung spielte sowohl in den Interaktionen der Mitarbeiter mit den Bewohnern als auch in den Interaktionen der Mitarbeiter untereinander eine bedeutende Rolle. Eine Person *wertzuschätzen* ist aber auch die Voraussetzung für die Bereitschaft zur *Partizipation,* im Sinne der Möglichkeit, andere an Aktivitäten teilnehmen oder sie an Informationen oder Aufgaben teilhaben zu lassen. Dem Konzept der *Partizipation* konnten drei Subkategorien zugeordnet werden: *Zugehörigkeit, Teilhabe an Informationen, Möglichkeit mitzuwirken, bzw. Aufgaben mitzugestalten.* In Haus Schwansen zeigt sich sehr deutlich, dass niemand, weder Bewohner noch Mitarbeiter, aus einer Gruppe ausgeschlossen werden sollen. Bewohner und Mitarbeiter sollen dazugehören, Angehörige, Führungskräfte und Mitarbeiter sollen an Informationen teilhaben. Auf diese Weise werden sonst übliche Grenzen zwischen den Akteuren überwunden: Führungskräfte und Angehörige übernehmen Pflegeaufgaben, Mitarbeiter übernehmen zeitweilig Leitungs- oder Projektaufgaben und bekommen durch eine ausgeprägte Kommunikationskultur Zugang zu Informationen. Alle Mitarbeiter, auch Service- und Reinigungskräfte absolvieren die hausinternen Weiterbildungen, bringen ihre Gedanken und Vorschläge ein, nehmen teil an der Weiter-Entwicklung der Organisation. Sie selbst können sich als Personen weiterentwickeln. Diese Berücksichtigung der Person in Organisationen ist ein ausgewiesenes Ziel der Betriebs- und Berufspädagogik: Neben dem Beitrag zur Produktivität geht es um die Entfaltung des Einzelnen und die Entwicklung einer humaneren Gesellschaft. (Geißler 2006, 206; Götz 1997, 81; Becker, Langosch 1995, 209)

Wertschätzung und *Partizipation* bilden gemeinsam die Grundlage für die Entstehung von *Vertrauen,* einem weiteren wichtigen Wert in der Kultur von Haus Schwansen. *Vertrauen* manifestiert sich als *Vertrauen in die Kompetenz anderer*, etwa wenn Führungskräfte ihren Mitarbeitern schwierige Aufgaben anvertrauen. *Vertrauen* zeigt sich auch in der Freiheit der Mitarbeiter *ganz offen sein*, alles sagen und auch, wenn ein Arbeitsbereich noch nicht so vertraut ist, *Fehler machen zu dürfen,* ohne Degradierungen befürchten zu müssen. Eine weitere Subkategorie des Konzeptes Vertrauen ist *Vertrauen als Ausdruck von Nähe.* Diese Nähe spüren z.B. Angehörige, die häufig das Heim besuchen, oder Mitarbeiter, wenn sie das Zusammenleben mit dem Leben in einer Familie vergleichen. *Vertrauen als Ausdruck von Nähe* zeigt sich in unseren Beobachtungen auch deutlich zwischen Bewohnern und Mitarbeitern, etwa wenn über Berührung und Basale Stimulation[®]

ein Kontakt zu den Bewohnern hergestellt wird und die Bewohner diese Berührung sichtbar genießen.

Ein Ziel dieses Forschungsprojektes war die Analyse des Zusammenhanges zwischen der Organisations- und Pflegekultur. Dadurch, dass in den Kulturen die gleichen Werte gelebt werden, kann auf eine Beziehung zwischen den Kulturen geschlossen werden. Besonders das Konzept *Wertschätzung* dient dabei als Bindeglied zwischen den Kulturen. Sich wertschätzend zu verhalten wird durch Weiterbildungen in Integrativer Validation und an Vorbildern in der Praxis erlernt. Wenn Führungskräfte wertschätzende Rückmeldungen geben, können Mitarbeiter selbst erleben, wie *Wertschätzung* wirkt und können dann diese *Wertschätzung* auch an die Bewohner weitergeben. Ein Mitarbeiter beschreibt diesen Zusammenhang besonders deutlich:

„Wenn ich von der Leitung gute Pflege bekomme, dann kann ich gute Pflege auch weitergeben"(Interview 1, 2008)

Tabelle 6: Beispiele für das Konzept *Wertschätzung*

Konzept/ Kategorie	Subkategorien	Anker-Beispiel	Beziehung	Kultur
Wertschätzung im Sinne von „Ich schätze deinen Wert", „Du bist wertvoll"	Begegnung mit Respekt (vs. Respektlosigkeit)	„ (…) und ich bedank mich auch immer fürs Tanzen und sie sagt „Gerne" und diese alten Höflichkeitsformen, die man ja früher hatte (…)" (Interview 5, 2008)	Mitarbeiter - Bewohner	Pflege-kultur
		„ (…) was ich finde, diese Achtung, die wird, die Achtung vor der Person, das wird ja doch immer gezeigt (…)" (Angehörigeninterview 2, 2009)	Mitarbeiter - Bewohner	Pflege-kultur
		„ (…) Wir sagen zwar den Vornamen, aber Sie. Es ist ein erwachsener Mensch und kein minderwertiges kleines, es ist ja kein Kind." (Interview 3, 2008)	Mitarbeiter - Bewohner	Pflege-kultur
		„ (…) Oder auch andere Kollegen, wie unsere Gärtnerin, die hat mit so einer tollen Hand das alles so wunderbar gestaltet draußen, dass man das auch rüberbringt, das ist ganz wichtig (…)" (Interview 11, 2009)	Führungs-kraft - Mitarbeiter	Organi-sations-kultur
	Aufrechterhalten von Würde (vs. Entwürdigung)	„ (…) Es ist nichts Heimliches dran, deswegen auch nicht aus der Hintertür raustragen, sondern durch den Hauptaus-gang, das ist, ich möchte auch nicht, dass ich denken muss, wenn ich tot bin, dann entsorgen sie mich aus der Hintertür, damit es kein Mensch merkt, weil es so furchtbar ist, nein ich möchte mit allen Ehren (…)" (Interview 12, 2009)	Mitarbeiter - Bewohner	Pflege-kultur

Konzept/ Kategorie	Subkategorien	Anker-Beispiel	Beziehung	Kultur
		„ (…) da freu ich mich immer sehr, wenn dann mal so ein, zwei Mitarbeiter aus der Pflege vorbeikommen und da auch mal so einen Bewohner aus dem Rollstuhl holen und dass sie dann einfach auch aufrecht stehen können, finde ich, das hat auch was mit Würde zu tun." (Interview 5, 2008)	Mitarbeiter - Bewohner	Pflegekultur
		„Nee, also nicht irgendwie abzuurteilen, oder das ist verkehrt oder so, das würde ich nicht sagen, oder ganz selten auf jeden Fall. Dann müsste es wirklich schon ziemlich gravierend kommen." (Interview 9, 2009)	Führungskraft - Mitarbeiter	Organisationskultur
		Die Verstorbene selbst liegt fein angezogen im Bett, sie ist mit einem weißen Bettbezug zugedeckt, auf dem sich sechs gelbe Rosen befinden. (Beobachtungsnotizen Abschiedszeremonie 2009)	Mitarbeiter - Bewohner	Pflegekultur
	Verständnis und Zuneigung (vs. Unverständnis und Abneigung)	Herr Y lässt sich von ihr trösten, sie umarmt ihn länger und streichelt ihm über die Wange. (Beobachtungsnotizen Obere Wohngruppe 2009)	Mitarbeiter - Bewohner	Pflegekultur

Tabelle 7: Beispiele für das Konzept *Partizipation*

Konzept/ Kategorie	Subkategorien	Anker-Beispiel	Beziehung	Kultur
Partizipation im Sinne von „Ich lasse dich teilhaben", „Du darfst teilnehmen"	Zugehörigkeit (vs. Ausschluss)	„ (...) Hab ganz schnell gemerkt, da saß eine Bewohnerin, die sich aber auch nie einbringt, die weinte, da hab ich gedacht, nee, das geht so nicht, die müssen im Kreis sitzen, damit sie sich dazugehörig fühlen, einfach." (Interview 5, 2008)	Bewohner untereinander, Bewohner - Mitarbeiter	Pflegekultur
		„ (...) Und dass keiner irgendwie so ausgeschlossen wird, dass es nicht heißt, hier ist Übergabe, nun warten Sie mal, oder so, das gibts bei uns nicht, sondern die werden eingeladen zu einer Tasse Kaffee und so." (Interview 9, 2009)	Bewohner - Mitarbeiter	Pflegekultur
		„(...) sondern was auch so Praktikanten einfach auch so schildern, dass sie wirklich auch so angenommen werden, dass sie dazugehören, ja, auch dieses Zugehörigkeitsgefühl erlebe ich bei den Mitarbeitern (...)" (Interview 9, 2009)	Mitarbeiter untereinander	Organisationskultur
	Teilhabe an Informationen (vs. Verheimlichung)	Eine brennende Kerze im Eingang von Haus Schwansen symbolisiert drei Tage lang, dass ein Bewohner verstorben ist.	alle Akteure	Pflegekultur
		„(...) besonders was die wirtschaftliche Situation angeht war das nie so offen, wie es jetzt gemacht wird, auch so, so dass man also auch, dass alle Mitarbeiter auch informiert sind, woran es liegt und was los ist. Das ist das eine und das, also	Führungskraft - Mitarbeiter	Organisationskultur

Haus Schwansen – ein Modellhaus?

Konzept/ Kategorie	Subkategorien	Anker-Beispiel	Beziehung	Kultur
		einmal die Partizipation, die Offenheit, also offen zu kommunizieren, was, was die Probleme, die Schwierigkeiten sind" (Interview 11, 2009)		
		„ (...) weil wir ja hier im Pflegeheim ja dazu angehalten sind, einen sehr guten Kontakt zu den Angehörigen zu pflegen, sprich, wir gehen mit denen die Dokumentation durch, wir klären Fragen, die dabei auftauchen, die dürfen bei der Pflege dabei sein." (Interview 1, 2008)	Mitarbeiter - Angehörige	Pflege-kultur

Tabelle 8: Beispiele für das Konzept *Vertrauen*

Konzept/ Kategorie	Subkategorien	Anker-Beispiel	Beziehung	Kultur
Vertrauen	Vertrauen in die Kompetenz anderer (vs. mangelndes Zutrauen)	„Also, die hatte großes Vertrauen, die war auch öfter, also mitten in der Pflege öfter und die wusste, dass da nichts schiefgelaufen ist, also in Anführungsstrichen schiefgelaufen ist." (Interview 1, 2008)	Mitarbeiter - Angehörige	Pflege-kultur
		„(...) hab ich bei allen Mitarbeitern hab ich gesehen, so dass der wohl so dieses Denken hat, dieses logische Denken und da hab ich gesagt, ich brauch jetzt einfach mal Ihren Kopf und hab ihm die Situation erklärt, so und das komnte der auch so gut annehmen, und, und, ja denke ich, für	Führungskraft - Mitarbeiter	Organisations-kultur

Konzept/ Kategorie	Subkategorien	Anker-Beispiel	Beziehung	Kultur
		ihn auch ganz förderlich, so, weil der da ja auch sein Potential auch ausleben kann (…) (Interview 8, 2009)		
		„Also, teilweise sind die so, so vertrauensvoll, dass Ihnen schon beinah unheimlich wird" (Interview 1, 2008)	Arzt - Mitarbeiter	Organisationskultur
	Vertrauen als Freiheit, offen sein zu können, Fehler machen zu dürfen (vs. Angst)	„ (…) und ich erleb das bei mir ja selber auch, also ich sag das, was mir durch den Kopf geht und guck, wie ich es geregelt bekomme, also ich hab keine Angst, dass jetzt irgendwas zurückkommt, oder so." (Interview 3, 2008) „Ja, das ist einfach angstfreies Arbeiten" (Interview 1, 2008)	Mitarbeiter - Führungskraft	Organisationskultur
	Vertrauen als Ausdruck von Nähe (vs. Distanz)	„ (…) Ist ja auch so, dass die Bewohner so, man ist so vertraut miteinander. Dass man eben miteinander, ich bin jeden zweiten Tag beinah da so, von daher kennen die mich auch." (Angehörigeninterview 2, 2009)	Bewohner - Angehörige	Pflegekultur
		„ (…) man ist hier, das ist so ein Stück Familie eigentlich (…) Ich habe in meinem Bereich noch zwei Mitarbeiter, die von Anfang an, nee, drei Mitarbeiter, die von Anfang an da waren und wir haben Höhen und Tiefen durchlitten, das schweißt alles zusammen (…) (Interview 3, 2009)	Mitarbeiter untereinander	Organisationskultur

Voraussetzung für eine gute Pflege der Bewohner ist also die Erfahrung von *Wertschätzung, Partizipation und Vertrauen.* Wie diese Werte in der Organisationskultur verknüpft sind, zeigt folgende Abbildung:

Organisationskultur

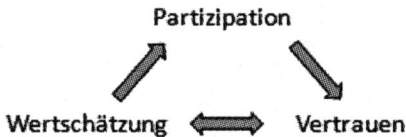

Abbildung 8: Verknüpfung der Werte in der Organisationskultur

Die *Wertschätzung* der Mitarbeiter durch die Führungskräfte führt dazu, dass die Führungskräfte den Mitarbeitern viele Möglichkeiten zur *Partizipation* geben. Dies drückt sich am deutlichsten darin aus, dass der Entwicklung und dem Lernen immer Raum gegeben wird und in allem Lernchancen gesehen werden, die auch aufgegriffen werden können und sollen. Diese Erwünschtheit von *Partizipation* ermöglicht den Mitarbeitern ihren Führungskräften *Vertrauen* entgegenzubringen. Der Prozess der Vertrauensbildung wird nach diesem Modell über Partizipation vermittelt und man kann annehmen, dass hier ein partieller Mediator-Effekt (Urban/Mayerl 2007) besteht. Die Beziehung zwischen *Wertschätzung* und *Vertrauen* besteht aber auch sicherlich direkt, ohne eine Vermittlung über *Partizipation.* Auf diese Weise wird der Prozess der Vertrauensbildung in der Organisationskultur ständig neu aktualisiert. Wenn aber die Erfahrung von *Wertschätzung* bei den Mitarbeitern die Voraussetzung für die Erfahrung von *Wertschätzung* bei den Bewohnern ist, dann würde das Modell wie folgt aussehen:

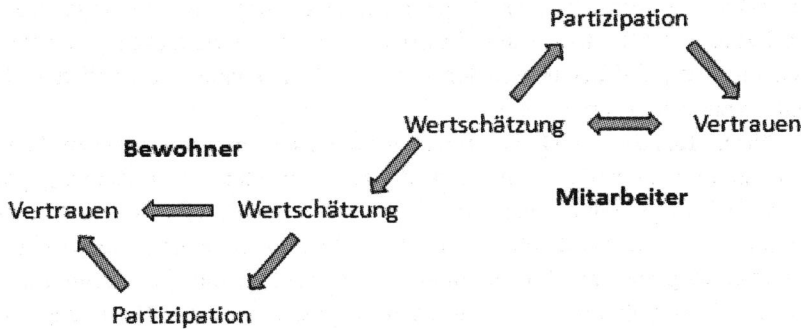

Pflegekultur

Organisationskultur

Abbildung 9: Verknüpfung der Werte in der Pflege- und Organisationskultur

Bezogen auf die demenzkranken Bewohner ist der vertrauensbildende Prozess wahrscheinlich wesentlich komplexer, da wir es mit Menschen zu tun haben, die wertschätzende Äußerungen oder wertschätzendes Verhalten in ihrem Gedächtnis zunehmend weniger speichern können. *Vertrauen* muss somit tendenziell in jeder Begegnung zu Menschen mit Demenz neu hergestellt werden und kann wenig später schon wieder vergessen sein. Die Beziehung zwischen *Wertschätzung* und *Vertrauen* ist auf der Ebene der Bewohner daher im Modell einseitig dargestellt. Inwieweit die Möglichkeit zur Partizipation eine Rolle im Prozess der Vertrauensbildung zu den Bewohnern spielt, vermag unsere Studie nicht sicher zu beantworten. Unsere Untersuchungen legen nahe, dass Möglichkeiten zur Teilnahme an Aktivitäten der Mitarbeiter, z.B. Übergabe, Büroarbeit, die Entstehung eines Gefühls von Vertrauen fördern.

Da das in diesem Projekt gewählte Forschungsdesign keine allgemein gültigen Schlüsse zulässt, haben die in diesem Modell dargestellten Aussagen lediglich den Status von Hypothesen. Diese Hypothesen dienen als plausible Erklärung, um die Zusammenhänge zwischen den Werten der Pflege- und Organisationskultur in Haus Schwansen zu verstehen. Sehr wahrscheinlich ist davon auszugehen, dass in Haus Schwansen noch weitere Werte existieren, deren Existenz in dieser Studie nicht ausreichend nachgegangen werden konnte. Zu diesen nur am Rande erforschten Werten gehört sicherlich der Wert der *Freiheit*, der ebenfalls in der Pflege- und Organisationskultur für Mitarbeiter und Bewohner eine hohe Bedeutung zu haben scheint. Aufgrund der begrenzten Projektlaufzeit konnte dieser Wert nicht eingehender erforscht werden.

Nach Honneth (1994) ist *Wertschätzung* eine Form der sozialen Anerkennung, die Individuen zukommt, die zu gesellschaftlichen Zielvorgaben etwas beitragen können (ebd., 198). Wenn man diese Definition zu Grunde legt, erscheint nachvollziehbar, dass Menschen mit Demenz diese Form der Anerkennung manchmal nicht erhalten. Ihre Möglichkeiten, zu gesellschaftlichen Zielvorgaben etwas beizutragen, etwa durch Arbeit, Betreuung von Enkelkindern oder sonstigen Aufgaben, die üblicherweise von Senioren erfüllt werden, sind äußerst begrenzt und tendieren mit der Fortschreitung der Erkrankung gegen Null. Menschen mit Demenz werden in diesem definierten Sinn irgendwann „wertlos", da sie keinen Beitrag mehr zu den gesellschaftlichen Zielvorgaben leisten können, im Gegenteil, sie verursachen der Gesellschaft Kosten. Würde man dieser Argumentation weiter folgen, könnten auch Formen der Missachtung oder Entwürdigung möglicherweise als begründet angesehen werden.

In Haus Schwansen grenzt man sich von einer solchen Haltung deutlich ab. Im Gegenteil: Jeder einzelne Bewohner behält hier, ungeachtet seiner Fähigkeiten und seines Beitrages zum gesellschaftlichen Wohl, seinen Wert und diese *Wertschätzung* wird ihm gegenüber täglich deutlich gemacht. Dadurch hat er die Möglichkeit, sich seiner ohnehin schon bedrohten Identität zu versichern, sein Selbstbild so lange wie möglich aufrecht zu erhalten. Nach Mead ist das Selbstbild eines jeden Menschen auf die Möglichkeit der steten Rückversicherung im Anderen angewiesen und die Erfahrung der Missachtung kann die Identität eines Menschen zum Einsturz bringen (ebd., 212 f.). *Wertschätzung* kann also nicht nur, wie wir in diesem Projekt gesehen haben, *Vertrauen* erzeugen, sie ist auch eine Form der sozialen Anerkennung, die zur Aufrechterhaltung der personalen Identität von Menschen erforderlich ist. Von dieser Prämisse ausgehend können wir ableiten, dass gerade bei Menschen mit Demenz, deren Identität durch kognitive Einbuße bedroht ist, die Erfahrung von *Wertschätzung* eine herausragende Rolle spielt und als pflegerisches Konzept im Handlungs- und Verhaltensrepertoire von Pflegekräften fest verankert sein sollte.

Das oben dargestellte Modell der Beziehung zwischen *Wertschätzung, Partizipation* und *Vertrauen* in der Pflege- und Organisationskultur lässt nicht außer Acht, dass für den Erhalt der Pflegekultur ständiges Lernen und die persönliche Entwicklung der Mitarbeiter eine bedeutsame Rolle spielen. Damit *Wertschätzung* sich in einer Kultur etablieren kann, bedarf es intensiver Schulung, Praxisbegleitung, Selbsterfahrung und Reflexion, Bedingungen also, die in Haus Schwansen erfüllt sind. Wir können unsere Ausführungen mit der Aussage abschließen, dass die Organisationskultur in Haus Schwansen als notwendige Bedingung für die dargestellte Pflegekultur angesehen werden kann. Damit Mitarbeiter hervorragende Leistungen erbringen, brauchen sie hervorragende Bedingungen, ein Klima eben, wie es die Organisationskultur in Haus Schwansen modellhaft nahelegt.

3. Zur Evaluation des Kompetenztransfers

Wie bereits in der Einleitung beschrieben, meint der Titel des Projektes *TransAltern Transfer: Arbeiten Lernen* Transfers in zweierlei Hinsicht: erstens den inner-institutionellen Transfer in dem Modellhaus mit dem eingegliederten Haus-Schwansen-Seminar und zweitens den inter-institutionellen Transfer über die Einrichtung hinaus auf zwei andere Heime in der Region. Diese beiden anderen Heime, Transferheime genannt, hatten bis dato gar keinen bzw. nur marginalen Kontakt miteinander gehabt. Die Absicht, seitens des Trägers, der Brücke Rendsburg-Eckernförde e.V., einen Transfer zu initiieren, ist aus unternehmerischer Sicht sinnvoll: Doppelgleisigkeiten und Reibungsverluste werden reduziert, der wirtschaftliche Erfolg kann wechselseitig gesteigert werden. Der Vergleich des Einen mit dem Anderen sensibilisiert, neue Möglichkeiten geraten ins Blickfeld (Haubrock/Gohlke, 2001).

Der inner-institutionelle Transfer sollte seitens des IBW Münster erschlossen, aber nicht gezielt getestet oder verbessert werden. Die Untersuchungen – Beobachtungen und Befragungen im Modellhaus und eine Beobachtung im Haus Schwansen Seminar – hatten vorwiegend einen explorierenden Charakter. Die Annahme war, dass die Versorgungsqualität für die Menschen mit Demenz im Haus Schwansen sich ableitet aus:

- (…) einer inhaltlich-strukturell institutionalisierten Lernkultur im Sinne einer „lernenden Organisation",
- dem Eingebundensein aller beteiligten Berufsgruppen und auch Nicht-Professioneller als Team sowie Angehöriger von demenziell Erkrankten in die Lern- und Entwicklungsmöglichkeiten.
(IBW Münster/Brücke Rendsburg-Eckernförde e.V. 2008)

Der inter-institutionelle Transfer dagegen war laut Projektauftrag von der Brücke Rendsburg-Eckernförde e.V. neu zu gestalten und umzusetzen. Bei diesem inter-institutionellen Transfer handelte es sich seitens der wissenschaftlichen Begleitung um eine Interventionsbegleitung. Dazu heißt es in dem Antrag:

„Wenn das Haus Schwansen ein wegweisendes Praxis-Modell für innovative und bewährte Versorgungsstrukturen für demenziell Erkrankte darstellt, sind Transfers auf andere Pflegeeinrichtungen möglich und auch gesundheitspolitisch erforderlich, um Versorgungsstrukturen zu übertragen, weiter zu entwickeln, d.h. zu verbessern." (ebd.)

Das Team des IBW Münster hatte diesen Transferprozess so zu begleiten, dass die Beteiligten (jeweils die Leitungen) regelmäßig aus den verschiedenen Perspektiven von Modellheim, Haus-Schwansen-Seminar und Transferheimen unterrichtet waren. Die Rückmeldungen der regelmäßig aufgenommenen Daten sollten dafür sorgen, dass immer alle über alles informiert waren und sich auf dieser Basis über das weitere Vorgehen verständigen konnten. Darüber hinaus waren gegen Ende des Projektes die Meinungen der Mitarbeiter vor Ort in den Transferheimen über den Transfer einzuholen.

Erfahrungen darüber, wie ein umfassender und systematischer Transfer des hauseigenen Wissens und Könnens auf andere Heime geschehen könnte, wie es für das Projekt geplant war, lagen nur im Ansatz bezogen auf Transferheim B vor. Die Geschäftsführung der Brücke Rendsburg-Eckernförde e.V. forderte die drei beteiligten Heime mit Beginn des Projektes auf, nach eigenen Einschätzungen, Bedarfen und Wünschen den Wissens- und Erfahrungstransfer weitgehend selbst zu gestalten. Dazu wurde auf die Kompetenzen im Modellhaus und die Vermittlung durch das hausinterne Seminar rekurriert. Nicht explizit als etwaiges Transfer-Instrument genutzt wurde beispielsweise das so genannte Benchmarking, eine vergleichende Analyse von Prozessen, Dienstleistungen, Methoden und Ergebnissen mit dem Ziel, von den erfolgreichen Strategien und Techniken anderer zu profitieren. Hingegen sollten quartalsweise Gespräche der Leitungen der drei Heime, der Seminarleiterin, des Projektleiters und des Geschäftsführers der Brücke Rendsburg Eckernförde e.V. sowie von Mitarbeiterinnen und der Leiterin des IBW Münster das prozesshafte Vorgehen, unter Einbezug der Zwischenergebnisse, unterstützen und situationsbezogen sollten neue Handlungsschritte festgelegt werden.

3.1 Reflexionsrahmen Transfer: Arbeiten Lernen

In welchem Rahmen lassen sich diese Gegebenheiten seitens der Begleitforschung reflektieren und bewerten? Da die Transfers keinen bestimmten Konzepten folgen, an denen sie zu bewerten wären, bietet sich ein breit gefasster Reflexionsrahmen an. Dazu wurden systemtheoretische Erklärungsmöglichkeiten in Anlehnung an Senge (2001), Luhmann (1991), Willke (2000) durchgesehen. Senge (2001) geht davon aus, dass Unternehmen in der heutigen Zeit nur Bestand haben können, wenn sie sich als eine lernende Organisation verstehen und Willke (2001) geht Fragen nach organisationalem Lernen nach. Einerseits wird hier die Lernfähigkeit und Lernnotwendigkeit von Organisationen betont, andererseits lassen sich auch systembedingte Barrieren (Luhmann 1991) erwarten, denn

* jedes Unternehmen will (wie jedes soziale System) grundsätzlich seinen Bestand sichern,
* es wehrt daher gefährdende Irritationen ab,
* Unternehmen sind einerseits eigensinnig und autonom und
* benötigen andererseits unbedingt Kommunikation mit der Umwelt um sich weiterentwickeln zu können,
* Entwicklungen aber lassen sie sich nicht von außen aufoktroyieren.

Systemgrenzen sind nicht die Mauern eines Heimes, in dem Menschen arbeiten und leben, Systemgrenzen sind vielmehr Unterscheidungen, und diese Unterscheidungen sind gegeben durch den Sinn, den das jeweilige System ausmacht. In der Theorie Luhmanns (1991) sind soziale Systeme autonome, kommunikative Zusammenhänge, die sich von ihrer Umgebung abgrenzen, mit ihr aber zugleich eine Einheit bilden. Für soziale Systeme sind nicht Menschen ausschlaggebend, sondern Kommunikation: Standards, Abläufe, ausgesprochene und unausgesprochene Regeln und vieles mehr. Soziale Systeme existieren gerade in Abhebung zu ihrer Umwelt. Sie sind nicht starr, sie verändern sich durch ihre Umwelt, aber nur in der ihnen gemäßen Art und in dem ihnen gemäßen Tempo. Dies steht damit in Zusammenhang, wie umfangreich das Reaktionspotential des sozialen Systems auf die Umwelt ist. Je komplexer ein soziales System ist, desto größer sind die Möglichkeiten zu reagieren und sich zu behaupten. Soziale Systeme sind autonom, sie können durch die Umwelt nicht determiniert, allenfalls irritiert, also in Bewegung gebracht werden. Der Ausgang dieser Irritation ist für die Umwelt nicht vorherzusagen, er obliegt dem sozialen System selbst, das soziale System ist eigensinnig. Ein soziales System kann das andere also nicht gezielt beeinflussen, kann es aber anregen (Brinker-Meyendriesch 2/2006, 48-52; 2005, 197-213). Luhmann bezeichnet zeitweilig systemübergreifende Aktivitätsbündnisse als Kooperationssystem.[34] Wenn soziale Systeme Interesse aneinander haben, also um Verständigung bemüht sind, ist systematischer Austausch möglich. Welche Informationen wirklich von den sozialen Systemen aufgenommen werden, ist allerdings nicht vorher bestimmbar, es bleibt eine Entscheidung im Möglichkeitsraum des sozialen Systems. Manche Informationen finden auch gar keine Anschlussstellen und laufen daher ins Leere.

Es ist anzunehmen, dass drei Heime, die sich alle unter dem Dach eines Trägers befinden, besonders für eine übergreifende Netzarbeit geeignet sind, weil die Hürden der Verständigung und Übertragung nicht so hoch sind wie bei Heimen, die für sich stehen.

Für den Fortbestand von sozialen Systemen ist die Auseinandersetzung mit der Umwelt zwingend. Ist die Komplexität der Umwelt dem sozialen System so überlegen, dass es darauf nicht mehr zu reagieren vermag, kann das seinen Fortbestand gefährden. Anders herum ist Stillstand eines sozialen Systems durch fehlende Kommunikationsangebote und Kommunikationsannahme bestandsgefährdend. Ausschlaggebend für den Fortbestand ist also das Ja zu Kommunikationsangeboten aus der Umwelt, damit das Unternehmen nicht ins Hintertreffen gerät und ggf. kapitulieren muss. Dies würde in unserem Fall besonders die beiden Transferheime betreffen, die sich auf die Herausforderungen der Versorgung von Menschen mit Demenz einstellen. Mit der Annahme der Transferangebote könnten sie somit eine Bestandsstabilisierung und Existenzsicherung in der Versorgung von demenziell Erkrankten erreichen, die eine Zukunftsaufgabe der Gesundheitsversorgung darstellt. Allerdings, so ist deutlich geworden, kann nicht zu viel Veränderung erwartet werden, erst recht ist es nicht möglich, ein Modell als Kopier-

---

[34] Die wissenschaftliche Begleitung wollte die Kooperation zwischen den Heimen mit ihren Möglichkeiten unterstützen.

vorlage verstanden zu wissen. Die Transferheime wählen aus, was zu ihnen passt und was sie nutzen wollen, was also Anschlussstellen im eigenen bereits vorfindet.

3.2 Lerntransfer vom Modellhaus auf die Transferheime und Prozessbegleitung der Führungspersonen

3.2.1 Problem

In dem Projektantrag der Brücke Rendsburg-Eckernförde e.V. und des Instituts für Bildung und Wissenschaftliche Dienstleistungen IBW Münster (2008) heißt es:

> „In diesem Projekt wird vornehmlich der Frage nachgegangen, wie in der modellhaften Institution Haus Schwansen, einer Einrichtung für Menschen mit Demenz, die dort institutionalisierte Verbindung von Arbeiten und Lernen umgesetzt wird und wie ein Transfer des damit einhergehenden Wissens und der Erfahrungen auf andere Heime für Menschen mit Demenz gelingen kann. Hintergrund sind sowohl 1. qualitative als auch 2. quantitative Anforderungssituationen in der Versorgung von Menschen mit Demenz. Zu 1.: Die Versorgung und Pflege von Menschen mit Demenz ist erst in den letzten 5-10 Jahren ins Blickfeld der Fachöffentlichkeit gerückt (Müller 2003). Daher können versorgende und pflegende Institutionen bzw. ihre Mitarbeiter/-innen nicht immer auf dem neuesten Stand von Wissen und Können sein (Gräßel/Schirmer 2003, 216-221). Zu 2.: Parallel wird eine sich steigernde Bedarfslage hinsichtlich der Versorgung von Menschen mit Demenz bei gleichzeitiger Reglementierung wirtschaftlicher Ressourcen prognostiziert. Im Resultat bedeutet dies, dass mit vorhandenen Mitteln effektive und adäquate Versorgungsstrukturen aufgebaut sein müssen. Neben der Versorgung der Menschen mit Demenz im Privatbereich ist vor allem das traditionelle Heim die zentrale Versorgungseinrichtung. Manche Heime haben sich auf die Versorgung von Menschen mit Demenz in Teilbereichen oder gänzlich spezialisiert. Nun gilt es, Wissen und Erfahrungen [...] nicht auf das eine in seiner Entwicklung weit fortgeschrittene Haus Schwansen zu beschränken, sondern für seine öffentliche Validierung sowie eine Partizipation anderer durch beispielhaften Transfer zu sorgen."

3.2.2 Untersuchungsdesign

Evaluationsansatz

Diese Problemstellung rechtfertigte eine wissenschaftliche Evaluation, die untersucht und begleitet, wie stellvertretend für die Versorgungspraxis demenziell Erkrankter von drei Heimen der Brücke Rendsburg-Eckernförde e.V. und einer hausinternen Weiterbildungseinrichtung versucht wird, systemübergreifend Synergien zu nutzen.

Ziel war die Initiierung der Reflexion und Kommunikation der Beteiligten durch die Ergebnisrückkoppelungen und Empfehlungen des IBW Münster. Hierdurch sollten die Selbststeuerungsmaßnahmen und -kompetenzen der Beteiligten unterstützt werden.

Darüber hinaus waren die Ergebnisse der Befragung in den Gesamtkontext der Wert- und Zielsetzungen des Evaluationsprojektes zu stellen und dem Gesundheitssystem zur Verfügung zu stellen. Die Prozessevaluation sollte für die Protagonisten der Transferaktionen, verstanden als die Personen in Leitungs- und Durchführungsverantwortung, realisiert werden. Während die Einzelbefragungen die persönliche Reflexion der Beteiligten anregen sollten, wurde durch die mehrperspektivische Darstellung der Befragungsergebnisse in der Gruppe ein intersubjektiver Dialog erwartet. Dieser sollte von den unterschiedlichen Funktionen der Beteiligten und ihren individuellen Einschätzungen und Eindrücken gekennzeichnet sein und den Fortgang des Projektes beeinflussen.

Sample

Das Sample bestand aus den Heimleitungen/Pflegedienstleitungen der drei Heime, der Seminarleitung des Haus-Schwansen-Seminars und dem zuständigen Geschäftsführer der Brücke Rendsburg-Eckernförde e.V. Jeweilige Heimleitungen/Pflegedienstleitungen hatten die Bögen gemeinsam auszufüllen, weil institutionsbezogene, weniger personenbezogene Daten interessierten. Weitere involvierte Mitarbeiter der Heime waren nicht in die turnusmäßigen Befragungen eingeschlossen, da der Schwerpunkt der Erhebung auf jenen Akteuren lag, die durch ihre leitende Funktion maßgeblichen Einfluss auf die Steuerung des Transferprozesses und auf die Implementierung von Neuerungen nahmen.

Fragebögen

Es sind Fragebögen als ein ressourcenökonomisches und zielführendes Instrument gewählt worden. Durch ihren regelmäßigen Einsatz und ihre Konstruktion sollte eine Gegenüberstellung der Fakten und Meinungen aus Sicht der verschiedenen Befragten möglich sein. Zugleich sollte der zeitabhängige Verlauf bezogen auf die verschiedenen Erhebungszeitpunkte berücksichtigt werden.

Sinngemäß gleiche Fragen waren auf die drei Heime bzw. das Haus-Schwansen-Seminar und die Geschäftsführung zuzuschneiden.

Die Fragebögen sollten neben motivierenden und informierenden Vorbemerkungen nach folgenden übergreifenden Themenblöcken strukturiert werden:

- allgemeine Fragen zum Projekt (Erwartungen, Zufriedenheit, Einflüsse, Verbesserungsvorschläge),
- Fragen zu einzelnen Transferaktivitäten (Art, Ziel, Zeitumfang, Auslöser, Teilnehmer, Zufriedenheit, Zielerreichung),
- Fragen zu den Transferaktivitäten allgemein (Beurteilungen, Einflüsse, Wünsche, Verbesserungsvorschläge).

Die Fragen für den zuständigen Geschäftsführer hatten die spezielle Sicht der Leitung (Bereitstellung von Ressourcen für die Transferaktionen, Einschätzung der Wichtigkeit von Transferaktivitäten, der Voraussetzungen, Leitungsstrategien) einzufangen.

Die Abfragen waren mithilfe von verschiedenen Fragetypen (v. Saldern 1998, 51 ff.; Mayring 2007, 17) in wiederkehrenden Fragenbatterien durchzuführen. Die Probanden hatten ein durch das Programm Adobe Acrobat Pro 9 erstelltes Fragebogenformular digital auszufüllen und per E-Mail zurückzuschicken. Systematik und Vorgehensweise sollten den Befragten die Beantwortung erleichtern. Die Rücksendung war innerhalb von maximal zwei Wochen vorzunehmen.

Mehrperspektivität

Durch die jeweiligen Probanden der beteiligten Institutionen war zu erwarten, dass die Antworten jeweils zueinander in Beziehung gesetzt werden könnten und sich damit gleiche oder auch verschiedene Wahrnehmungen und Meinungen zum selben Thema darstellten. Durch die regelmäßigen Rückmeldungen im Rahmen der quartalsweise stattfindenden Steuerungsgruppensitzungen sollte somit allen Probanden Gelegenheit gegeben werden, ggf. widerstreitende Meinungen und Wahrnehmungen zu erfahren, zu diskutieren und zu überlegen, welche Bedeutungen diese Unterschiedlichkeiten für die Zielerreichung des Projektes haben.

Panel – wiederholte Befragungen
Geplant war, die Befragungen fünfmal (Beginn September 2008), jeweils im Abstand von drei Monaten zu wiederholen. Damit sollten Transfers und Zusammenspiel aller Beteiligten sichtbar werden, um ggf. zeitnah steuernde und anpassende Maßnahmen vornehmen zu können.

Antwortbereitschaft
Insgesamt, abgesehen von dem arbeitsbedingten Zeitdruck der Befragten, konnte die Antwortbereitschaft wegen des unmittelbaren Nutzens für die Heime, vor allem für die Transferheime, als sehr hoch eingeschätzt werden.

Legitimation
Der Umstand, dass die Befragten Arbeitnehmer der Brücke Rendsburg-Eckernförde e.V. waren, war der Projektkonstruktion immanent. Es war einerseits in Betracht zu ziehen, dass sie nicht so frei in ihren Antworten sein könnten, als wären sie unabhängig. Andererseits war davon auszugehen, dass ein Eigeninteresse an einer unvoreingenommenen Beantwortung bestand. Gerade Inkonsistenzen und Ungereimtheiten sollten im Gesamtteam besprochen werden, weil sie Verbesserungspotenzial enthalten. Das IBW Münster hatte dabei als neutrale Instanz moderierende und empfehlende Funktionen einzunehmen.

Störfaktor
Ein Haloeffekt konnte nicht ausgeschlossen werden: Im Laufe der fünf Erhebungszeitpunkte würden die Befragten erstens Erfahrungen mit den immer wiederkehrenden Fragen sammeln, die sich in der Beantwortung niederschlagen könnten, z.B. könnte die Konzentration beim Ausfüllen der Bögen mit der Zeit abnehmen, aber auch zunehmen. Zweitens war in Be-

tracht zu ziehen, dass bei den Beantwortungen „sozial erwünschtes Verhalten" (als Arbeitnehmer) Raum nehmen könnte.

Modifizierungen
Die Fragebögen sollten nach den jeweiligen Auswertungen ggf. modifiziert werden, falls beispielsweise eine weiterführende Frage zu stellen oder eine offene in eine geschlossene umzuwandeln wäre.

Pretest
Pflegewissenschaftlich ausgebildete unabhängige Fachkräfte hatten im Vorhinein, getrennt voneinander, die Fragebögen auf Vollständigkeit und Verständlichkeit zu überprüfen.

Kommunikative Validierung
Die Ergebnisse der Turnusbefragungen eins bis fünf sollten jeweils in den Steuerungsgruppensitzungen (durchschnittlich alle drei Monate) den Befragten bzw. Akteuren der Transferaktivitäten zurückgekoppelt werden, um eine kommunikative Validierung der Ergebnisse (Mayring 2007, 112) zu erreichen.

Auswertung
Die Auswertung der Fragebögen hatten der Strukturierung und Zusammenfassung zu dienen. Es sollten Textbestandteile herausgefiltert sowie deren relatives Gewicht per Häufigkeiten bestimmt werden (Mayring 2007, 57). Anhand der Zusammenführung und Kontrastierung der Einzelergebnisse sollte erreicht werden, einen mehrdimensionalen Blick sowohl auf einzelne Transferaktivitäten bzw. die Heime als auch auf den Gesamtprozess zu richten. Es sollte ein Schema entwickelt werden, das eine Zuordnung der verschiedenen Aktivitäten zu abgrenzbaren Kategorien erlaubte. Ermittelte Kategorien mussten folgenden Anforderungen genügen (Bortz/Döring 2003, 139):

- exakt definiert zu sein,
- sich gegenseitig auszuschließen, sodass eine Transferaktivität nicht mehreren Kategorien zugeordnet werden konnte,
- Raum für alle Tranferaktivitäten zu bieten.

Da es sich um eine Untersuchung mit größtenteils offener Fragenstruktur handelte, würde der Einsatz spezieller quantitativer statistischer Auswertungsprogramme nachrangig sein.

3.2.3 Durchführung

Vier pflegewissenschaftlich ausgebildete Personen haben den Fragebogenentwurf kommentiert.

Die Fragebögen umfassten in der Endfassung die folgenden Fragentypen:

- in erster Linie offene Fragen, womit die Vielfalt der möglichen Ergebnisse nicht im Vorhinein eingeschränkt wurde,
- Informationsfragen und Meinungsfragen, um zuerfahren, welche Transferaktivitäten durchgeführt wurden bzw. wie ihre Vermittlung eingeschätzt wurde,
- direkte[35] Fragen, mit denen die Sachverhalte und Meinungen aus der Perspektive der jeweiligen Befragten ermittelt werden konnten,
- einige Fragen mit Nominalskalen (Kriterium Gleichheit-Verschiedenheit: ja/nein) und Ordinalskalen (Kriterium Rangordnung: selten, manchmal, oft)[36]

Die Befragungen wurden wie geplant ab September 2008 durchgeführt. Die Heime hatten also schon eine mehrmonatige Vorlaufzeit. Als ein stellenweise schwieriger Aspekt bei der Durchführung der Untersuchung erwies sich die nicht immer ausgeprägte Antwortbereitschaft der Teilnehmer. Die Angaben waren hinsichtlich der Konkretheit sowie ihrer Ausführlichkeit teilweise zurückhaltend und entsprachen auch nach einer Thematisierung in der Steuerungsgruppe nicht immer den Erwartungen der Forscherinnen. Vor allem wäre es hilfreich gewesen, wenn mögliche Kritikpunkte oder Behinderungen noch genauer beschrieben worden wären. Dennoch liegen aussage-

---

[35] Indirekte Fragen, insbesondere bezüglich „Werthaltungen, Gefühlen, Verhaltensregeln (…), also Bereichen, welche der Befragte nicht direkt beantworten kann, auch wenn er sich über solche Themen Gedanken macht" (v. Salden 1998, 55), wurden nicht gestellt, da es weniger um Aspekte der eigenen Persönlichkeit ging.

[36] Ein Fragebogen ist auf der Website www.transaltern.de einzusehen.

kräftige Ergebnisse vor, die nicht zuletzt auch auf die detaillierten Fragestellungen zurückzuführen sind.

Die Rückmeldungen der Ergebnisse in den Steuerungsgruppensitzungen[37] wurden durch Visualisierungs- und Moderationstechniken unterstützt und beinhalteten Empfehlungen in Form von Aussagen und/oder Fragen. Im Sinne einer Reflexionsschleife wurde auf die letzte Erhebungsphase, Ergebnispräsentation und deren Auswirkungen Bezug genommen (vgl. Kapitel 1.4). Dabei waren Protokolle sehr hilfreich.

In kleineren Details musste das Erhebungsinstrument einige Male angepasst werden: Die zu Beginn gestellt Frage, was jeweilig unter Transferaktivitäten verstanden wird, bewirkte durch ein Einigungsgespräch eine gemeinsame Vorstellung, mit der dann weitergearbeitet werden konnte. Dennoch wurden auch später Aktivitäten genannt, die nur rudimentär den Zweck eines Transfers hatten. Nur die diesbezügliche Kategorie „Projektkoordination" wurde in die Auswertungen einbezogen. Auch wurde nachträglich eine Option eingefügt, um angeben zu können, inwieweit auch ehrenamtliche Mitarbeiter oder Angehörige der Bewohner an Seminaren teilgenommen hatten.

Im Verlauf des Projektes wurde das entwickelte Kategorienschema zur Erfassung der Transferaktivitäten verschiedentlich angepasst und umfasste in seiner abschließenden Form die folgenden Bereiche:

- Mitarbeiterschulungen[38],
- Arbeitsseminare,
- Beratung,
- fachlicher Austausch,
- interne Reflexion,
- Projektkoordination.

---

[37] Außerdem wurden – außer drei großen Projektveranstaltungen für Interne und für die Fachöffentlichkeit – auf zwei Mitarbeiterveranstaltungen des Modellhauses Konstruktion und Zwischenstand des Projektes durch das IBW Münster vermittelt und über die Ergebnisse diskutiert.

[38] Die Begriffe Seminare, Schulungen, Fortbildungen und Weiterbildungen wurden von den Probanden unterschiedlich gebraucht. Das IBW nutzte den Begriff Weiterbildungen bzw. passte sich an den Sprachgebrauch an, wenn es angezeigt war.

3.2.4 Ergebnisse[39]

Die Kategorien boten insgesamt 83 Transferaktivitäten Platz. Die numerischen Verteilungshäufigkeiten in den einzelnen Turnussen sowie deren Zuordnung zu den genannten Kategorien illustriert die folgende Abbildung. Dabei sind an dieser Stelle Bedeutung und Intensität der jeweiligen Aktivitäten nicht berücksichtigt, sondern es ist nur die messbare Eigenschaft „Häufigkeit" dargestellt: Die Kategorien „Projektkoordination" sowie „Interne Reflexion" (im Heim selbst) kommen wenig zum Tragen. Ansonsten gibt es nicht sehr große Unterschiede: „Mitarbeiterschulung" und „Fachlicher Austausch" sind am ausgeprägtesten vertreten. In „Mitarbeiterschulung" einbegriffen sind seminaristische thematisch verschiedene Weiterbildungen sowie „Reflexionstage" (Wiederholungen sowie Fallbesprechungen und Übungen in der Praxis). Zum „Fachlichen Austausch" gehören punktuelle „Hospitationen", also als Gast in einem anderen Heim wegen eines konkreten Interesses teilzunehmen; ferner auch „Arbeitsgruppen" – hauptsächlich interne – wenngleich es im Rahmen dessen auch externe Impulse gegeben hat. An „Arbeitsseminaren" wurde in allen Turnussen – mehr oder weniger – teilgenommen. Das bedeutet, eine Woche lang die Arbeit und die organisatorischen Abläufe im Modellhaus kennenzulernen. Außer in Turnus fünf durchzieht die Kategorie „Beratung" alle anderen Turnusse. Gemeint sind etwa spezielle Beratungen wie bei der Einrichtung einer Wohngruppe. Vor allem aber betrifft diese Kategorie geplante und umfassende „Praxisbegleitungen" durch die Seminarleiterin bei der Versorgung der Bewohner (im Nachgang zu Weiterbildungen).

---

[39] Wir danken Herrn Marcus Kober für die Mitarbeit bei den folgenden Ausführungen.

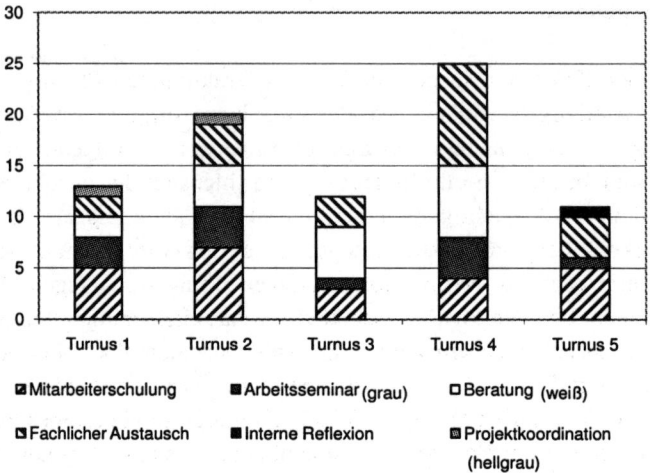

Abbildung 10: Transferaktivitäten nach Turnussen und Kategorien (Darstellung der Häufigkeiten)

In Ergänzung zu dieser zeigt die inhaltliche Analyse, dass die Transferaktivitäten mehr oder weniger:

- umfassend oder begrenzt/speziell,
- geplant oder situationsbedingt/punktuell,
- institutionsbezogen oder/und personenbezogen
  waren.

Die Weiterbildungen und ihre Hilfen bei den Umsetzungen in die Praxis waren *umfassend*, *geplant* und *institutionsbezogen*. Für „Hospitationen" in anderen Heimen und für „Praxisbegleitungen" durch die Seminarleiterin gilt gleichzeitig die Zuschreibung *„personenbezogen"*, da sie nicht ein Kollektiv von Mitarbeitern, sondern einzelne Personen betrafen. Im weiteren Verlauf des Projektes kam es immer mehr auch zu *situationsbedingt/punktuellen* und *begrenzt/speziellen* Aktivitäten. Dies anbelangte vor allem gegenseitige Beratungen im Sinne eines übergreifenden Austausches der Heimmitarbeiter/Führungskräfte hinsichtlich organisatorischer oder struktureller Angelegenheiten: Immer öfter wurde auch der kurze informelle Weg für nicht geplante spontane Kontakte bei eingegrenzten Fragen und Angelegenheiten gewählt. Diese Entwicklung wird mit dem insgesamt guten Klima in Zusammenhang gebracht.

Die Aktivitäten gingen, wie erwartet, primär von der Weiterbildungseinrichtung „Haus-Schwansen-Seminar" sowie dem Modellhaus aus. Wesentliche Themen der „Mitarbeiterschulungen" waren vor allem „Integrative Validation" nach Richard, „Kinaesthetics®", „Basale Stimulation®", theoretische Grundlagen zur Demenzerkrankung sowie spezifische Aspekte der Ernährung demenzerkrankter Menschen. Der praxisorientierten Kompetenzentwicklung, über die Weiterbildung im Haus-Schwansen-Seminar hinaus, wurde seitens der Transfereinrichtungen eine große Bedeutung beigemessen. Der Transfer in die jeweilige Arbeitspraxis wurde mehrheitlich gewünscht und umgesetzt ("Praxisbegleitungen", „Reflexionstage"). Einige Mitarbeiter haben einen Aufbaukurs IVA absolviert, um selbst in der eigenen Einrichtung ausbilden zu können „(...) *damit der IVA-Ansatz nicht versandet". (Haus-Schwansen-Seminar)*

Nicht zuletzt wurde durch die bewohnerzentrierten Grundsätze in den Versorgungskonzepten, durch das Vorleben des Modellhauses und durch die eigenen positiven Erfahrungen ein zunehmendes Verständnis für Bewohner entwickelt. Schwierige Situationen, zum Beispiel in der neu aufgebauten Hallig (Transferheim A), konnten gemeistert werden: [40]

„Viele Mitarbeiter sind sehr motiviert und setzen das Erlernte ein; sie sind an ein wertschätzendes Verstehen herangeführt und freuen sich unseren dementen Bewohnern einen strukturierten, ruhigen und möglichst gleichförmigen Alltag in einer überschaubaren Wohngruppe zu bieten". (Transferheim A)

Als problembehaftet wurde hinsichtlich der Teilnahme von Mitarbeitern an Aktivitäten vor allem deren Freistellung bei gleichzeitiger Aufrechterhaltung notwendiger Arbeitsabläufe angesehen:

„Kleiner Wohnbereich = kleines Team: Schwierigkeiten mit der Freistellung

---

[40] Es wurden Korrekturen und Ergänzungen im Rahmen wörtlicher Zitate aus den Fragebögen vorgenommen, sofern dies der besseren Lesbarkeit dient und dadurch der Sinngehalt der Zitate unverändert bleibt.

zu Hospitationen und Fortbildungen; Personalwechsel"; „Koordination der Mitarbeiter, damit möglichst viele an den Fortbildungen teilnehmen können, aber auch die Bewohnerversorgung gewährleistet ist." (Transferheim A)

Gleichwohl konnten alle Mitarbeiter aus Transferheim A Weiterbildungen besuchen, was für das andere Heim in dieser Dimension nicht zutraf: *„In [Transferheim A] wurden von Anfang an alle Mitarbeiter in IVA fortgebildet bis hin zum Hausmeister. So wurde eine breite Verständnisebene gebildet, die die Einführung der IVA erleichterte". (Haus-Schwansen-Seminar)* Dieses Transferheim berücksichtigte Weiterbildungen im Dienstplan, sie galten als verpflichtend für die Mitarbeiter: *„[...]es ist bezahlte Arbeitszeit und daher eine Pflichtveranstaltung". (Transferheim A)* Obgleich für dieses Heim vergleichsweise ein positiver Verlauf zu verzeichnen ist, wurde auch mitgeteilt, dass Mitarbeiter teilweise in alten Denkstrukturen verharrten, so dass Neuerungen schwierig waren. Dennoch konnten die Mitarbeiter aus Transferheim A die sogenannte Hallig, am Beispiel der Insel für Schwerstpflegebedürftige konzipieren und sukzessive umsetzen (Eröffnung nach etwa einem Projektjahr). Allerdings merkt die Seminarleitung an, dass die Mitarbeiter sich zunächst von der Brücke e.V. gebremst fühlten, weil vorher ein schriftliches Konzept vorgelegt werden sollte:

„[...] man kann aber auf unterschiedliche Art und Weise arbeiten. Im Haus Schwansen haben wir mit Versuch und Irrtum gearbeitet. Wir haben nach einigen Überlegungen zügig begonnen und dann immer wieder korrigiert, ohne etwas schriftlich zu haben. Es ist einfach schade, wenn die hohe Motivation durch ausgefeilte schriftliche Konzepte, die ihre Zeit benötigen, die Motivation dadurch lähmen". (Seminarleitung)

Im fünften. Turnus bescheinigt Transferheim A bezogen auf die Hallig:

„eine erhöhte Nachfrage nach Heimplätzen durch das Angebot einer Wohngruppe für Demenzerkrankte" (Transferheim A),

aber die Befragten stellen auch baulich-räumliche Probleme fest:

„Die räumliche Aufteilung in unserem Haus bereitet einigen Mitarbeitern Probleme unser neu entstehendes Konzept umzusetzen". (Transferheim A)

Die Seminarleiterin hatte bezüglich dieses Transferheimes den Eindruck:

„[...] dass die Mitarbeiter ‚ausgehungert' waren [...] sie waren sehr dank-

bar und interessiert an den neuen Konzepten". (Seminarleitung)

Das andere Transferheim (B) hat die Weiterbildungszeit als Freizeit deklariert. Es gab an, nur einzelne Mitarbeiter stellvertretend zur Weiterbildung zu entsenden zu können, allerdings wurden hier Inhouse-Weiterbildungen durchgeführt. Dies Transferheim hat schon frühzeitig verschiedenste Fehlstellen ausgewiesen: Fehlen von Motivation bei einigen Mitarbeitern, Fehlen von Schulungen für Mitarbeiter, aufgrund des kleinen Teams zu geringe Beteiligung an Weiterbildungen, zu geringe Kapazitäten für Hospitationen in Haus Schwansen, fehlendes Coaching und fehlende Reflexionen beim Umsetzten von IVA (Integrative Validation), Krankheitsausfälle. Auch die Seminarleiterin konstatiert in Bezug auf das Heim ein „weniger zufrieden", bemerkt Enttäuschung und Unzufriedenheit bei den Mitarbeitern, auch weil aus Brandschutz- und Hygienegründen vieles nicht umsetzbar sei. Außerdem bezweifelt sie, dass es überhaupt genug Personal in Transferheim B gäbe.

Probleme aus dem Transfer ergaben sich in diesem Kontext auch daraus, dass Mitarbeiterinnen durch Hospitationen angeregt, hofften, die Vorgehensweisen und Arbeitsabläufe des Modellhauses möglichst identisch übernehmen zu können. Eine solche Form der Adaption und Implementierung von Pflegekonzepten und Gestaltungsmerkmalen stieß angesichts differierender Rahmenbedingungen jedoch an Grenzen, woraus Frustration bei den Mitarbeiterinnen erwuchs:

„MitarbeiterInnen haben durch Hospitationen und Gespräche Haus Schwansen kennengelernt und wollten exakt die gleichen Voraussetzungen geschaffen wissen. Da dies nicht umzusetzen und auch nicht nötig war, kam es zu Unzufriedenheiten, die in Teambesprechungen thematisiert wurden." *(Transferheim B)*

„In [Transferheim B] erlebe ich eher frustrierte Mitarbeiter, die das Erlernte aus Zeitgründen nicht umsetzen können. Eine Präsenzkraft fragte mich, wie ich mir denn IVA und Basale Stimulation in der Umsetzung vorstellen würde, wenn sie allein mit 17 Bewohnern sei und zwei Drittel der Bewohner das Essen gereicht werden müsse, außerdem noch mit unterschiedlichen Krankheitsbildern." *(Haus-Schwansen-Seminar)*

Indirekt erschwerend auf die Durchführung von Transferaktivitäten wirkten sich Personalwechsel in den Transferheimen aus, insbesondere in Transferheim A die zentrale Stelle einer Heimleitung betreffend. Ohne die personelle Fluktuation in ihrer Bedeutung für die Durchführung von Transferaktivitäten gewichten zu können, dürften sich diese in der Tendenz erschwerend ausgewirkt haben, als damit immer Einarbeitungszeiten und womöglich spezifische Prioritätensetzungen neuer Mitarbeiter verbunden sind.

Wenngleich die Notwendigkeit der kontinuierlichen Weiterbildung von Mitarbeitern auch in den späteren Turnussen gesehen wurde, verschob sich der Akzent der als besonders gelungen bezeichneten Transferaktivitäten im Projektverlauf. In den ersten beiden Turnussen wurde vor allem die Kompetenzentfaltung in demenzspezifischen Themenstellungen positiv hervorgehoben:

„IVA-Fortbildung (Erlernen guter Handlungsoptionen), Hospitationen (Mehrdimensionales Erleben von best-practise [sic]-Situationen)" (Transferheim B); „Reflexionstage zum Thema 'Integrative Validation' mit XX zu Festigung/Training der Inhalte in unserem Haus." (Transferheim A)

Dementsprechend wurde eine Zunahme der fachlichen Fähigkeiten der Mitarbeiter, auch die Heranführung an ein „wertschätzendes Verstehen" (Transferheim A) konstatiert sowie das „Erkennen von Verbesserungsbereiche[n]" (Transferheim B).

Haus Schwansen empfahl, entgegen der Praxis in diesem Projekt, pro Jahr nicht mehr als ein Versorgungskonzept zu implementieren. Auch wurde in dem Zusammenhang die Bedeutung eines partizipativen Führungsstils erwähnt:

„[…] in dem die Ideen und Vorschläge aller Mitarbeiter wertgeschätzt und geprüft werden." (Haus Schwansen)

Im späteren Verlauf des Projektes kam es auch zu allgemein organisatorischen/wirtschaftlichen/strukturellen Aktionen bzw. zu vergleichbaren Themenstellungen wie der Übertragung eines hauswirtschaftlichen Konzeptes von Haus Schwansen nach Transferheim A, der Qualifizierung von Alltagsbegleitern, ehrenamtlicher Arbeit, Betreuungskräften nach § 87b SGB XI und der neu einzuführenden nettobasierten Dienstplangestaltung:

„1. Nettobasierte Dienstplangestaltung gemeinsam entwickeln: Ein Prozess, von dem beide, sowohl Geber als auch Nehmer etwas haben, so dass am Ende beide Geber und beide Nehmer sind. 2. Beratung hinsichtlich hauswirtschaftlicher Versorgung in [Haus A], weil auch hier viel Gegenseitigkeit spürbar war." (Transferheim B)

„Beratung zur Übertragung des hauswirtschaftlichen Konzeptes nach [Haus A], unter Berücksichtigung der lokalen Gegebenheiten und Einbeziehung von best practice aus Haus Schwansen. Mit dem Ergebnis, dass ein entscheidungsreifer Vorschlag für die Umsetzung vorliegt. Hierbei werden Pflegefachkräfte von hauswirtschaftlichen Tätigkeiten entlastet und sog. hauswirtschaftliche Etagenkräfte für die Versorgung der Bewohner eingesetzt. Ziel ist es, die pflegerische Präsenz und Dokumentationsqualität einerseits und die hauswirtschaftliche Versorgung andererseits zu verbessern." (Geschäftsführung)

Die Insel und die mit einer Schwererkrankung verbundene spezielle Versorgung war in einigen Weiterbildungen (besonders Taizé-Gebetsstunde/Sterbekultur) und in Arbeitsseminaren Thema und wurde berücksichtigt. Der (neue) Heimleiter von Transferheim A hat diesbezüglich im Haus Schwansen und auch in Transferheim B hospitiert.

Die Einschätzung des Projektes in der Modelleinrichtung veränderte sich im Verlauf von einer eher negativen Bewertung zu einer positiven. Mit ursächlich für eine zunächst skeptische Grundeinstellung dem Projekt gegenüber war im Modellhaus vor allem die zu Projektbeginn auftretende Mehrarbeitsbelastung durch die stattfindenden Aktivitäten rund um das Projekt (Kategorie „Projektkoordination"). Daraus resultierende Belastungen nahmen im Projektverlauf tendenziell ab bzw. wurden nicht mehr in gleichem Maße als solche empfunden.

In den anderen beteiligten Einrichtungen erwiesen sich die Befragten über den ganzen Projektverlauf hinweg als eher bzw. sehr zufrieden (vgl. Abbildung 11).

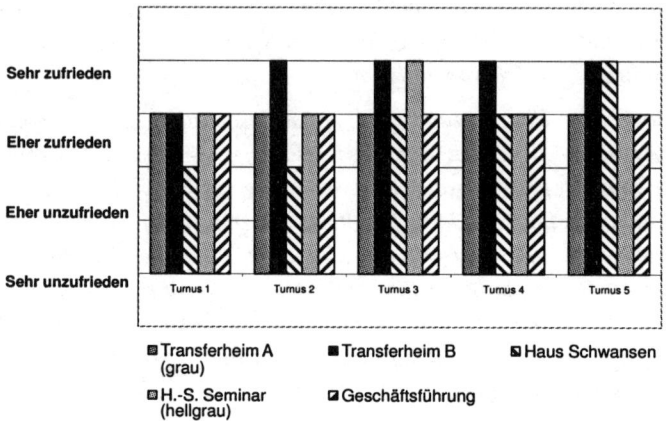

Abbildung 11: Zufriedenheit der Befragten mit dem Projektverlauf

Als einen wichtigen Einflussfaktor für den positiven Projektverlauf sahen die Projektbeteiligten – insbesondere in den späteren Turnussen – die gute Zusammenarbeit der Einrichtungen untereinander an:

„[...] die gute Zusammenarbeit mit dem Haus Schwansen und dem [Transferheim B]"; „Die enge Zusammenarbeit und der Austausch zwischen den Transfereinrichtungen." (Transferheim A)

„Gute Zusammenarbeit unter den drei Einrichtungen", „Kennenlernen der drei Einrichtungen untereinander wird gefördert, es gibt immer mehr Offenheit, kein Konkurrenzdenken, konstruktive Rückmeldungen, positive Grundhaltung aller Beteiligten, Lernen voneinander wird zur Grundhaltung im Prozess." (Haus Schwansen)

„[...] nach wie vor die hohe Motivation der handelnden Akteure, [...] enge Kommunikation zwischen Modell und Transfereinrichtung, wettbewerbsfreies Miteinander" (Geschäftsführung).

So gab denn auch die Geschäftsführung auf die Frage, was (zukünftig) positiven Einfluss auf die Transferaktivitäten haben solle, an:

„[...] das Fachpotential und die Neugierde der Kolleginnen mit Respekt würdigen und die Hierarchie dabei hintenanzustellen. Dennoch den Gesamtprozess intensiv an der "langen Leine" zu begleiten und für Fragen und Anregungen offen zu sein.“ (Geschäftsführung)

und zu einem späteren Zeitpunkt im fortgeschrittenen Projekt:

„Für Projektziele werben und die Akteure einbinden“; „möglichst viel Raum für eigene Gestaltungsmöglichkeiten lassen“; „das Projekt unterstützen, Ablaufplan, Meilensteine und Teilziele verabreden.“ (Geschäftsführung)

Hinsichtlich der Initiierung und Richtung von Transferaktivitäten vollzog sich im Laufe der Turnusse ein nur leichter Wandel. Zu Beginn der Transferaktivitäten gingen diese deutlich mehrheitlich vom Modellhaus und der beteiligten Bildungseinrichtung aus, wobei die Transfereinrichtungen zumeist einseitig als Empfänger fungierten. Im späteren Verlauf standen Themen wie Nettobasierte Dienstplangestaltung immer mal wieder im Zentrum. In diesem Rahmen kam das Modellhaus auch in eine Empfängerposition:

„[...] Geben und nehmen ist nicht mehr zu unterscheiden, beide Seiten bringen sich ein und profitieren.“ „AG Nettobasierte Dienstplangestaltung, abstimmen der Instrumente, weiteres Vorgehen beraten.“ (Haus Schwansen)

Eine Einbindung von ehrenamtlichen Teilnehmern sowie von Angehörigen der Bewohner in die Transferaktivitäten hingegen, wie sie zu Beginn der Turnusse angedacht worden war, fand allenfalls sporadisch statt.

3.2.5 Diskussion

Die Auswahl der Transferaktivitäten war auf die Einrichtungen zugeschnitten, Aktivitäten wurden entweder angeboten oder nachgefragt, sie waren größtenteils geplant und umfassten schwerpunktmäßig vollständige, abgeschlossene Weiterbildungen im Sinne bereits etablierter, planmäßiger Kurse. In den Weiterbildungen wurde sich mit Konzepten auseinandergesetzt bzw. sie wurden erlernt. Die Weiterbildungen umschlossen somit seminaristisches Lernen und auch authentisches im eigenen Arbeitsbereich. Beide Lernarten waren miteinander vernetzt und bezogen sich aufeinander. Hinzu kamen begleitende Maßnahmen wie Beratungen, Hospitationen. Auch scheinen persönliche situationsbedingte Eindrücke vom Modellhaus gewirkt zu haben, welche aber nicht eigentlich zu den Transferaktivitäten zählen. Dabei dürfte es sich vor allem um Wahrnehmungen der Arbeitsatmosphäre, der Arbeitsweisen, des Führungsstils und des Umgangs miteinander in unterschiedlichsten Situationen handeln (siehe Kapitel 2.6).

Die Kommunikation der drei Einrichtungen tendierte zu Anfang dazu, sich in Strukturen zu bewegen und wurde zunehmend spontaner und freier. Das vertrauensbildende Miteinander der Heime als auch mit der Geschäftsführung wird dabei wohl mitgewirkt haben. Die Situation zwischen den beiden Transferheimen dürfte nicht immer einfach gewesen sein, weil die Entwicklungen doch sehr unterschiedlich verliefen. Bedauerlich ist, dass nicht mehr darüber erfahren werden konnte, was genau die Hemmnisse des einen Heimes waren, denn „negative" Erfahrungen sind für einen Erkenntnisgewinn ebenso wertvoll wie „positive".

Insgesamt ist ein beeindruckender Transfer erreicht worden: Der hat *Ergebnisse materieller Art* zur Folge. Vor allem hat er Veränderungen bei den Beteiligten im Hinblick auf deren *Kompetenzen, Haltungen und Einstellungen* bezüglich der Versorgung von demenzkranken Bewohnern bewirkt. Hinzu kommt für einen Großteil der Mitarbeiter die Erfahrung, daran mitgewirkt zu haben, dass umwälzende *Veränderungen und Neuerungen erfolgreich herbeigeführt* werden konnten.

Ein manifestes Ergebnis der Transferaktivitäten zeigt sich in der Einrichtung einer speziell auf die Bedürfnisse dementiell erkrankter Bewohner ausgerichteten Abteilung in Transferheim A. Nach dem Vorbild der Insel im Modellhaus wurde dort mit der Hallig eine Abteilung geschaffen, die eine besonders weitgehende Umsetzung der im Projektverlauf entfalteten Kompetenzen erlaubt.

Wie bereits dargelegt, hat eine Vielzahl von Mitarbeitern (vor allem aus Transferheim A) Weiterbildungen absolviert. Dort erlerntes Wissen und Können wurde vertieft und gesichert und in den jeweiligen Arbeitsumfeldern konkretisiert. Neben der reinen Wissensvermittlung hat dies bei den Mitarbeitern der Transferheime auch Veränderungen in deren Haltungen zu demenzerkrankten Bewohnern bewirkt. Das Primat, den „Menschen in den Mittelpunkt" zu stellen, hat dazu geführt, Bewohner mit ihren individuellen

Bedürfnissen besser wahrzunehmen und adäquater zu betreuen. Der Theo-
rie-Praxis-Transfer, der sich in unterschiedlichsten Aktionen realisierte, hat
diesbezüglich einen über die reine Wissensvermittlung hinausgehenden
Kompetenzzuwachs der Mitarbeiter angeregt und auch einen Wertewandel
initiiert. Vor allem auch bestanden durch die im Modellhaus absolvierten
„Hospitationen" und „Arbeitsseminare" Gelegenheiten das Gesamtgefüge
der „lernenden Organisation Haus Schwansen" zu erfassen und an dem dort
gelebten Selbstverständnis teilzuhaben (vgl. Kap. 2.5-2.7).

Die beiden Transfereinrichtungen boten ein recht unterschiedliches Bild.
Während die eine ihre Motivation trotz einiger Störungen beibehalten konnte und stetig an ihrer Entwicklung arbeitete, stand der anderen Einrichtung
einiges im Wege. Ein direkter Vergleich der beiden Transferheime ist nicht
möglich aufgrund der unterschiedlichen Gegebenheiten. Auch lassen die
Antworten aus den Befragungen keine letzterklärende diesbezügliche Erklärung zu. Lediglich ist daraus zu lesen, dass persönliche respektive personelle und sachliche Beschränkungen vorlagen und dass es Enttäuschungen und
Frustrationen bei den Mitarbeitern kam. Die Angebote trafen also nicht
„flächendeckend" auf fruchtbaren Boden beziehungsweise wurden nicht
eingeholt. Daher konnte auch nicht mit so deutlich positiven Effekten gerechnet werden, wie sie Transferheim A für sich verzeichnen konnte.

Des Weiteren stellen die Transferaktivitäten und deren regelmäßige Reflexion im Projektverlauf eine bedingende Grundlage für einen Erfahrungs-
bericht [41] dar. In Erfüllung eines Projektzieles sollen die mannigfaltigen Erfahrungen der Beteiligten im Lern- und Austauschprozess für Dritte nutzbar
gemacht werden[42]. Dies geschieht unter anderem in Form dieser Publikation,
in der die Mitarbeiter ihre projektbezogenen Erfahrungen aufbereiten und
so insbesondere für Praktiker zugänglich machen. Das praxisspezifische
Produkt beruht in wesentlichen Teilen auf den zuvor im Projektverlauf ge-
sammelten Eindrücken und Bewertungen, die regelmäßig aufbereitet und
den Beteiligten zurückgespiegelt wurden. Die begleitende Evaluation hat
damit Gelegenheit geboten sich mit den – auch differierenden Einschätzun-

---

[41] Borgers, C. u.a. (erscheint 2010). TransAltern voneinander wissen – voneinander lernen. Ein Transferleitfaden. Selbstverlag Brücke Rendsburg-Eckernförde.
[42] Das IBW Münster hat außerdem das übergreifende *Bildungskonzept Demenz* entwickelt.

gen Dritter – regelmäßig auseinandersetzen, die Transferprozesse reflektierter wahrnehmen und sie leserfreundlich strukturieren zu können.

3.3 Ergebnisbefragung der Mitarbeiter der Transferheime[43]

Neben der begleitenden Erhebung und Rückkopplung der Erfahrungen der in Leitungsverantwortung handelnden Akteure durch die fünf Transfererhebungen wurde eine Befragung der Mitarbeiterinnen und Mitarbeiter in den Transferheimen durchgeführt. Damit sollte die Inklusion der Meinung der Mitarbeiterschaft ermöglicht werden, die zur Bewertung der erzielten Ergebnisse beiträgt."

3.3.1 Untersuchungsdesign

Die Befragung der Mitarbeiterinnen der Transferheime sollte mit Hilfe eines standardisierten Fragebogens in schriftlicher Form durchgeführt werden (Mummendey/Grau 2008). Damit sollten Informationen über die Umsetzung, Angemessenheit und Akzeptanz von Transferaktivitäten und letztlich von Transferzielen aus Sicht der Mitarbeiter gewonnen werden. Standardisierte Fragebögen stellen für diesen Zweck das Instrument der Wahl dar, da innerhalb kurzer Zeit eine große Anzahl an Probanden erreichbar ist. Mit den gegebenen zeitlichen und personellen Ressourcen wären andere Befragungsmethoden, wie z.B. Interviews, nicht in diesem Umfang durchzuführen gewesen. Zudem würde durch die weitgehende Anonymität der Fragebogenerhebung mit hoher Wahrscheinlichkeit die offene Antwortbereitschaft der Befragten erhöht.

Sample
Das Befragungssample bestand aus jenen Mitarbeiterinnen der Transferheime, die in die Transferaktivitäten involviert waren. Hierzu gehörten nicht nur Pflegende, sondern auch Mitarbeiterinnen in der Hauswirtschaft und ggf. Verwaltung sowie therapeutische Berufsgruppen (z.B. aus den Berei-

---

[43] Dank an Herrn Marcus Kober für die Mitarbeit.

chen Ergotherapie und Sozialpädagogik). Die Befragung sollte in den Transferheimen selbst stattfinden, da deren Entwicklung als primäre Empfänger des demenzspezifischen Wissens- und Kompetenztransfers schwerpunktmäßig im Blickpunkt der Evaluationstätigkeit stand. Das Sample innerhalb der beiden Transfereinrichtungen hatte sich auf jene Mitarbeiterinnen zu beschränken, die tatsächlich an den Transferaktivitäten teilgenommen haben. Im Rahmen der Befragung wurden 117 Personen einbezogen, von denen 75 Befragte geantwortet haben. Als Vorteil der beschriebenen Auswahl von Befragungsteilnehmern wurde angesehen, dass alle einbezogenen Mitarbeiter die Transferaktivitäten aus eigener Erfahrung bewerten konnten. Zudem war vor dem Hintergrund eingeschränkter Projektressourcen die Anzahl der Befragten auf das Notwendige zu begrenzen. Als nachteilig an dieser Eingrenzung zeigte sich, dass vom Evaluationsteam selber nicht nachvollzogen werden konnte, welche Mitarbeitenden an Transferaktivitäten partizipierten, so dass an dieser Stelle auf die Informationen der Einrichtungsleitungen und des Haus-Schwansen-Seminars vertraut werden musste. Eine selektive Auswahl von Mitarbeitenden würde damit nicht vollständig ausgeschlossen werden können. Darüber hinaus gewährten die gewonnenen Daten keine Aussage über Fragen der Organisationsentwicklung oder der allgemeinen Mitarbeiterzufriedenheit. Hierfür wäre die Meinung aller Mitarbeitenden vonnöten gewesen, da sich die Veränderungen ohne Ausnahme, direkt oder indirekt, auf alle beziehen (z.B. durch Mehrarbeit, neue Arbeitsanforderungen). Um die zusätzliche Belastung der Mitarbeiterinnen in den Transferheimen möglichst gering zu halten und damit indirekt die Teilnahmebereitschaft der Befragten zu steigern, war das Erhebungsinstrument auf wesentliche Aspekte zur Beurteilung der Transferaktivitäten zu beschränken.

Legitimation

Da die Mitarbeiter in ihrem Arbeitsalltag von den Transferaktivitäten an sich und deren Auswirkungen betroffen sein würden, erschien es für die Evaluation des Transfers geboten, ihre Meinung zumindest tendenziell zu erkunden. Die Befragung der Mitarbeiterinnen sollte anonym erfolgen, so dass eine freie und unmittelbare Meinungsäußerung grundsätzlich möglich war.

Fragen

Die Mehrzahl der Aspekte enthielt geschlossene Fragen mit einer dreistufigen Ratingskala mit verbalen Merkmalsausprägungen. Daneben fand eine offene Frage sowie eine Auswahlfrage Verwendung. In einem weiteren Fragetypus sollten die Teilnehmer gebeten werden, die Wichtigkeit von zukünftigen Angeboten zu priorisieren. Inhaltlich umfasste der Fragebogen folgende Aspekte:

- Bewertung des Umfangs sowie des fachlichen Nutzens der durchgeführten Weiterbildungen durch das Haus-Schwansen-Seminar,
- Einschätzung der Praxisbegleitungen im Hinblick auf Umfang und Bedeutung,
- Bewertung der Unterstützung durch den Arbeitgeber,
- Umsetzbarkeit des Erlernten im eigenen Arbeitsumfeld,
- Veränderung der Kontaktintensität zwischen den Einrichtungen,
- Einschätzung von Adaptionsmodalitäten neuer Konzepte,
- Bedeutung weiterer zukünftiger Angebote und Aktivitäten,
- Bewertung des Projektnutzens für demenzkranke Bewohner, die eigene Person, die eigene Einrichtung,
- Soziodemographisches.

Auswertung

Die Ergebnisse sollten deskriptiv analysiert (Bortz/Döring 2003, 376) werden.

3.3.2 Durchführung

Die Verteilung der Fragebögen oblag der Brücke Rendsburg-Eckernförde e.V. Es musste einmal seitens des IBW Münster nachgefasst werden, weil sich die Beantwortung bzw. Rücksendung verzögerte. Eine Steigerung der Teilnahmequote wurde durch Information der Mitarbeiterinnen im Vorfeld der Befragung gefördert (Aushänge, E-Mail-Bekanntmachung). Die Fragebögen sollten in der zweiten Woche des neuen Jahres 2010 ausgefüllt werden. Es wurden frankierte und adressierte Briefumschläge beigelegt. Die zurückgesendeten Fragebögen gingen in dem beabsichtigten Zeitraum ein.

Um einen Gesamteindruck der Befragungsergebnisse zu erhalten, wurden Häufigkeitsverteilungen, Maße der zentralen Tendenz sowie Kreuztabellen ermittelt und ausgewertet. Mit den 75 der insgesamt 117 ausgefüllten Fragebögen ergab sich eine zufriedenstellende Rücklaufquote von 65 Prozent. Antwortverweigerungen waren nur in singulären Ausnahmefällen zu verzeichnen und betrafen ausnahmslos soziodemographische Angaben.

Die Beteiligungsquote von etwa 65 Prozent der Mitarbeiter aus den Transfereinrichtungen erlaubt zuverlässige Aussagen über deren Einschätzung und Bewertung der Projektinhalte sowie der stattgefundenen Transfers.

3.3.3 Ergebnisse

Die Mitarbeiter konnten mehrheitlich einen hohen praktischen Nutzen aus den Transferaktivitäten ziehen und bezeichneten infolgedessen auch den Umfang der Maßnahmen zumeist als passend oder noch zu gering. Besondere Wertschätzung genossen vor allem Praxisbegleitungen in den Transfereinrichtungen. Hemmnisse bei der Umsetzung von Neugelerntem sahen die Mitarbeiterinnen insbesondere in begrenzten personellen und materiellen Ressourcen, die einer gewünschten Umsetzung im eigenen Arbeitsumfeld entgegenstehen. Eine deutliche Mehrheit von 70 Prozent der Mitarbeiter votierten für eine partielle Übernahme und Adaption von Anregungen und Impulsen des Modellhauses abhängig vom eigenen Bedarf sowie den konkreten situativen Bedingungen in der eigenen Einrichtung.

Von den Teilnehmern der Befragung stammten knapp 70 Prozent aus dem Transferheim B, gut 30 Prozent aus dem Transferheim A. In der Mehrheit waren die Befragungsteilnehmer in der Pflege (58 Prozent) tätig, gefolgt von hauswirtschaftlichen Arbeitsfeldern (23 Prozent), therapeutischen Berufen wie Ergotherapeut oder Sozialpädagoge (sieben Prozent) sowie Verwaltung und sonstigen Tätigkeiten (zwölf Prozent).

Hinsichtlich des Umfangs der Weiterbildungen des Haus-Schwansen-Seminars zeigte sich eine Mehrheit von insgesamt knapp 65 Prozent zufrieden und bezeichnete diesen als „genau richtig". Differenziert nach Einrichtungszugehörigkeit der Teilnehmer zeigte sich, dass diese Bewertung in Transferheim A mit knapp 73 Prozent erkennbar höher lag und auch der Anteil von Mitarbeitern, die den Weiterbildungsumfang als „noch zu gering" bezeichneten, lag mit 23 Prozent über den Anteil der Mitarbeiter in der Transferheim B (18 Prozent). In Transferheim A bezeichnete keiner der Befragten den Umfang der Weiterbildungen als zu viel, im Gegensatz zu den Teilnehmern von Transferheim B, von denen 16 Prozent dieser Ansicht waren.

In der Tendenz homogener bezogen auf die beiden Transfereinrichtungen fiel die Bewertung des fachlichen Inputs durch die Befragten aus. Insgesamt gaben die Teilnehmer an ausreichend (27 Prozent) bzw. viel (66 Prozent) dazugelernt zu haben. Damit attestierten die Mitarbeiter beider Einrichtungen beinahe ausnahmslos, fachlich durch die Transfers gewonnen zu haben.

Weitere Beurteilungen betrafen die Praxisbegleitungen durch das Haus-Schwansen-Seminar. Hier sah ein deutlich größerer Anteil als beim Weiterbildungsumfang weitere Bedarfe (insgesamt 32 Prozent). Auffällig im Vergleich zur Bewertung der Zahl durchgeführter Weiterbildungen ist zudem, dass Mitarbeiter des Transferheimes B in Bezug auf Praxisbegleitungen mit 35,3 Prozent der Nennungen ein größeres Defizit angaben als ihre Kollegen aus Transferheim A.

Praxisbegleitungen sahen drei Viertel aller Befragten als wichtig für die Umsetzung von Weiterbildungsinhalten im eigenen Arbeitsalltag an, wobei dies alle Befragten aus Transferheim A so einschätzten.

Unterstützung für die Teilnahme an Transferaktivitäten erfuhren die Mitarbeiter beider Einrichtungen nach eigenen Angaben mehrheitlich. Besonders stark fühlten sich die Mitarbeiter aller Berufsgruppen aus Transferheim A (73 Prozent) sowie aus den hauswirtschaftlichen Arbeitsbereichen beider Einrichtungen (71 Prozent) unterstützt.

Deutlich varianter beurteilten alle Befragten die Einschätzung, wie wichtig ihre Meinung zu Veränderungen in der jeweiligen Einrichtung genommen werde. Insbesondere die Mittelkategorie („teils, teils") ist hier mit insgesamt 47 Prozent stark ausgeprägt.

Nahezu alle Befragten sahen eine Umsetzung des neu Gelernten als grundsätzlich möglich an, wobei eine deutliche Mehrheit (66 Prozent) der Befragten zugleich auch Restriktionen für eine Adaption sahen. Diese lagen nach Ansicht der Teilnehmer vor allem in begrenzten personellen Ressourcen/hohen Krankenständen (17 Nennungen), fehlenden räumlichen Gegebenheiten (drei Nennungen) sowie Abwehrhaltungen von Mitarbeitern (drei Nennungen) begründet.

Sehr große Unterschiede zwischen den Einschätzungen der Mitarbeiter der beiden Transferheime weist die Bewertung der Kontaktintensität zu den anderen Einrichtungen auf. Während 77 Prozent der Befragten aus Transferheim A eine Zunahme von Kontakten attestierte, betrug dieser Anteil bei Mitarbeitern des Transferheimes B vergleichsweise geringe 45 Prozent.

Hinsichtlich einer geeigneten Form für die Umsetzung vorbildlicher Arbeitsweisen und Rahmenbedingungen aus dem Modellhaus sprachen sich 70 Prozent der Teilnehmer für eine partielle Adaption von gerade gebrauchten und den eigenen Bedingungen angemessenen Bestandteilen aus. Sehr viel seltener wurde die Entwicklung eines gänzlich eigenen Ansatzes zur Versorgung demenzkranker Bewohner (18 Prozent) oder die möglichst exakte Implementierung des Gesamtkonzeptes aus dem Modellhaus (zwölf Prozent) favorisiert.

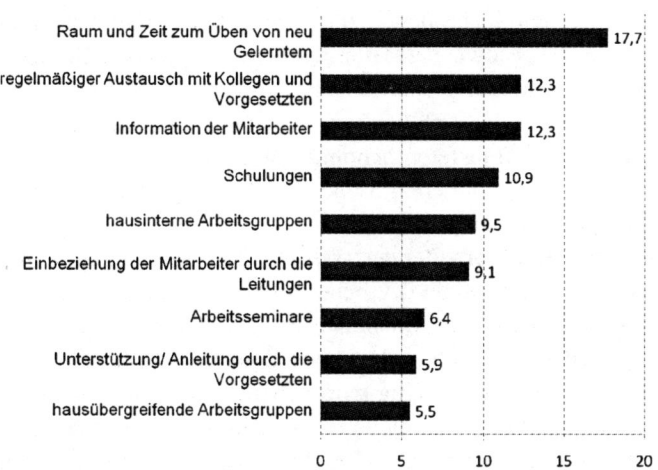

Abbildung 12: Wunsch der Mitarbeiter nach weiteren Angeboten

Die Mitarbeiter wurden auch danach befragt, welche drei der vorgegebenen Angebote ihrer Meinung nach vermehrt stattfinden sollten. Wie Abbildung

12 zeigt, schätzten die Befragten als besonders wichtig den Aspekt von „Raum und Zeit zum Üben des Gelernten" (18 Prozent), die „Information der Mitarbeiter" (zwölf Prozent) sowie den „regelmäßigen Austausch mit Kollegen und Vorgesetzten" ein. Die Nennung „Sonstige" entfällt in der Abbildung.

Der Nutzen des Projektes bezogen auf die eigene Person wurde von den Mitarbeitern des Transferheimes A deutlich höher eingeschätzt als von den Kollegen des Transferheimes B, die diesbezüglich mehrheitlich ambivalent urteilten.

3.3.4 Diskussion

Insgesamt bewerten die Mitarbeiter der Transfereinrichtungen die durchgeführten Aktivitäten mehrheitlich positiv und attestieren ihnen eine hohe praktische Relevanz. In der Tendenz hätte die Anzahl von Aktivitäten eher noch größer sein dürfen. Die gegebenen Rahmenbedingungen in ihren eigenen Einrichtungen (insbesondere die personelle und räumliche Ausstattung) erfordern dem Erachten der Mitarbeiter zufolge jedoch Berücksichtigung bei der Implementierung vorbildlicher Ansätze für die Betreuung demenzkranker Bewohner. Hinsichtlich verschiedener Einzelaspekte zeigt ein Vergleich der beiden Transfereinrichtungen auch hier, dass die Mitarbeiter des Transferheimes A in höherem Maße von den Projektaktivitäten profitieren konnten (vgl. Abbildung 13).

Die befragten Mitarbeiter der Transferheime artikulierten – in der Retrospektive – mehrheitlich ein deutliches Interesse an neuem Wissen und fachlichen Inputs seitens des Modellhauses bzw. der beteiligten Bildungseinrichtung, weil sie dadurch nach eigener Einschätzung fachlich (viel) lernen können. Eine große Bedeutung wird dabei Praxisbegleitungen für die Umsetzung des theoretisch erarbeiteten Wissens in das eigene Arbeitsumfeld zugeschrieben. Ein grundsätzliches Interesse sowie die Erwartung eines Zugewinns durch fachliche Impulse bilden damit auf individueller Ebene wichtige Voraussetzungen für Anregungen von außen und den sich daraus entwickelnden Lernprozess. Entsprechend der hier zu Grunde gelegten theoretischen Annahmen ist der Kommunikationsbereitschaft und -dichte eine große Bedeutung für gelingende Lern-Austauschbeziehungen beizumessen.

Hinsichtlich dieses Interesses aneinander unterscheiden sich die Transfereinrichtungen insofern, als die Kontakthäufigkeit mit Mitarbeitern des Modellhauses in einer Einrichtung deutlich ausgeprägter war. Informationen und Anregungen treffen in solchem Fall mit höherer Wahrscheinlichkeit auf eine positive Rezeption.

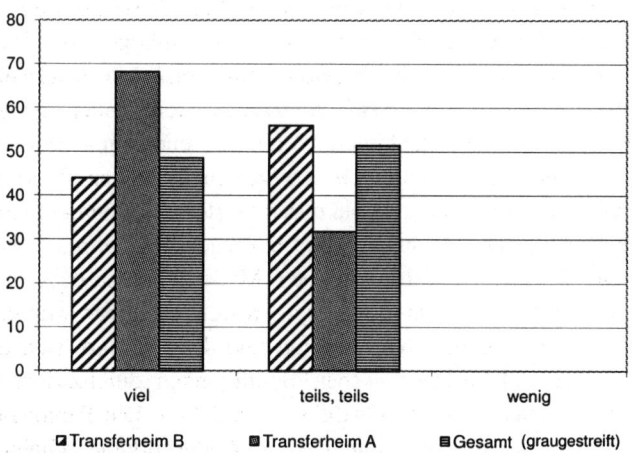

Abbildung 13: Projektnutzen für die eigene Person

Wenngleich sich eine Mehrzahl der Mitarbeiter grundsätzlich in der eigenen Lernbereitschaft durch die Einrichtung unterstützt sieht, wird die Wertschätzung der eigenen Meinung im Umsetzungs- und Veränderungsprozess eher ambivalent beurteilt. Eine Umsetzung von Neuerlerntem unter Berücksichtigung der jeweiligen Rahmenbedingungen und eigener Bedarfe sehen die Mitarbeiter als die angemessenste Form der Implementierung an. Es bestätigt sich damit, dass den Dispositionen nutznießender Einrichtungen eine nicht zu unterschätzende Bedeutung für die Adaptionsbereitschaft und -fähigkeit von Innovationen zukommt.

4. Schlussbetrachtung

Wie bei der Beschreibung der Organisationskultur gezeigt werden konnte, ist den Führungskräften und Mitarbeitern in Haus Schwansen eine humane Versorgung der Bewohner ein äußerst wichtiges Anliegen, für das sie sich gern und überdurchschnittlich engagieren (müssen). Alle Mitarbeiter werden weitergebildet und können sich weiterentwickeln, daher können Tätigkeitsbereiche – um einen konkreten Vorteil zu benennen – relativ flexibel abgedeckt werden. Die ermittelten Kategorien Vertrauen, Wertschätzung und Partizipation zeigen an, dass ein durch Werte- und Entwicklungsdenken geprägtes Management in einem Heim Sinn macht und zu guten Resultaten führen kann. Wichtiges Ergebnis aus dem Modellheim ist, dass eine wertegeleitete und auf Entwicklung angelegte Kultur erfahrbar wurde, die das Heim als Organisation nach vorne bringt und darin fördert, sich unter den schwierigen gesundheitssystemischen Bedingungen durchzusetzen und – hoffentlich – weiter in dieser Qualität zu bestehen. Die Personalentwicklungskonzepte inklusive der integrierten Weiterbildung scheinen dabei maßgebend zu sein. Die Mitarbeiter bringen ihre Fähigkeiten, ihre Kreativität und ihr Interesse am Unternehmen ein, was die Führung des Heimes nicht nur unter Verwertungsgesichtspunkten betrachtet. Sie anerkennt diese Leistungen als wichtige Ressource und lässt die Mitarbeiter das auch spüren. Haus Schwansen wird wahrscheinlich weiterhin im Wettbewerb zu anderen Heimen bestehen, es hat zufriedene Bewohner und zufriedene und langjährige Mitarbeiter, mithin eine geringe Fluktuation der Belegschaft. Die Bewohner erfahren Würde, Geborgenheit und Teilhabe am Leben. Dies bemerken auch Angehörige, die im Übrigen meistens die (Mit-)Entscheider bezüglich eines Umzugs in ein Heim sind. Während der Untersuchungen hat es in Haus Schwansen keine Zeichen von Geringschätzungen, Abwertungen, von Übergehen oder dergleichen im Verhältnis der betreuenden Personen zu den Bewohnern gegeben. Auch zwischen den Führungspersonen und den Mitarbeitern wurden derartige Verhaltensweisen nicht beobachtet.

Arbeiten und Lernen

Zu dem Ineinandergreifen der Pflege- und Organisationskultur gehört integral die Lernkultur. Nur dadurch, dass Entwicklung und Lernen erwünscht und entsprechende Organisationsstrukturen vorhanden sind, kann dem Ideal einer lernenden Organisation dauerhaft gefolgt werden.

Die Hauptkategorien Vertrauen, Wertschätzung und Partizipation drücken auch die spezielle Lernkultur im Modellhaus aus:

- Die personale Seite des lernenden Mitarbeiters findet stets Berücksichtigung, d.h. die Mitarbeiter werden als Personen gesehen und wertgeschätzt.
- Die Arbeitsumgebung lässt ein Lernen zu und regt dazu an, sich den Verbesserungen und Problemlösungen mit Kreativität und Ideenreichtum zuzuwenden, Mitarbeiter können Lösungswege ausprobieren und übernehmen dabei Verantwortung.
- Das Lernen der Mitarbeiter wird nicht als gesonderter und der Organisation ferner Akt betrachtet, sondern ergibt sich organisch aus den Zielstellungen und Problemlösungen der Organisation sowie den Bedarfen der Personen in ihrem jeweiligen Arbeitsbereich.
- Neben seminaristischen Weiterbildungen wird durch zahlreiche Verfahren und Standards wie Praxisbegleitungen und ein ausgeprägtes Reflexions- und Besprechungswesen Handlungskompetenz gestärkt.

Offensichtlich wird hier an tief verankerte Bedürfnisse von Menschen angeschlossen: *Bedeutung zu haben, Wirksamkeit zu erleben, sich entwickeln zu können.*

Die Kompetenzforschung besagt, dass Kompetenzentwicklung mindestens zwei Seiten hat: Das sind die Personen mit ihren Fähigkeiten, ihren Motiven, ihren Werten und ihrem Willen, das ist aber auch die begünstigende oder verhindernde Arbeitsumgebung, welche Kompetenz herausfordern, aber auch verhindern kann.

Erst mit dem organisationalen Lernen zusammen, einem Lernen, das den Strukturen des Heimes immanent und den Mitarbeitern in der täglichen Arbeit selbstverständlich ist, wird die Verschränkung von Arbeiten und Lernen in dem Modellhaus komplett. Das bedeutet, dass die Offenheit der Organisation für Lernen und Entwicklung seitens der Führung gesetzt sein muss und dass Vertrauensbildung eine grundlegende Maßnahme ist.

Lernen aus Sicht von Haus Schwansen beschränkt sich nicht, wie oft praktiziert, auf gelegentliche Weiterbildungen, vielmehr werden von Haus Schwansen Möglichkeiten und Anreize geboten, sich fortwährend fachlich und persönlich weiterentwickeln zu können. Es ist auch deutlich geworden, dass Haus Schwansen keine Organisationskultur mit starren Leistungserwartungen pflegt, sondern dass es die Gestaltung der Zukunft als eine schöpferische Aufgabe betrachtet, die ein Ermöglichen von Lernen und eine immerwährende Suche nach Neuem und Nutzung von Verbesserungsmöglichkeiten impliziert.

Das Lernen in der eigenen realen Arbeitswelt wird in Haus Schwansen voll genutzt. Gerade ein solches authentisches variationsreiches Lernen ist besonders nachhaltig und motivierend, insbesondere durch die vielen Möglichkeiten, sich der Richtigkeit und Angemessenheit des Handelns durch Rücksprache oder Modelllösungen zu versichern, gegebenenfalls Varianten auszuprobieren. Dadurch kann sich ein komplexes Wissen mit flexibler Handlungsfähigkeit in verschiedensten Versorgungssituationen einstellen. Es gibt zahlreiche Beispiele, dass der Pflegedienstleiter den Mitarbeitern ein Modell für mögliche Lösungen gibt und dass die Mitarbeiter Gelegenheit haben, ihre Erfahrungen zu besprechen, ohne durch ihre Offenheit Nachteile befürchten zu müssen.

Transfer

Die Transferevaluation hatte an dem guten Beispiel des Modellheimes den Prozess des Lernens durch zwei andere Heime zu unterstützen und zu untersuchen.

Wichtige Faktoren für die Mitarbeiter der Transferhäuser waren freilich: Sicherheit, positive Anregungen, gemeinsame Wissensbasis, Umsetzungshilfen. Es erwies sich, dass durch die Transferaktivitäten relativ viel bewirkt wurde, weil:

- die Mitarbeiter der Transferhäuser sich durch die (Projekt-)strukturen sicher gefühlt haben und
- gleichzeitig positive Anregungen bekamen durch ein Modell, das sie immer vor Augen hatten, ferner

- die systematischen Weiterbildungen eine gute Grundlage und eine gemeinsame Wissensbasis schufen und
- Hilfen bei Umsetzungen in die eigene Praxis das Fundament für die Realisierung komplettierten.

Wie die Teilnehmer des Abschlussworkshops angaben, bestand ein wesentlicher Ertrag der Transfers darin, dass *„im gesamten Haus ein besseres Verständnis für Demenzkranke"* geweckt werden konnte. Besonders anregend war diesen Aussagen zufolge die positive Grundstimmung im Modellhaus, die eine Haltung verkörpere und als Grundstein des Handelns angesehen wurde. Auch habe sich der „Blickwinkel aller Mitarbeiter auf Bewohner mit Demenz verändert". Sie sind ihrer Meinung nach in den Mittelpunkt gerückt und *„fühlen sich in der Gemeinschaft akzeptiert und verstanden."*

Soziale Systeme, wie etwa Heime, können durch die Umwelt nicht vorherbestimmt und zu Veränderungen gezwungen werden. Das Modellhaus wurde als Anregung und als Beispiel verstanden; die Beteiligten bemerken, dass die Weiterentwicklung ihres Heimes systemimmanent einen eigenen Weg erfordert.

Die Bereitschaft, das Modell auf sich wirken zu lassen und Nutzen aus ihm zu ziehen war bei den beiden Transferheimen unterschiedlich ausgeprägt. Die Zurückhaltung des einen der beiden Heime könnte Vorsicht ausdrücken, das heißt, das Heim möchte sich aus bestimmten Gründen im Moment nicht einer grundlegenden Veränderung aussetzen, sie kann Ausdruck von geringer Kompatibilität sein, das heißt, die Angebote des Modellhauses können nicht hinreichend greifen, weil Strukturen, sächliche, organisationale oder personale Beschaffenheiten und Bedingungen das nicht zulassen oder erschweren. Die eher zurückhaltenden Antworten der Probanden haben keine genauere Einschätzung des *Warum* ermöglicht.

Das andere Heim hat in kürzester Zeit eine Veränderung in Richtung einer optimierten Versorgung von Menschen mit Demenz produziert. Allerdings müssen hier die sehr günstigen Projektbedingungen ins Feld geführt werden, welche diese schnellen Entwicklungen sicherlich befördert haben.

Es ist wohl immer, wenn Innovationen greifen sollen, neben den sächlichen Ressourcen zu prüfen, ob Wille, Werte und Motive zur Veränderung da sind beziehungsweise ob und wie sie aktiviert werden können. Heime sind wie alle sozialen Systeme eigensinnig und autonom in dem Sinne, dass sie in ihrer Art einmalig sind und auch nur aus sich selbst heraus Veränderungen akzeptieren. *Die Frage ist also nicht „Wie können wir am besten werden wie X oder Y?" sondern, „Was können wir am besten für uns tun?".* *Dazu ist ein Modell wie Haus Schwansen eine gute Reflexionsvorlage.* An seinem Exemplarischen kann diskutiert und fabuliert werden – was reizt uns daran, was könnten wir ähnlich machen, was passt zu uns, was möchten wir, was haben wir schon.

Heime brauchen also den Kontakt nach außen, um sich zu orientieren, zu vergleichen, dazuzugehören und letztlich konkurrenzfähig zu bleiben. Die Kontaktintensität zum Modellhaus hat auch für die Mitarbeiter des ‚erfolgreicheren Transferheimes' große Bedeutung gehabt. Mit diesem Kontakt kann sich dem Heim in der Widerspiegelung zum Modellheim zeigen, wo es steht, was möglich sein könnte, wie es sich ausrichten möchte und was ein eigener Weg sein könnte. Dazu scheint ein Modell, wie in unserem Projekt, optimal. Die Veröffentlichungen der Ergebnisse geben nun Gelegenheit, diese Modellwirkung auch auf andere Interessierte auszustrahlen.

Dabei ist Mitarbeitern der Transferheime zuzustimmen, dass eine Eins-zu-eins-Übertragung nicht möglich und auch nicht wünschenswert ist, denn eine in sich stimmige und damit stabile und in Krisenzeiten belastbare Organisation muss sich aus sich selbst heraus entwickeln und weiterentwickeln. Die beiden Transferheime haben sich – mit unterschiedlichem Ausgang – der Herausforderungen einer qualitativ hochstehenden Versorgung von Menschen mit Demenz ausgesetzt. Mit einer auf Entwicklung und Lernen gerichteten Organisations- und Versorgungskultur können sie vermutlich eine Bestandsstabilisierung und Existenzsicherung in der Versorgung von demenziell Erkrankten erreichen, was eine Zukunftsaufgabe der Gesundheitsversorgung aber auch der Bildung darstellt.

Literatur

Aldridge, D. (2000). *Music Therapy World. Musiktherapie in der Behandlung von Demenz.* Norderstedt: Books on Demand GmbH.

Aldridge, D., Kunzmann, B., Wichelhaus, B. (2009). *Eine Zusammenstellung von Studien/Veröffentlichungen über Künstlerische Therapien in der Akutmedizin und Geriatrie. Zur Begründung der Erweiterung der OPS-Ziffer 8-550 „geriatrisch frührehabilitative Komplexbehandlung" um Kunst-, Musik- und Bewegungstherapie der Berufsverbände Künstlerischer Therapien.* [Internet]. Verfügbar unter: http://www.musicthe rapyworld.de [26.1.2009].

Arakawa-Davies, K. (1997). Dance/Movement Therapy and Reminiscence: a new approach to senile dementia in Japan. *The Arts in Psychotherapy, 24,* (3), 291-298.

Arnold, R. (2006). Betriebliche Weiterbildung. In: Kaiser, F.J., Pätzold, G. (Hrsg.). *Wörterbuch Berufs- und Wirtschaftspädagogig* (S. 176-177). Bad Heilbronn: Klinkhart.

Arnold, R. ;Schüßler, I. (1998). *Wandel der Lernkulturen. Ideen und Bausteine für ein lebendiges Lernen.* Darmstadt: Wissenschaftliche Buchgesellschaft.

Asmussen, M. (2006). *Praxisbuch Kinaesthetics. Erfahrungen zur individuellen Bewegungsunterstützung auf Basis der Kinästhetik.* München: Elsevier GmbH.

Becker, H.; Langosch, I. (1995). *Produktivität und Menschlichkeit.* (4. Erweiterte Aufl.) Stuttgart: Lucius & Lucius.

Berger, P. L.; Luckmann, T. (1991). *Die gesellschaftliche Konstruktion der Wirklichkeit. Eine Theorie der Wissenssoziologie.* Frankfurt/ M.: Fischer Taschenbuch.

Bienstein, C.; Fröhlich, A., (2007). *Basale Stimulation in der Pflege. Die Grundlagen.* Seelze: Erhard Friedrich.

Bohlinger, S.; Heidecke, L. (2009). Pluralisierung der Lernorte und Lernformen in der betrieblichen Weiterbildung. *ZBW. Zeitschrift für Berufs- und Wirtschaftspädagogik. 105,* (4), 452-459.

Borgers, A.; Borgers, C. (2000). Die Integrative Validation nach Richard. In: Gutensohn, S.; Schulz, U.; Sebald, M. T.; Thüroff, B. (Hrsg.). *Arbeitshilfen für den Umgang mit psychisch veränderten alten Menschen*. (S. 14-16). (2. überarbeitete Aufl.). Hagen: Brigitte Kunz.

Bortz, J. (2005). *Statistik für Human- und für Sozialwissenschaftler*. (6. vollständig überarbeitete und aktualisierte Aufl.). Heidelberg: Springer.

Bortz, J.; Döring, N. (2003). *Forschungsmethoden und Evaluation für Human- und Sozialwissenschaftler*. (3. überarbeitete Aufl.). Berlin: Springer-Verlag.

Brater, M.; Bauer, H. G. (1990). Schlüsselqualifikationen. Der Einzug der Persönlichkeitsbildung in die berufliche Bildung? In: H. Herzer u.a. (Hrsg.). *Methoden zur betrieblichen Weiterbildung* (S. 51-69). Eschborn: RKW.

Bremer, R. (2005). Lernen in Arbeitsprozessen – Kompetenzentwicklung. In: Rauner, F. (Hrsg.). *Handbuch Berufsbildungsforschung* (S. 282-299). Bielefeld: W. Bertelsmann.

Brinker-Meyendriesch, E. (2002). *Theorie-Praxis-Vernetzung. Eine mehrperspektivische, formative Evaluation des Studienganges Pflegepädagogik an der Fachhochschule Münster*. Frankfurt/ M.: Peter Lang.

Brinker-Meyendriesch, E. (2005). Lernen in Theorie und Praxis aus konstruktivistischer und systemtheoretischer Perspektive. In: Schneider, K.; Brinker-Meyendriesch, E.; Schneider, A. (Hrsg.). *Pflegepädagogik. Für Studium und Praxis* (S. 197-213). (2. Aufl.). Springer: Heidelberg.

Brinker-Meyendriesch, E. (2006a). Ausgewählte Inhalts- und Strukturelemente von Wohngemeinschaften, in denen Menschen mit Demenz leben. *PrInterNet*, 4/2006, 240-246.

Brinker-Meyendriesch, E. (2006b). Gefährdung des Systems. Luhmann und die Grenzen einer Reform. *Padua*, (2), 48-52.

Brinker-Meyendriesch, E. (2009). Lernen in der Praxis. TransAltern: Transfer von Arbeiten und Lernen im „Leuchtturmprojekt Demenz". *Padua*, (1), 30-33.

Brinker-Meyendriesch, E.; Kätker, S.; Leimbach, R. (2009). Fragebogen zu Transferaktivitäten für Heimleitung / Pflegedienstleitung Transferein-

richtung. [Internet]. Verfügbar unter: http://www.transaltern.de/doku
mente/Fragebogen-Transferhaeuser.pdf [09.02.2010].

Brotons, M., Pickett-Cooper, P. (1996). The effects of music therapy intervention on agitation behaviours of Alzheimer´s disease patients. *Journal of Music Therapy* 33, (1), 2-18.

Brücke Rendsburg-Eckernförde e.V. und Institut für Bildung und Wissenschaftliche Dienstleistungen im Sozial- und Gesundheitswesen IBW
(2008). *Transfer: Arbeiten Lernen. Leuchtturmprojekt Demenz Haus
Schwansen. Projektantrag.* Rendsburg.

Bundesministerium für Gesundheit (Hrsg.) (2006). *Rahmenempfehlungen
zum Umgang mit herausforderndem Verhalten bei Menschen mit Demenz in der stationären Altenpflege.* [Internet]. Verfügbar unter:
http://www.bmg.bund.de/cln_109/nn_1168248/SharedDocs/Download
s/DE/Neu/Demenz__Leuchturmprojekt-Rahmenempfehlungen-zum-
Umgang,templateId=raw,property=publicationFile.pdf/Demenz_Leu
chturmprojekt-Rahmenempfehlungen-zum-Umgang.pdf [17.07.2008].

Cohen-Mansfield, J. (1996). Behavioral and mood evaluations: Assessment
of agitation. *International Psychogeriatrics, 8* (2) 233-245.

Cutcliffe, J. R., McKenna, H. P. (2005). *The Essential Concepts of Nursing:
Building Blocks for Practice.* London: Elsevier Health Sciences
(Elsevier).

Czycholl, R. (2001). Handlungsorientierung und Kompetenzentwicklung in
der beruflichen Bildung. In Bonz, B. (Hrsg.). *Didaktik der beruflichen
Bildung. Reihe Berufsbildung konkret* (S. 173) Baltmannsweiler-
Hohengehren: Schneider.

Deutsche Gesellschaft für Pflegewissenschaft (DGP). (2009). *Ethikkodex
zum Verhältnis zwischen Forschenden und Probanden.* [Internet]. Verfügbar unter: http://www.dg-pflegewissenschaft.de/pdf/Ethikkod
exDGP.pdf [26.8.2009].

Deutsche Expertengruppe Dementenbetreuung (2008). *IQM Demenz. Integriertes Qualitäts Management für die stationäre Versorgung.* [Inter-
net]. Verfügbar unter: http://www.iqm-demenz.de/iqm_demenz.htm
[25.06.2010].

Di Giulio, P., Toscani, F.,Villani, D., Brunelli, C., Gentile, S., Spadin, P.
(2008). Dying with Advanced Dementia in Long-Term Care Geriatric

Institutions: A Retrospective Study. *Journal of Palliative Medicine, 11* (7), 1023-1028.

Diekmann, A. (2002). *Empirische Sozialforschung. Grundlagen, Methoden, Anwendungen.* (9. Aufl.). Reinbek bei Hamburg: Rowohlts Enzyklopädie.

Donabedian, A. (1982). An Exploration of Structure, Process and Outcome as Approaches to Quality Assessment. In: Selbmann, H.-K. and Überla, K. K. (Hrsg.). *Quality Assessment of Medical Care,* (S. 69-92). Gerlingen: Bleicher.

Dürrmann, P. (2001). Leistungsvergleich vollstationäre Versorgung Demenzkranker (LvVD). In: Bundesministerium für Familie, Senioren, Frauen und Jugend (Hrsg.). *Qualität in der stationären Versorgung Demenzkranker (Dokumentation eines Workshops).* (S. 89-105). Stuttgart: Kohlhammer. [Internet]. Verfügbar unter: http://www.bmfs fj.de/bmfsfj/generator/RedaktionBMFSFJ/Broschuerenstelle/Pdf-An lagen/PRM-24423-SR-Band-207.2,property=pdf,bereich=,sprache= de,rwb=true.pdf [18.07.2008].

Edberg A. K.; Hallberg I. R. (2001). Actions seen as demanding in patients with severe dementia during one year of intervention. Comparison with controls. *International Journal of Nursing Studies, 38* (3), 271-285.

Endruweit, G., Trommsdorf, G., (Hrsg.). (1989). *Wörterbuch der Soziologie, Band 2.* Stuttgart: Ferdinand Enke.

Erdmann, A. (2009). Probleme der Messung, Erklärung und Vorhersage der Versorgungs- und Pflegequalität in Heimen für Demenzkranke. Pflege- und wissenschaftstheoretische Überlegungen zur Entwicklung eines Forschungsdesigns für das „Demenz-Leuchtturmprojekt TransAltern", Teilprojekt „Versorgungs- und Pflegequalität in Haus Schwansen. Pflegewissenschaft, Heft 10/09, 526-531.

Erpenbeck, J.; Heyse, V. (1999). *Die Kompetenzbiographie. Strategien der Kompetenzentwicklung durch selbstorganisiertes Lernen und multimediale Kommunikation. Bd. 10.* Münster: Waxmann.

Feil, N.; de Klerk-Rubin, V. (2005). *Validation. Ein Weg zum Verständnis verwirrter alter Menschen.* (8. Aufl.). München: Ernst Reinhardt.

Literatur

Feldbinder, H. (2002). Integrative Validation nach Nicole Richard. Wert-schätzende Rückmeldungen fördern die Kommunikation. Pflegen ambulant, 13 (6), 21-24.

Fröhlich, A. (1979). Die Förderung schwerst(körper)behinderter Kinder – Aspekte einer Kommunikationsförderung. In Dittmann, W., Klöpfer, S., Ruoff, E. (Hrsg.). Zum Problem der pädagogischen Förderung schwerstbehinderter Kinder und Jugendlicher (S. 99-119) Rheinstetten: Schindele.

Fröhlich, A. (2000). Basale Stimulation. In: Pflege Juchli 2000. Manuskript für Pflegeberufe (S. 1-13). (9. Aufl.). Stuttgart: Thieme.

Fuchs, W., Klimsa, R., Lautmann, R., Rammstedt, O., Wienold, H., (Hrsg.). (1978). Lexikon der Soziologie. (2. verbesserte und erweiterte Aufl.). Opladen: Westdeutscher Verlag.

Gerstenmaier, J.; Mandl, H. (1994). Wissenserwerb unter konstruktivistischer Perspektive (Forschungsbericht Nr. 33). Ludwig-Maximilians-Universität, Lehrstuhl für Empirische Pädagogik und Pädagogische Psychologie, München.

Glaser, B. G. (1978). Theoretical sensitivity: Advances in the methodology of grounded theory. Mill Valley, CA: Sociology Press.

Glaser, B. G., Strauss, A. L. (2005). Grounded Theory. Strategien qualitativer Forschung. (2. Aufl.). Bern: Hans Huber.

Geißler, H. (2006). Integration von Personal- und Organisationsentwicklung in der beruflichen Bildung. In: Arnold, A.; Lipsmeier, A. (Hrsg.). Handbuch Berufsbildung. (2. überarbeitete und aktualisierte Aufl.), (S. 204-224). Wiesbaden: VS Verlag für Sozialwissenschaften.

Glynn, N. (1992). The music therapy assessment tool in Alzheimer's disease. Journal of Gerontological Nursing, 18 (1), 3-9.

Gomez, J. (2009). Problem- und aufgabenorientierte Förderung von Teamkompetenzen- Eine empirische Studie. ZBW. Zeitschrift für Berufs- und Wirtschaftspädagogik, 105, (3), 378-405.

Gräßel, E.; Schirmer, B. (2003). Freiwillige Helferinnen und Helfer in der stundenweisen häuslichen Betreuung von Demenzkranken. Zwischenergebnis einer prospektiven Studie und Ergebnisse einer retrospektiven Befragung. Pflege. Die wissenschaftliche Zeitschrift für Pflegeberufe. 16 (4), 216-221.

253

Gruber H.; Mandl H.; Renkl A. (2000). Was lernen wir in Schule und Hochschule: Träges Wissen? In: Mandl, H., Gerstenmaier, J. (Hrsg). *Die Kluft zwischen Wissen und Handeln. Empirische und theoretische Lösungsansätze.* Göttingen, Bern, Toronto, Seattle: Hogrefe

Halek, M., Bartholomeyczik, S. (Hrsg.). (2006). Verstehen und Handeln. Forschungsergebnisse zur Pflege von Menschen mit Demenz und herausforderndem Verhalten. Hannover: Schlütersche.

Hatch, F.; Maietta, L.; Schmidt, S. (1992). Kinästhetik - Interaktion durch Berührung und Bewegung in der Krankenpflege. Eschborn: DBfK.

Haubrock, M.; Gohlke, S. (2001). *Benchmarking in der Pflege.* Bern: Hans Huber.

Haus Schwansen (2002). *Biografie.* Unveröffentlichter Pflegestandard. Rieseby.

Haus Schwansen (2003). *Inselgruppe Frühdienst.* Unveröffentlichter Pflegestandard. Rieseby

Haus Schwansen (2006). *Flüssigkeits-Defizit-Prophylaxe.* Unveröffentlichter Pflegestandard. Rieseby.

Haus Schwansen (2007a). *Verabschiedung verstorbener Bewohner.* Unveröffentlichter Pflegestandard. Rieseby.

Haus Schwansen (2007b). *Integrative Validation nach Richard.* Unveröffentlichter Pflegestandard. Rieseby.

Haus Schwansen (2007c). *Musiktherapie und musikalische Begleitung.* Unveröffentlichter Pflegestandard. Rieseby.

Haus Schwansen (2008). Gartenpavillon für die Inselbewohner – Planung für die Sommertage. Unveröffentlichtes Manuskript. Rieseby.

Haus Schwansen (2009a). *Glossar zu Begriffen in Haus Schwansen.* Unveröffentlichtes Manuskript. Rieseby.

Haus Schwansen (2009b). *Übersicht der Feste im Haus Schwansen für 2009.* Unveröffentlichtes Manuskript. Rieseby.

Haus Schwansen, (n.d.). *Heimkonzept.* Unveröffentlichtes Manuskript. Rieseby.

Haus Schwansen, AOK Schleswig-Holstein, Arbeitsgemeinschaft Pflegeeinrichtungen der BKK Schleswig-Holstein, der IKK Nord und der Schleswig-Holsteinischen Landwirtschaftlichen Pflegekasse, VdaK; AEV, Kreis Rendsburg-Eckernförde (2007). *Leistungs- und Qualitäts-*

vereinbarung gem. § 80 a SGB XI. Unveröffentlichtes Manuskript. Rieseby.

Haus-Schwansen-Seminar (2010). *Fortbildungsprogramm.* Unveröffentliches Manuskript . Rieseby.

Heeg, S.; Radzey, B.; Kuhn, C.; Weyerer, S.; Schäufele, M.; Rockenbach, C.; Köhler, L. (2004). *Abschlussbericht zum Modellprojekt „Milieutherapie – Einführung milieutherapeutisch orientierter Demenzwohngruppen im stationären Bereich mit begleitender Evaluation (MIDEMAS)" – Stuttgart.* Berlin: Bundesministerium für Familie, Senioren, Frauen und Jugend.

Hennig; A.; Riesner, C.; Schlichting, R.; Zörkler, M. (2006). *Qualitätsentwicklung in Pflegeeinrichtungen durch Dementia Care Mapping? Erfahrungen und Erkenntnisse aus einem dreijährigen Modellprojekt im Landkreis Marburg-Biedenkopf.* Saarbrücken: Institut für Sozialforschung und Sozialwirtschaft e.V. (iso).

Hildenbrand, B. (1998). Vorwort. In: Strauss, A. L. *Grundlagen qualitativer Sozialforschung* (2. Aufl.). München: Wilhelm Fink.

Hoffmann, A. (2003). Qualität in der Altenpflege ist mehr als Qualitätssicherung oder: Wie Musiktherapie die Lebensqualität bedürftiger Menschen verbessern kann. In: Musiktherapie Institut Rendsburg (Hrsg.). *Dokumentation Projekt Abschiedsmusik. Tagung am 24.4.2003 in Rendsburg. Musiktherapie zur Qualitätsverbesserung in der Pflege im Alltag* (S. 5-12). Rendsburg.

Hörmann, B. (n.d.). *Abschlussbericht im Rahmen der fachlichen Begleitung der Konzeptumsetzung des Förderpreises „Einführung innovativer Modelle zur Versorgung gerontopsychiatrisch erkrankter Bewohner und Bewohnerinnen in Einrichtungen der stationären Altenhilfe".* [Internet]. Verfügbar unter: http://www.aufschwungalt.de/Downloads/abschlussbericht.pdf [18.08.2008].

Honneth, A. (1994). *Kampf um Anerkennung. Zur moralischen Grammatik sozialer Konflikte.* Frankfurt/ M.: Suhrkamp.

IBW Münster; Brücke Rendsburg-Eckernförde e.V. (2008). *Transfer Arbeiten Lernen: Leuchtturmprojekt Demenz Haus Schwansen. TransAltern. Projektantrag.* Methodisch leicht modifizierte Fassung vom 22.12.2008.

Juchli, L. (1987). *Krankenpfleg. Praxis und Theorie der Gesundheitsförderung und Pflege Kranker.* (5. überarbeitete und erweiterte Aufl.). Stuttgart: Georg Thieme.

Kaiser, A. (1985). *Sinn und Situation. Grundlinien einer Didaktik der Erwachsenenbildung.* Bad Heilbrunn: Julius Klinkhardt.

Kaiser, A. (2003). *Selbstlernkompetenz.* Neuwied: Luchterhand

Käppeli, S. (1993). *Pflegekonzepte. Gesundheits-, entwicklungs- und krankheitsbezogene Erfahrungen.* Bern: Huber.

Käppeli, S. (2000*). Pflegekonzepte. Phänomene im Erleben von Krankheit und Umfeld. Band 3.* Bern: Huber.

Keppler, D. (2005). *Nachhaltigkeitskompetenzen. Zur Bedeutung geschlechtsspezifischer Kompetenzunterschiede für eine nachhaltige Technikentwicklung. Discussion paper Nr. 16/05.* Berlin: Zentrum Technik und Gesellschaft.

Kirchen-Peters, S. (2003). Die Situation Demenzkranker verbessern! Ein Beispiel dafür, wie praxisnahe Forschung und konzeptgeleitete Umsetzung ineinandergreifen können. *ISO-Mitteilungen Nr.2*, 41-49.

Kirchhöfer, D. (2001). Perspektiven des Lernens im sozialen Umfeld. In: AG QUEM (Hrsg.). *Kompetenzentwicklung 2001. Tätigsein - Lernen - Innovation.* (S. 95-145)Münster: Waxmann.

Klauder, B. (2004). Stadt Braunschweig, Dezernat für Soziales, Gesundheit, Jugend und Brandschutz (Hrsg.). Milieutherapie in der stationären Dementenbetreuung. Ein Theorie-Praxis-Abgleich am Beispiel zweier Einrichtungen in Braunschweig. *Braunschweiger Heft zum Jugend-, Sozial- und Gesundheitswesen Nr. 4.*

Köhl, M., David, E. (2010). Bewusstseinszustand der Pflegekraft während einer empathischen Wahrnehmungsleistung. Bedeutung der Wahrnehmung in der Pflege und Förderung der Empathiefähigkeit durch bewusste Ausrichtung des körperlichen und psychischen Zustandes. *Pflegewissenschaft*, 1/ 2010, 5-11.

Köpke, S., Meyer, G. (2008). Freiheitseinschränkende Maßnahmen in Alten- und Pflegeheimen: Zwickmühle der Altenpflege. *Pflegezeitschrift*, 10, 556-559.

Kordes, H. (1998). Evaluation. In: Lenzen, D. (Hrsg.). *Pädagogische Grundbegriffe. Bd. 1* (S. 568-577). (5. Aufl.). Reinbek bei Hamburg: Rowohlt.

Krohwinkel, M. (2008). *Rehabilitierende Prozesspflege am Beispiel von Apoplexiekranken. Fördernde Prozesspflege als System*. (3. durchgesehene Aufl.). Bern: Huber.

Kuratorium Deutsche Altershilfe (KDA) (2009). *Qualitätsgeleitete Pflegeoasen verzichten auf Mehrbettzimmer*. Pressemitteilung vom 24.4.2009. [Internet]. Verfügbar unter: http://www.kda.de/news-deta il/items/qualitaetsgeleitete-pflegeoasen-verzichten-auf-mehrbettzimm er.html [19.1.2010].

Lamnek, S. (1993). *Qualitative Sozialforschung. Bd.2. Methoden und Techniken*. (2. überarbeitete Aufl.). Weinheim: Beltz Psychologie Verlags Union.

Lind, S. (2007). *Demenzkranke Menschen pflegen. Grundlagen – Strategien –Konzepte*. (2. korrigierte und ergänzte Aufl.). Bern: Huber.

Loos, P.; Schäffer B. (2001). Das Gruppendiskussionsverfahren. Theoretische Grundlagen und empirische Anwendung. Band 5. In : Bohnsack, R.; Lüders, C.; Reichertz, J. (Hrsg.). *Qualitative Sozialforschung*. Opladen: Leske u. Budrich.

Luhmann, N. (1991). *Soziale Systeme. Grundriss einer allgemeinen Theorie*. Frankfurt/ M.: Suhrkamp.

Luhmann, N. (2000). *Vertrauen*. (4. Aufl.). Stuttgart: Lucius & Lucius Verlagsgesellschaft mbH.

Mahns, B., Greiser, C. (2003). *Abschiedsmusik. Musiktherapie für Demenzkranke und Menschen in der LebensABSCHIEDsphase. Abschließender Sachbericht*. Rendsburg: Eigendruck des Musiktherapie Zentrums.

Mayring, P. (2003). *Qualitative Inhaltsanalyse – Grundlagen und Techniken*. (8. Aufl.). Weinheim: Beltz.

Medizinisches Wissensnetzwerk evidence.de der Universität Witten/Herdecke (2005). *Leitlinie für Betroffene, Angehörige und Pflegende Demenzkrankheit (Alzheimer und andere Demenz-Formen) Version 06.2005*. [Internet] Verfügbar unter: http://www.patientenleitlin ien.de/Demenz/body_demenz.html#DemenzPatLL4.5.1 [08.01.2008].

Milbach, B. (2002). Aspekte der Langlebigkeit. Plädoyer für einen notwendigen Wandel der Pflegekultur. *Nightingale - Texte aus Pflegeforschung für die Pflegepraxis,* 1, 18-23.

Miller, G. A.; Galanter, E.; Pribram, K. H. (1960). *Plans and the Structure of Behavior.* New York: Holt, Rinehart and Winston. Deutsche Ausgabe: (1973). Strategien des Handelns, Pläne und Strukturen des Verhaltens. Stuttgart: Klett.

Müller, H. (2003). Schlechte Perspektiven für immer mehr Demente. Studie aus Brandenburg: Hilfssysteme für Altersverwirrte noch nicht zukunftstauglich. *epd sozial. (23),* 11.

Mummendey, H. D.; Grau, I. (2008). *Die Fragebogenmethode.* (5., überarbeitete und erweiterte Aufl.). Göttingen: Hogrefe

Neuweg, G. H. (2004). *Könnerschaft und implizites Wissen. Zur lehrlerntheoretischen Bedeutung der Erkenntnistheorie Michael Polanyis.* (3. Aufl.). Münster: Waxmann.

Nydahl, P.; Bartoszek, G. (1997). *Basale Stimulation – Neue Wege in der Intensivpflege.* Berlin: Ullstein Mosby.

Oster, P., Pfisterer, M., Schuler, M., Hauer, K. (2005). Körperliches Training im Alter. *Zeitschrift für Gerontologie und Geriatrie* 38 (1), 10-13.

Palo-Bengtsson, L., Ekman, S.-L. (1997). Social Dancing in the Care of Persons with Dementia in a Nursing Home Setting: A Phenomenological Study. Scholary inquiry for Nursing Practice: *An International Journal, 11,* (2): 101-117.

Palo-Bengtsson, L., Winblad, B., Ekman, S.-L. (1998). Social dancing: a way to support intellecttual, emotional and motor functions in persons with dementia. *Journal of Psychiatric and Mental Health Nursing, 5* (6), 545-554.

Pätzold, G. (2001). Methoden betrieblicher Bildungsarbeit. In Bonz, B., Schanz, H. (Hrsg.). *Didaktik der beruflichen Bildung. Reihe Berufsbildung konkret* (S. 115-134) Baltmannsweiler-Hohengehren: Schneider.

Petzold, H. (1993). Die Behandlung und Aktivierung alter Menschen durch Integrative Tanz- und Bewegungstherapie. In: Suden-Weickmann, A. (Hrsg.). *Physiotherapie in der Geriatrie: Grundlagen und Praxis.* München: Pflaum.

Pflege-Phase.de (2010). *Pflegeoasen: Mehrwert oder Mehrbettzimmer?* [Internet]. Verfügbar unter: http://blog.pflege-phase.de/pflegeoasen/ [19.1.2010].

PflegeZeit Dokumentationssysteme GmbH (2006). *Biografie.* Eckernförde.

Pflege-Zeit Dokumentationssysteme GmbH (2008). *Planung und Dokumentation der stationären Pflege. Die Anleitung*, (2. vollständig überarbeitete Aufl.). Gettorf: Eigenverlag.

Piber, H. (2005). Organisationsmodelle. In: Glasl, F.; Kalcher, T.; Piber, H. (Hrsg.). *Professionelle Prozessberatung. Das Trigon-Modell der sieben OE-Basisprozesse.* Bern: Verlag Freies Geistesleben.

Polanyi, M. (1969). Knowing and Being. Essays by Michael Polanyi. Grene, M. (Hrsg.). London: Routledge & Kegan Paul.

Popitz, H. (1986). *Phänomene der Macht. Autorität – Herrschaft – Gewalt – Technik.* Tübingen: J.C.B. Mohr.

Pörtner, M. (2001). *Ernstnehmen – Zutrauen – Verstehen. Personenzentrierte Haltung im Umgang mit geistig behinderten und pflegebedürftigen Menschen.* (3.Aufl.). Stuttgart: Klett-Cotta.

Raglio, A., Bellelli, G., Traficante, D., Gianotti, M., Ubezio, M. C., Villani, T., Trabucchi, M. (2008). Efficacy of Music Therapy in the Treatment of Behavioral and Psychiatric Symptoms of Dementia. *Alzheimer disease and associated disorders, 22*, (2): 158-162.

Reinhardt, R.; Schweicker, U. (1995). Lernfähige Organisationen: Systeme ohne Grenzen? Theoretische Rahmenbedingungen und praktische Konsequenzen. In: Geißler, H. (Hrsg.): *Organisationslernen und Weiterbildung: Die strategische Antwort auf die Herausforderung der Zukunft.* Neuwied: Luchterhand.

Reisberg, B. (1986). *Reisbergskala zum Assessment der Alzheimer-Demenz.* [Internet]. Verfügbar unter: http://www.geriatriezentrum.de/www/veroeffentlichungen/gerass.pdf [20.4.2009].

Reisberg, B., Sclan, S., Franssen, E., Kluger, A., Ferris, S., (1994). Dementia Staging in Chronic Care Populations. *Alzheimer Disease and Associated Disorders, 8* (1), 188-205.

Richard, N. (2000). Demenz, Kommunikation und Körpersprache. Integrative Validation (IVA). In: Tackenberg, P., Abt-Zegelin, A. (Hrsg.). *De-*

menz und Pflege. Eine interdisziplinäre Betrachtung, (S. 142-148). Frankfurt/Main: Mabuse.

Richard, N. (2001). Wertschätzende Begegnungen – Integrative Validation (IVA). In: Dürrmann, P. (Hrsg.). *Besondere stationäre Dementenbetreuung* (S. 56-61). Hannover: Vincentz.

Richard, N. (2002). Das Erleben in Grenzen: Ein Annäherungsversuch an die Innenwelt der Demenzkranken mit der Integrativen Validation. Vortrag auf der 1. Fachtagung der Deutschen Expertengruppe Dementenbetreuung – DED. In: Deutsche Expertengruppe Dementenbetreuung e.V. (Hrsg.). *Demenz – Leben in Grenzen*, (S. 26-35). Hamburg.

Richard, N. (2004). Kommunikation und Körpersprache mit Menschen mit Demenz – die Integrative Validation (IVA). *Unterricht Pflege, (5)*, 13-16.

Richard, N. (2006). Integrative Validation (IVA) und die Umsetzung. *Pflegebulletin, 7* (3), 6-9.

Richard, N. (2009). *Die integrative Validation ® nach Richard (IVA)*. [Internet]. Verfügbar unter: www.integrative-validation.de [20.7.2009].

Roper, N., Logan, W., Tierney, A., (1989). *Die Elemente der Krankenpflege*. (2.Aufl.). Basel: Recom Verlag.

Rutenkröger, A. (2008). *„Im Blick haben". Evaluationsstudie zur Pflegeoase im Seniorenzentrum Holle*. [Internet]. Verfügbar unter http://www.de menz-support.de/materialien/Forschungsbericht_Pflegeoase_Holle.pdf [31.8.2009].

Saldern von, M. (1998). *Befragung und Beobachtung im Betrieb*. Baltmannsweiler-Hohengehren: Schneider Verlag.

Schein, E. H. (1995). *Organisationskultur. Ein Handbuch für Führungskräfte*. Frankfurt/ M.: Campus.

Schein, E. H. (2003). *Organisationskultur*. Bergisch Gladbach: The Ed Schein Corporate Culture Survival Guide, EHP - Edition Humanistische Psychologie.

Schein, E. H. (2008). Three Cultures of Management: The Key to Organizational Learning. In: Altman, Y.; Bournois, F.; Boje, D. (ed.). *Managerial Psychology*, Volume 2, Sage Publications, London.

Schneeberger, M., Jahn, S., Marino, E. (2008). *"Mutti lässt grüßen."* *Biografiearbeit und Schlüsselwörter in der Pflege von Menschen mit Demenz.* Hannover: Schlütersche.

Schüler, G. (2003). Projekt Abschiedsmusik – Prozess und vorläufige Ergebnisse. In: Musiktherapie Institut Rendsburg (Hrsg.). *Dokumentation Projekt Abschiedsmusik. Tagung am 24.4.2003 in Rendsburg.* Musiktherapie zur Qualitätsverbesserung in der Pflege im Alltag. (S. 13-30). Rendsburg.

Senge, P. (1996). *Die fünfte Disziplin. Kunst und Praxis der lernenden Organisation.* Stuttgart: Klett-Cotta.

Siebert, H. (2003). *Didaktisches Handeln in der Erwachsenenbildung. Didaktik aus konstruktivistischer Sicht.* (4. Aufl.). München: Luchterhand.

Steinke, I. (2008). Gütekriterien qualitativer Forschung. In: Flick, U., von Kardoff, E., Steinke, I., *Qualitative Forschung. Ein Handbuch* (6. aktualisierte Aufl.). (S. 319-331). Reinbek bei Hamburg: Rowolth.

Strauss, A. (1998). *Grundlagen qualitativer Sozialforschung.* (2. Aufl.). München: Wilhelm Fink.

Strauss, A. L., Corbin, J. (1996). *Grundlagen qualitativer Sozialforschung.* Weinheim: Psychologie Verlags Union.

Techtmann, G. (2007). *Die Verbesserung der Situation demenziell erkrankter Menschen auf dem Prüfstand. Eine Vergleichsstudie zu Therapieansätzen und Versorgungsstrukturen auf der Grundlage internationaler Forschungsergebnisse.* Inaugural-Dissertation. Münster: Westfälische Wilhelms-Universität. [Internet]. Verfügbar unter: http://www.miami.u ni-muenster.de/servlets/DerivateServlet/Derivate-4215/diss_techtman n.pdf [23.07.2008].

Tewes, R. (2002*). Pflegerische Verantwortung. Eine empirische Studie über pflegerische Verantwortung und ihre Zusammenhänge zur Pflegekultur und zum beruflichen Selbstkonzept.* Bern: Hans Huber.

Universität Witten/Herdecke (2005). Medizinisches Wissensnetzwerk evidence.de [Internet]. Verfügbar unter: http://evidence.de/ [23.08.2009].

Urban, D., Mayerl, J.(2007). *Mediator-Effekte in der Regressionsanalyse (direkte, indirekte, totale Effekte).* [Internet]. Verfügbar unter:

http://www.uni-stuttgart.de/soz/soziologie/regression/Mediator-Effek te_v1-3.pdf [23.3.2010].

Walther, M. Walther, A. (1998). *Qualitätszirkel im Krankenhaus. Gestalten – Organisieren – Moderieren.* Ulm: Gustav Fischer.

Waselewski, M. (2004*). Untersuchung zu Unterschieden zwischen dem integrativen und segregativen Betreuungs- und Pflegeansatz in Altenpflegeheimen gemessen an den Auswirkungen auf den Erhalt der Alltagskompetenzen und das soziale Verhalten demenziell Erkrankter.* Institut für Gesundheits- und Pflegewissenschaften der Universität Halle–Wittenberg, Geschäftsstelle der Caritas-Trägergesellschaft St. Mauritius gGmbH (ctm), Magdeburg.

Weissenberger-Leduc, M. (2008). *Handbuch der Palliativpflege.* (4. überarbeitete und ergänzte Aufl.). Wien: Springer.

Werner, B. (2001). *Basale Stimulation in der Pflege: eine Konzeptanalyse und –bewertung.* Göttingen: Huber

Wilkinson N.; Srikumar S.; Shaw K.; Orrell M. (1998). Drama and movement therapy in dementia: a pilot study. *The arts in Psychotherapy,* 25, (3), 195-201.

Willke, H. (2000). *Systemtheorie I: Grundlagen.* (6. Aufl.) Stuttgart: Lucius & Lucius.

Wojnar, J. (2007). *Die Welt der Demenzkranken. Leben im Augenblick.* Hannover: Vincentz Network.

Zimmermann, E. (2008). *Aromatherapie für Pflege- und Heilberufe. Kursbuch für Ausbildung und Praxis.* (4. aktualisierte Aufl.). Stuttgart: Thieme.

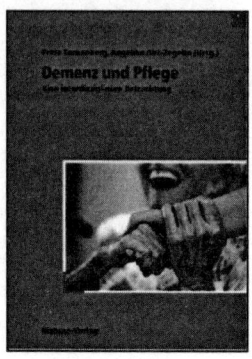
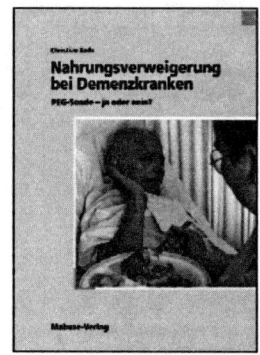
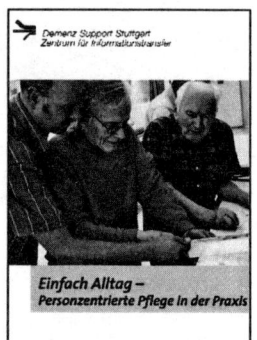
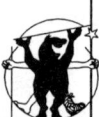

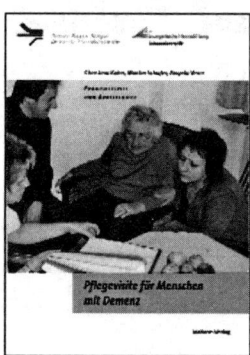
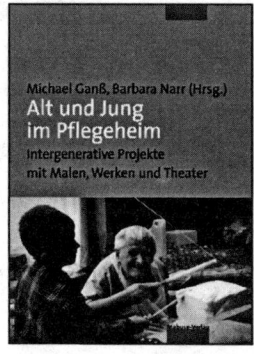
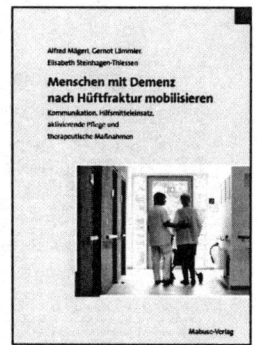
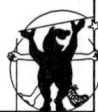

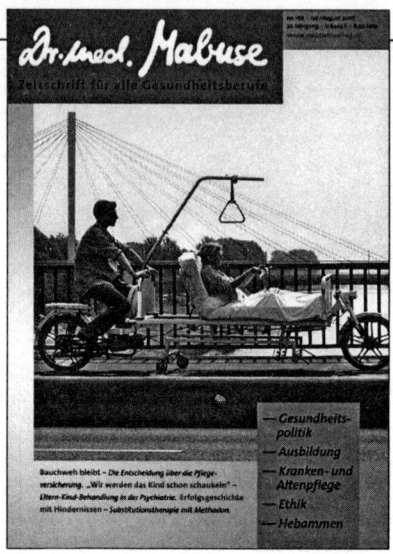
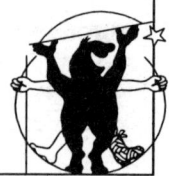